BURKHARD HICKISCH

WAS UNS WIRKLICH NÄHRT

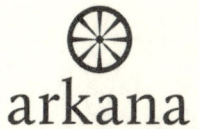

arkana

BURKHARD HICKISCH

WAS UNS WIRKLICH NÄHRT

Grüne Smoothies sind erst der Anfang
Das Basisbuch der neuen Ernährung

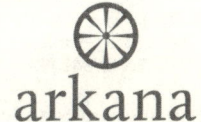

arkana

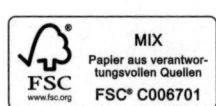

Verlagsgruppe Random House FSC® N001967
Das für dieses Buch verwendete FSC®-zertifizierte Papier *Munken Premium Cream*
liefert Arctic Paper Munkedals AB, Schweden.

1. Auflage
Originalausgabe
© 2014 Arkana, München
in der Verlagsgruppe Random House GmbH
Zeichnungen © 2014 Burkhard Hickisch
Lektorat: Ralf Lay
Satz und Layout: Buch-Werkstatt GmbH, Bad Aibling
Umschlaggestaltung: Uno Werbeagentur, München
Umschlagmotiv: Fine Pic®, München
Druck und Bindung: CPI – Ebner & Spiegel, Ulm
Printed in Germany
978-3-442-34149-8

www.arkana-verlag.de

Inhalt

*Ich widme dieses Buch meinem geliebten Lehrer
und Meister Adi Da Samraj, der mir als Erster
empfohlen hatte, green blended drinks (grüne Mixgetränke)
in meine tägliche Ernährung aufzunehmen.
Seine Weisheit und seine Liebe waren eine Inspiration
für jede Zeile dieses Buchs.*

Zum Geleit von Victoria Boutenko

Die Dualität des Seins ist überall gegenwärtig. Auf der einen Seite gibt es Burkhard Hickisch und auf der anderen sein Buch. Es gibt schwarz bedruckte Seiten und eine Weisheit, die auf gelebten Erfahrungen beruht. Unsere Gesundheit lässt sich ebenfalls aus zwei entgegengesetzten Perspektiven betrachten. Auf der einen Seite steht die Wissenschaft, die mit einem Millionenheer von Forschern akribisch den Ursachen von Krankheit auf der Spur ist und dabei immer tiefer in die Mikrowelt eindringt. Aber obwohl Wissenschaftler heutzutage schon mit Nanoteilchen operieren, sind sie immer noch nicht in der Lage, viele Krankheiten zu heilen. Auf der anderen Seite ist die Natur mit ihrer wunderbaren Einfachheit und unleugbaren Weisheit, mit der sie schon seit Hunderten von Millionen Jahren ohne wissenschaftliche Studien auskommt.

Wahrscheinlich brauchen wir beide Seiten, um alle Gesundheitsprobleme der Menschheit lösen zu können. Es ist jedoch nicht leicht, sich auf der dünnen Linie zwischen diesen beiden Bereichen zu bewegen, denn niemand weiß, welche Seite wichtiger ist. Burkhard Hickisch ermutigt die Menschen dazu, der natürlichen Weisheit und dem intuitiven Fühlen ihres eigenen Körpers zu vertrauen. Während die meisten nur fasziniert auf die neuesten Entdeckungen der Medizin schauen, hat er den Mut, auf die natürliche Intelligenz hinzuweisen, die in jedem von uns ruht.

Der Autor empfiehlt bekanntlich allen, grüne Smoothies in die tägliche Ernährung aufzunehmen. Er weist darauf hin, dass die Essenz des grünen Smoothies, nämlich das Chlorophyll, eine der wichtigsten und kraftvollsten Substanzen ist, die die Natur hervorgebracht hat. Wenn wir grüne Blätter in einem starken Mixer pürieren, dann nutzen wir moderne Technologie, um die Heilkraft des Chlorophylls für uns in einer schnelllebigen Welt nutzbar zu machen. Grüne Smoothies sind eine perfekte Kombination aus Technik und natürlicher Gesundheit.

Burkhard ist schon seit vielen Jahren mein Freund. Er hat meine Bücher übersetzt, war der Dolmetscher bei meinen Vorträgen, hat mir Berlin und andere deutsche Städte gezeigt. Im Kontakt mit ihm spüre ich immer wieder, wie stark und unbeirrt er seinem Herzen auch im Alltag folgt. Von daher freut es mich besonders, dass er ein Buch geschrieben hat, in dem er seine tiefen und inspirierenden Einsichten mit viel Herzblut darlegt und kommuniziert.

Victoria Boutenko

Vorwort von Christian Dittrich-Opitz

Was uns wirklich nährt ist ein Buchtitel mit einer seltenen Aktualität. Obwohl es zurzeit mehr Ratgeber als je zuvor zu den Themen gesunde Ernährung und gesunde Lebensgestaltung gibt, sind die Menschen heutzutage häufig unterernährt – an Lebensenergie für ihre Zellen, an Nahrung für ein freies Fühlen und Erspüren des Lebens, an dem exquisiten Genuss der Einfachheit und Natürlichkeit eines Seinszustands, der keine Stimulation braucht. Zu häufig versuchen Autoren, den Menschen mit einseitigen Lösungen ein Leben von Gesundheit und Lebensfreude in Aussicht zu stellen, was so unerreichbar bleibt, denn Leben ist facettenreich, und so muss auch das, was uns wirklich nährt, vielseitig sein.

Dieses Buch hebt sich wohltuend von vielen anderen ab, weil es den Menschen in einer Ganzheit erfasst, die lebensgerecht ist. Wir besitzen enorme Kraft und Ressourcen in uns, gleichzeitig auch große Verletzlichkeit. Wir brauchen hochwertige physische Nahrung, die uns neben Vitalstoffen vor allem lebendige Energie liefert, gleichzeitig müssen wir auch in unserem inneren Wesen fähig sein, uns von lebendiger Energie berühren und nähren zu lassen. Wir brauchen Entschlossenheit und Zielgerichtetheit, aber genauso die Fähigkeit zum Loslassen all unserer Vorstellungen vom Leben. Wir erreichen Ziele dann am besten, wenn wir sie auch mal vergessen und in der einfachen Freude unserer Handlungen aufgehen.

Ein Leben, das uns wirklich nährt, vereint widerspruchsfrei diese ganz unterschiedlichen Qualitäten in uns zu einer Einheit. Leben entwickelt sich von ganz allein von einer Ebene der Ordnung und Funktionalität zu einer höheren. Jean Piaget und Ilya Prigogine haben hervorragende wissenschaftliche Theorien zur Beschreibung der Entwicklung in höhere Ordnungen geschaffen, doch der moderne Mensch ist oft noch weit davon entfernt, mit natürlicher Entwicklung bewusst zu kooperieren. Lebende Systeme erreichen an einem bestimmten Punkt ein Maximum der Entwicklung, die in ihrem derzeitigen Stadium möglich ist. Danach folgt eine Auflösung der bisherigen Struktur von Funktionalität und ein Quantensprung auf eine neue Ebene. Eine Raupe wird nicht graduell zu einem Schmetterling. Sie fängt irgendwann an, mehr Nahrung zu sich zu nehmen, als sie verarbeiten kann, und stirbt langsam daran. Während die Raupe sich auflöst, entstehen die sogenannten Imaginalscheiben in ihrem Körper, die mit dem Leben der Raupe nichts zu tun haben – aus ihnen geht irgendwann in rasanter Geschwindigkeit der Schmetterling hervor.

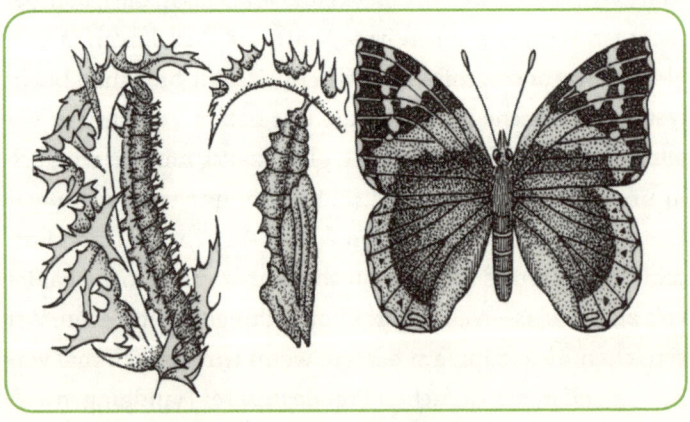

Die Entwicklung von der Raupe zum Schmetterling

Die Raupe musste nichts tun, um den Schmetterling hervorzubringen, kein strategisches Denken war notwendig. Die Raupe hat einfach mit dem natürlichen Verlauf kooperiert. So wie der Schmetterling als Potenzial in der Raupe angelegt ist, so ist im menschlichen Körper ein wunderbares Potenzial für Gesundheit und Glück angelegt. Doch der Mensch hat auch die Fähigkeit, die Kooperation mit natürlichen Verläufen zu boykottieren. Wäre die Raupe menschlich, so würde sie wahrscheinlich nicht einfach mehr Nahrung zu sich nehmen, als sie benötigt, denn sie könnte ja dick werden. Oder sie würde mit aller Macht versuchen, ein besonders schöner Schmetterling zu werden, und dieses imaginäre Ziel mit anderen Schmetterlingen vergleichen. Wenn wir diese Vorstellungen auf eine Raupe übertragen, mögen sie uns lachhaft erscheinen, aber dieselben Muster finden wir in der menschlichen Psyche im Umgang mit den einfachsten und natürlichsten Gegebenheiten des Lebens wie Ernährung, Gesundheit, Fühlen oder Glücklichsein.

Für alles, was wirklich wichtig und natürlich ist, sind alle Voraussetzungen von der Natur gegeben. Unser Anteil an der Entfaltung dieser Potenziale kann in einer entspannten und freudvollen Kooperation mit der Natur bestehen und in einem Erkennen der Muster in uns, mit denen wir unser Leben unnötig kompliziert machen. Anthony de Mello sprach davon, dass geistige Reife in der absoluten Kooperation mit dem Unausweichlichen besteht. Viele Menschen haben unbewusst Angst davor, dass überwiegend unerwünschte Dinge unausweichlich sind, und versuchen deshalb, ein Maß an strategischer Kontrolle über ihr Leben auszuüben, das sie von einem wahren Genährtsein abhält, weil die Natur sich so nicht in ihrer eigenen Intelligenz entfalten kann. In Wahrheit ist eine exzellente Gesundheit unausweichlich, wenn sich einfach die innewohnende Natur des Körpers frei entfalten kann. Glück und Freude sind unausweichlich, wenn wir wirklich in der fühlenden Natur unseres Körpers ankommen.

Burkhard Hickisch gibt uns für ein Leben in Kooperation mit den großartigen unausweichlichen Dingen, die das Leben für uns bereithält, viele sinnvolle Anregungen und Inspirationen. Dieses Buch ist eine Einladung zu einem Leben, das nicht mehr von Angst geprägt ist, die Natur könnte eventuell etwas Wichtiges vergessen haben. Es ist eine Einladung zu einem Leben in der absoluten Harmonie mit der Natur, deren lebendiger Ausdruck wir sind.

Christian Dittrich-Opitz

Prolog:
Das moderne Märchen vom grünen Zaubertrank für alle

Es gab einmal einen Planeten namens Erde, auf dem lebte eine Menschheit, die sich immer stärker vermehrte. Um sich in den riesigen Ballungsräumen, die die Menschen überall auf der Erde bewohnten, ausreichend ernähren zu können, aßen sie nur noch die Lebensmittel, die sie selbst erfunden hatten und künstlich herstellten, aus Angst, dass nicht alle satt werden. Wehrlose »Nutztiere« wurden in großen Massen gehalten und standen ebenfalls auf dem Speiseplan. Niemand wusste mehr, woher das Essen kam und woraus es eigentlich bestand. Hauptsache, es schmeckte so, wie es den Menschen als guter Geschmack anerzogen worden war.

Der Planet fühlte immer stärker, dass es so nicht weitergehen konnte, denn die Menschen hatten sich zu sehr von einer rechten Lebensweise entfernt und die natürliche Ordnung zu stark in Mitleidenschaft gezogen. Alle waren gehetzt und getrieben und kümmerten sich nur noch um sich selbst. Das Energiefeld der Erde sackte immer weiter ab und war drauf und dran, so tief in den Keller zu rutschen, dass die natürlichen Lebensvorgänge nicht mehr gewährleistet werden konnten.

Der Erde war klar, dass etwas geschehen musste. Doch wie ließ sich die allgemeine Dunkelheit erleuchten? Wie konnten die Menschen wieder lebendig und glücklich werden?

Nachdem sie eine Zeit lang angestrengt nachgedacht hatte, kam der Erde eine zündende Idee. »In meinen grünen Blättern ist doch alles enthalten, was die Menschen brauchen, damit sie gesund sind und sich des Lebens freuen!«

Und so beauftragte der Planet die gute Hexe, einen Zaubertrank zu erfinden, der aus ganz vielen grünen Blättern bestand. Die gute Hexe braute den Zaubertrank nicht in einem uralten Kessel auf dem Feuer, sondern in einem hochmodernen Power-Mixer, für den sie nur einen Stromanschluss brauchte. Nach einer längeren Testphase, in der sie viele Zutaten – darunter auch exotische Früchte – ausprobiert hatte, schmeckte der grüne Trank schließlich richtig lecker. Die gute Hexe wünschte sich, dass sich jeder den Zaubertrank zu Hause selbst zubereitete; denn sie war natürlich nicht in der Lage, das grüne Lebenselixier allen Menschen persönlich zu bringen.

Zuerst nahmen bei ihren Verkostungen nur ein paar Neugierige einen zaghaften Schluck. Doch schon bald bildeten sich lange Schlangen. Schließlich machte das Wort vom köstlichen Zaubertrank die Runde wie ein Lauffeuer, und alle, die noch keinen hatten, kauften sich einen Mixer, um sich in der heimischen Küche den wunderbaren Zaubertrank zuzubereiten.

Je mehr die Menschen von ihm tranken, desto mehr ging ihnen das Herz auf, und desto mehr Licht durchflutete ihren Körper. Nach und nach merkten alle, wie sehr sie sich vom wahren Leben abgeschottet hatten, und fingen an, wieder aufeinander zuzugehen und miteinander zu kooperieren. Sie halfen, unterstützten und inspirierten sich gegenseitig, wo sie nur konnten. Auch aßen sie keine Tiere mehr, weil sie ihnen nicht mehr schmeckten und weil sie Mitgefühl mit ihnen hatten. Ihre Städte wurden wieder grün und ihre Umwelt sauber. Endlich machte es wieder so richtig Spaß, auf der Erde zu leben. Die Augen öffneten sich, und die Menschen nahmen zum ersten Mal seit Langem die volle Schönheit des Planeten, aber auch ihre eigene Herrlichkeit wahr.

Von nun an verehrten sie die grünen Blätter, weil ihnen klar war, wie viel sie ihnen zu verdanken hatten. Am meisten aber freute sich die gute Hexe, denn sie hatte es immer gewusst: Alle Wesen und Dinge sind immer schon eins im Herzen!

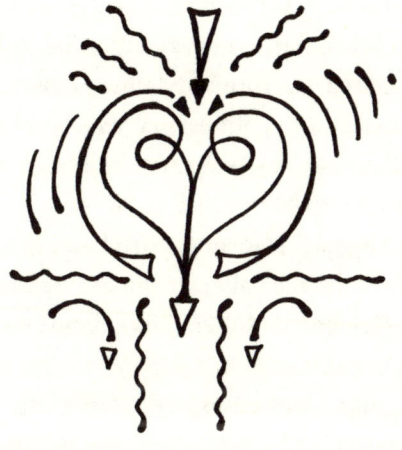

Einleitung:

Mit dem grünen Smoothie fängt alles erst an!

In meinem Buch geht es um Nährung. Das ist kein Rechtschreibfehler, und es fehlt auch nicht das »Er-« vor dem Wort. »Nahrung« und »Ernährung« sind gängige Begriffe, und jeder hat eine individuell gefärbte Vorstellung davon, was darunter zu verstehen ist. Mir geht es hier jedoch um das, was uns tatsächlich *nährt* – um das, was existieren muss, damit Leben entstehen und fortbestehen kann. Was ist die Grundlage unserer Lebendigkeit? Nahrungsmittel und Ernährung sind wesentliche Grundpfeiler, aber wir sind keine Maschinen, die man nur mit »Treibstoff« füllen muss, damit sie funktionieren und ihre Arbeit tun.

Die landläufige Vorstellung von Nahrung und Ernährung ist reduziert auf ein Muster, das ich das »Voll-leer-Prinzip« nenne. Leben (Aktivität) bedeutet »voll«, und Tod (Inaktivität) bedeutet »leer«. Nur wenn genug Kraftstoff vorhanden ist, kann der Motor brennen und die Maschine laufen. Nährung geht über diese schwarz-weiße, auf Kalorien beschränkte Sichtweise weit hinaus, denn es gibt viel mehr, was uns nährt, ob wir es bewusst wahrnehmen oder nicht. Wir haben nicht nur einen Magen und einen Darm, sondern noch viele andere Organe und Sinne. Und wir haben Milliarden Zellen, die rund um die Uhr aktiv sind und genährt sein wollen. Wir haben nicht nur einen Körper, sondern auch Gefühle und Gedanken. Wir sind ein lebendiges System, das auf allen Ebenen genährt sein will. Und eine solche in jedem Moment stattfindende Nährung geschieht im Verbund mit allen anderen existierenden Systemen. Denn zwischen »ich« und »du«, zwischen Subjekt und Objekt, lässt sich bei näherer Betrachtung keine klare Grenze ziehen. *Alles ist miteinander verbunden!* In lichten Momenten haben viele ein spürbares Gefühl in diese Richtung und fühlen sich beschwingt von der Vorstellung der Einheit des Seins. Dann vergessen sie ihr Gefühl schnell wieder, weil es im Alltag kompliziert sein kann, konsequent auf der Grundlage dieser Erkenntnis zu leben. Trotzdem bleibt die Tatsache bestehen, dass alles miteinander verbunden ist, und bestimmt als solche unser Leben, auch wenn wir uns immer wieder abschotten und dem Gedanken auf den Leim gehen, wir wären getrennte Wesen, die nur selbst und in Konkurrenz zu anderen für sich sorgen könnten.

Die Art der Nährung, die ich in diesem Buch erkunde, lässt sich weder klar definieren noch differenzieren und deutlich voneinander abgrenzen. Meine gewohnten Konzepte gerieten ins Wanken, als ich 2008 anfing, grüne Smoothies zu trinken. »Wow, was ist das?«, war meine erste Reaktion. Eine solche Vitalstoffpower hatte mein Körper bis dahin noch nicht erfahren. Und ich wurde bald nicht nur körperlich fitter, sondern auch emotional ausgeglichener und geistig klarer. Mein ganzes Leben hat sich seitdem stark verändert, weil sich die kraftvolle Lebensenergie, die mich durchströmte, neue Bahnen schaffen musste, um frei fließen und sich freudig ausdrücken zu können.

Dieses Buch ist ein weiteres Beispiel dafür, was der grüne Smoothie in mir bewirkt hat. Ich schreibe heute über Dinge, die ich erlebt habe und weiterhin erlebe, obwohl sie gar nicht auf meinem Lebensplan standen. Ich beobachte in mir eine enorm gesteigerte Sensibilität für das Grenzenlose Sein, eine regelrechte Explosion in der fühlenden Wahrnehmung und der bewussten Aufmerksamkeit, von der ich noch nicht einmal zu träumen gewagt hatte.

Mir wurde schnell klar, dass der grüne Smoothie nicht zufällig gerade in unserer Zeit das Licht der Welt erblickte. Und die Ursache liegt meiner Meinung nach nicht darin, dass uns heute aufgrund unserer technologischen Entwicklung der Power-Mixer zur Verfügung steht, den wir mit Strom aus der Steckdose anwerfen können und der uns das Kauen der vielen grünen Blätter abnimmt. Für mich ist der grüne Smoothie ein unerwartetes »Geschenk des Himmels«, durch das wir erfahren können, was uns wirklich nährt: nicht leere Kalorien aus totgekochtem Essen, sondern die freie Lebensenergie aus lebendiger Nahrung, die unteilbar ist und unseren Körper wonnig durchflutet! Im ekstatischen Rausch dieser wunderbaren Energie voller Licht und Liebe möchte ich im Bereich der Ernährung zu einem Bewusstseinswandel anregen, weil ich tief im Herzen davon überzeugt bin, dass der grüne Smoothie erst der Anfang ist. Mit ihm kommt wieder das Licht in unseren Körper, das die grünen Pflanzen für uns »einfangen«. Und als lichtvolle Wesen, die voller Leuchtkraft sind, werden wir ganz anders leben und eine völlig andere, wirklich mitmenschliche Kultur aufbauen.

Der nächste Schritt unserer menschlichen Entwicklung beruht auf der Erkenntnis, dass Lebensenergie = Licht = Liebe uns wirklich nährt und dass es nicht allein die manifesten Stoffe sind, so grün, frisch und vital sie auch sein mögen. Wir sind wie gesagt immer mit allem verbunden und leben immer schon in der von Natur aus bestehenden Einheit des Seins. Mit diesem Buch möchte ich dazu beitragen, dass wir unsere erhabensten Gedanken über uns selbst als Menschen und über das Leben als solches endlich zu unserer konkreten kooperativen Lebensgrundlage machen, und zwar weltweit und dauerhaft! Es gibt nur *eine* Universelle Lebensenergie und nur die Eine Ungeteilte Wirklichkeit, die uns nährt, wenn wir es zulassen und offen sind für das Eine Nichtgetrennte Sein, das immer bereits existiert – jenseits aller augenscheinlichen Getrenntheit!

In diesem Sinne wünsche ich Ihnen ein ungeteiltes und ganzheitliches Lesevergnügen, bei dem Sie auch Erfahrungen sammeln, die über eine reine Vermittlung von Informationen weit hinausgehen. Ich mache mir derweil einen doppelten grünen Smoothie und trinke ihn auf Ihr Wohl!

Herzlichst,
Burkhard Hickisch

Teil 1

Unsere Zellen
leben vom Licht

Was ist Leben? Ich wollte schon immer ein Buch mit dieser Frage beginnen. Wenn wir wissen wollen, welche Lebensweise – einschließlich welcher Ernährung – die richtige für uns ist, dann müssen wir Klarheit darüber gewinnen, wie das Leben eigentlich funktioniert. Wir können nur dann gesund und fit sein und unser Dasein meistern, wenn wir eine Vorstellung und ein Gefühl dafür haben, *was* Leben *ist* und *warum* wir leben. Ob wir den letzten Grund unserer Existenz kennen oder nicht, unsere individuelle Lebensweise ist immer ein Ausdruck dessen, was wir über das Leben und unsere Existenz annehmen oder zu wissen glauben. Wir können uns nur so verhalten, wie es unseren tiefsten (und oft unbewussten) Vorstellungen über uns selbst und über die Welt entspricht – in diesem Sinne sind wir uns selbst immer schon auf eine sehr radikale Weise treu. Ob diese Treue allerdings zu einem glücklichen Leben führt, steht auf einem anderen Blatt. Wir sind immer das, was wir zu sein glauben. Und wenn wir davon überzeugt sind, dass wir bestimmte Dinge brauchen, dann brauchen wir diese Dinge, und dann strukturiert sich unser gesamtes System anhand dieser mentalen Vorgabe.

Die Welt ist psychophysisch: Der Wahrnehmende und das Wahrgenommene beeinflussen sich gegenseitig. Wenn wir beispielsweise glauben, ohne eine geregelte Arbeit nicht leben zu können und ohne Partner einsam zu sein, dann hat diese Annahme tatsächlich die Kraft, unsere konkrete Erfahrung und unser Glücksempfinden zu bestimmen. Auch wenn wir das Leben hassen mögen, das wir auf diese Weise leben, so haben wir es uns doch im Grunde selbst erschaffen.

Mitgefühl lohnt sich immer

Die Tatsache, dass sich jeder sein Leben selbst kreiert, sollte keine Rechtfertigung für mangelndes Mitgefühl sein. Im Gegenteil: Sie impliziert auch, dass jeder sein Leben (bis zu einem gewissen Grad) verändern kann. Und je mehr Verständnis und Unterstützung jeder von allen bekommt, desto besser gelingt eine positive Lebens-neu!-gestaltung.

Die gute Nachricht ist, dass wir aufgrund der Identität von (scheinbar innerer) Sichtweise und (scheinbar äußerer) Realität natürlich auch einen gewissen Handlungsspielraum haben, sobald uns dieser direkte Zusammenhang klar ist. Wir sind der Schöpfer unseres Seins, auch wenn es sich nicht so anfühlen mag und es oftmals bequemer ist, sich als Opfer zu fühlen und anderen Personen, Umständen und Dingen die Schuld zu geben.

Aber um zu meiner Eingangsfrage zurückzukommen: Was ist Leben? Wir kommen nicht darum herum, uns diese Frage zu beantworten, wenn wir unser Leben eigenverantwortlich und positiv gestalten wollen. Ich bin zum Beispiel fest davon überzeugt, dass ich aus purem Licht bestehe. Meine Zellen können vom Licht in der Nahrung leben, weil sie selbst aus Licht bestehen. Das »äußere« Licht geht mit dem »inneren« Licht in Resonanz. Dies ist möglich, weil das Licht immer *das Licht* ist. Es ist ein von Natur aus Ungebrochenes Feld, das immer als Einheit wirkt, auch wenn es sich scheinbar in getrennte Formen bricht. Diese mit dem Herzen erahnte

Intuition ist für mich kein philosophisches Konzept, sondern eine fühlende Wahrnehmung in der Tiefe der Aufmerksamkeit, zu der mein oberflächliches und abgelenktes Alltagsbewusstsein hin und wieder bewussten Zugang findet. Ich spüre, wie meine Zellen vibrieren und im Licht tanzen, wenn ich mich gut und voller Energie fühle. Und ich spüre auch, dass ich wieder Licht tanken muss, wenn Kraft und Antrieb nachlassen, weil ich zu viel Licht »verbrauche«, anstatt es anregend und ordnend durch meine Zellen fließen zu lassen. Das Licht, das ich »verbrauche«, verschwindet natürlich nicht, denn das ist unmöglich. Es bleibt nur gefangen in (repetitiven) körperlichen und geistigen Abläufen, mit denen ich mich identifiziere und damit das »für mich« festhalte, was von Natur aus frei und ohne persönliche Identität durch mich hindurchströmen will.

Easy Energy Exercise   Nr. **1**

LICHT TANKEN

*(Bitte in der Zeit nach dem Sonnenaufgang und
vor dem Sonnenuntergang praktizieren.)*

Körperstellung: erhobene Arme (angewinkelt), offene Handflächen, leicht gebeugte Knie.

- Atmen Sie langsam und ruhig durch die Nase ein und aus.
- Stellen Sie sich jetzt vor, Sie atmen strahlend helles Licht ein und verteilen es beim Ausatmen im ganzen Körper (bis in die Fußnägel und Kopfhaare).
- Atmen Sie so lange das Licht ein, bis jede Zelle sich in Ihrer Intuition hell erleuchtet anfühlt.

Ich habe mich dafür entschieden, das Leben aus der lichtvollen Perspektive heraus zu betrachten und zu leben. Mein Herz sagt mir, dass diese Sichtweise der Wirklichkeit, wie sie tatsächlich ist, am nächsten kommt. Meine Zellen leben nicht von Nährstoffen, sondern von purer Lebensenergie, die als einheitliches Lichtfeld wirkt, das in gebrochener Form als stoffliche Substanzen in Erscheinung tritt und als mein Bewusstsein diese wahrnimmt. Es hängt allein von unserem Fokus ab. Die ganzheitliche Intuition fühlt die immer schon bestehende Einheit, während die getrennte Wahrnehmung die gebrochenen Formen beobachtet, die sich ihr zeigen. Ich bin neugierig, wo »ich« einmal lande, wenn ich immer mehr erkenne und zulassen kann, was *Leben als Leben* (und nicht als meine begrenzte Vorstellung davon) *ist.* Ich glaube, am Schluss bleibt gar kein »Ich« übrig – genauso, wie außerhalb der getrennten Wahrnehmung kein »Ich« existiert, weil alles nur *Licht* ist, das sich in all das bricht, was das »Ich« dann in seiner Zeit und seinem Raum wahrnimmt und nicht wahrnimmt.

Aber bricht das Licht sich wirklich *von sich aus,* oder bin es doch eher ich, der ich das Licht durch seine individuellen Wahrnehmungsfilter zu der Welt auffächere, in der ich mich anschließend wiederfinde? Ist unser Gehirn also in Wahrheit eine Art »Downsize«-Prisma, das aus dem Ungebrochenen Licht der Ungeteilten Wirklichkeit eine gebrochene, individualisierte und nur kurzzeitig existente Scheinwelt zaubert? Und wenn ja, wie können wir dieser Scheinwelt entfliehen? Wollen wir das denn? Ist es überhaupt möglich, »hinter« den Schleier zu blicken? Oder sind wir dazu verdammt, endlos in unserem selbstgezimmerten Labyrinth umherzuirren?

Nun, am Ende des Buchs wissen wir vielleicht mehr …

Easy Energy Exercise

LICHTAUSTAUSCH

(Bitte in der Zeit nach dem Sonnenaufgang und vor dem Sonnenuntergang praktizieren.)

Diese Übung ist eine Weiterführung von Easy Energy Exercise Nr. 1.

Körperstellung: erhobene Arme (angewinkelt), offene Handflächen, leicht gebeugte Knie.

- Atmen Sie langsam und ruhig durch die Nase ein und aus.
- Atmen Sie wieder das Licht ein, und verteilen Sie es beim Ausatmen im ganzen Körper. Atmen Sie so lange langsam und tief ein und aus, bis sich Ihr Körper anfühlt, als sei jede Zelle hell erleuchtet.
- Befördern Sie dann dieses Licht beim Ausatmen durch die Haut nach außen, sodass das innere Licht mit dem äußeren verschmilzt.
- Atmen Sie jetzt das äußere Licht ein, lassen Sie es im Körper zirkulieren und beim Ausatmen wieder nach außen strömen.
- Nach ein paar Atemzügen entsteht ein »Lichtkreislauf«, der den ganzen Körper von Kopf bis Fuß und wieder hinauf durchströmt. Fühlen Sie, wie jede Zelle von Licht überflutet wird.
- Zweck der Übung ist die Stärkung der fühlenden Intuition, dass alles aus Licht besteht.

Leben ist Energie

So wie jeder mehr oder weniger seine eigene Vorstellung vom Leben hat, so haben und hatten im Verlauf der Menschheitsgeschichte auch alle Stämme und Völker als Kollektive ihre eigene Deutung des Großen Seins, in dem alles entsteht, sich verändert und wieder vergeht. Es ist interessant, welche Vielfalt an Lebensinterpretationen die Menschheit hervorgebracht hat. Jeder Mythos ist dabei ein Deutungsversuch, der die besonderen zeitlichen und räumlichen Lebensbedingungen des Kollektivs widerspiegelt. Der größte gemeinsame Nenner besteht lediglich darin, dass alle Schöpfungsmythen, Kulturen, Religionen und philosophischen Systeme im Grunde genommen (kollektive) menschliche Erfindungen sind, die entwickelt wurden, um sich einen Reim aus der zutiefst rätselhaften Existenz zu machen, die uns umgibt. Heute haben wir ein ausgeklügeltes wissenschaftliches Instrumentarium, um der Wirklichkeit auf die Pelle zu rücken, aber sind wir dadurch objektiver geworden und der Wahrheit unserer Existenz näher gekommen? Ist die Vorstellung einer Objektivität nicht genauso ein Mythos?

Spätestens seit den Forschungen des Physikers Werner Heisenberg (1901–1976) wissen wir, dass ab einer bestimmten Ebene die Beobachtung das Beobachtete beeinflusst und es damit keine von der Subjektivität losgelöste oder ihr sogar gegenüberstehende Objektivität geben kann. Aber schon die meisten Schöpfungsmythen beschreiben, wie »das Eine« sich geteilt hat und zu zwei wurde. Das Eine ist Energie, Licht, Wort oder Klang und manifestiert und vervielfältigt sich durch die Schöpfung. Die Schöpfung ist nicht vom Schöpfer getrennt, die schöpferische Lebensenergie nimmt nur unendlich viele Formen an. So getrennt diese Formen auch erscheinen mögen, so bestehen sie doch immer aus der Energie, die vor der Schöpfung noch eins war. Und da der Mensch selbst eine getrennte, erschaffene Gestalt ist, kann er natürlich sich selbst und alles (scheinbar) andere auch nur als voneinander getrennt wahrnehmen. Aber er spürt, dass Leben Energie ist, die alles belebt und sogar das scheinbar »Unbelebte« hervorbringt. Der Akt der Schöpfung ist ein energetisches Phänomen, das etwas bewirkt und in Erscheinung treten lässt. Jeder biologische Vorgang ist ein energetischer Schöpfungsakt, in dem eine Veränderung stattfindet, die neue Formen und Strukturen erschafft. Die getrennte Wahrnehmung beobachtet chemische und physikalische Prozesse, deren Ursache jedoch keine Substanzen oder Gegenstände sind. Nur die schöpferische Lebensenergie selbst kann Dinge hervorbringen oder verändern, sie ist die »innere Bewegung«, die den stofflichen Prozess in Raum und Zeit steuert. Und dieser Prozess ist von Natur aus eine Einheit, so wie die Schöpfung auch immer schon eins mit dem Schöpfer ist, also mit dem Zustand, in dem sich die Dinge noch nicht manifestiert und dadurch getrennt haben.

Warum kommt es überhaupt zu einer Manifestation? Warum bleibt Energie nicht einfach Energie? Für mich gibt es zwei Antworten auf diese Frage:

Antwort 1: Energie bleibt immer Energie, auch wenn sie die unterschiedlichsten Formen annimmt. Ihre Natur ist paradox, sie kann sowohl manifest als auch nichtmanifest sein.

Antwort 2: Energie manifestiert und verstofflicht sich deshalb, weil jedes Teilchen von Natur aus sowohl Energie als auch Masse ist. Die Verstofflichung liegt im Auge des Betrachters, in seinem getrennten Blickwinkel. Fragen Sie mich nicht, warum das so ist. Es wurde immerhin durch die Quantenphysik experimentell erwiesen. Wir werden diese Eigenart im weiteren Verlauf unserer Betrachtungen noch näher unter die Lupe nehmen.

Vorbemerkung zu den Zutatenvorschlägen

FÜHLEN SIE DIE ENERGIE!

Auf den nachfolgenden Seiten finden Sie immer wieder Zutatenvorschläge für Feel-The-Pure-Energy-(FTPE-)Drinks. Diese Kombinationen, die nicht nur aus Nahrungsmitteln bestehen, sollen Ihnen Lebensenergie und Lebensfreude schenken und Sie inspirieren, kreativ zu sein. In Ergänzung zum grünen Smoothie geht es bei den FTPE-Drinks sowohl um physische »Leuchtkraft« als auch um den geistig erhellenden Schub für zwischendurch.

Ich verzichte bei den Zutatenvorschlägen bewusst auf Mengenangaben, weil ich Sie dazu ermutigen möchte, sich den Geschenken der Natur kreativ, intuitiv und fühlend zu nähern. Verbinden Sie sich im Herzen mit der Lebensenergie, die in den Zutaten steckt. Der denkende Kopf (der gern Rezepte befolgt) sollte das fühlende Herz unterstützen, aber niemals ersetzen.

Die grünen Zutaten basieren hauptsächlich auf *frisch gepflückten* und *selbst gesammelten* Früchten, Blüten und Blättern aus der freien Wildbahn und sind als Inspiration gedacht, was Sie das Jahr hindurch auf Ihren Spaziergängen oder Sammeltouren alles finden können. Halten Sie Ihre

Augen offen, und verlieren Sie die Scheu vor der Wildnis! Die FTPE-Drinks sind als wilde Ergänzung zu den »normalen« grünen Smoothies und als Steigerung der Energiezufuhr gedacht. Sie sollten spätestens dann anfangen, sich öfter einen »Turbo-Espresso« zu machen, wenn Sie den rohköstlichen Anteil in Ihrer Ernährung noch einmal ausweiten wollen. FTPE-Drinks sind puristische supergrüne Smoothies mit wenigen (ungewöhnlichen) Zutaten und sehr einfachen Kombinationen, bei denen die geschmackliche Einzigartigkeit nicht in der Vielfalt der Zutaten untergeht, die ein normales Rezept auszeichnet. Gegen Ende des Buchs verlassen die Zutaten dann die Ebene reiner Nahrungsmittel und werden zu speziellen Lebensenergie-Aha-Erlebnissen.

Feel-The-Pure-Energy **Nr. 1**

PURE LEBENSENERGIE

Zutaten: Löwenzahnblüten • Brennnesselspitzen •
lebendiges Wasser

- Komponieren Sie die Mengenverhältnisse intuitiv so, wie es Ihnen am besten schmeckt. Probieren Sie es einfach aus.
- Den Mixer kurz auf niedrigster Stufe starten und dann den Inhalt bei voller Drehzahl fein pürieren.
- Behalten Sie den ersten Schluck eine Weile im Mund und spüren Sie, wie die Energie über den Kopf in den Körper strömt und sich so richtig gut anfühlt.
- Den Rest bewahren Sie am besten in einer kleinen Glasflasche auf.

TRINKEN SIE DIREKT AUS DER QUELLE

Wasser ist nicht gleich Wasser. Da Wasser äußerst sensibel auf Schwingungen reagiert, nimmt es viele Prägungen auf. Wir können daher zu Recht von lebendigem und totem Wasser sprechen. Wobei Letzteres natürlich kein Lebensmittel ist, das uns wirklich nährt.

Lebendiges Wasser

Das Wasser ist dann lebendig, wenn es in Quellen oder Bächen mit naturgemäßer Verwirbelung fließen kann. Die einzelnen Wassermoleküle bleiben dabei überwiegend frei beweglich.

Totes Wasser

Das Wasser ist dann tot, wenn es lange steht oder mit einem Druck von über 2,5 bar durch Filterungsanlagen und Hausleitungen gepresst wird. Die Wassermoleküle »verkleben« zu großen Molekülverbänden (Clustern).

Am besten trinken Sie die höchste Wasserqualität, die Sie sich leisten können oder wollen. Je besser das Wasser im grünen Smoothie und FTPE-Kick, desto größer ist auch die energetische Wirkung. (Mehr zu der herausragenden Rolle des Wassers finden Sie im Kapitel »Lebendiges Wasser, das ideale Medium für Lichtinformationen« in Teil 5).

Schon die Alten haben es gewusst

Irgendwann traten im Verlauf der Menschheitsgeschichte die Griechen auf den Plan und entwickelten eine mentale Methode, um die Wirklichkeit so untersuchen zu können, dass man sich ihr durch genaue Beobachtung annäherte und sich für das Wissen öffnete, das im manifesten Sein selbst verschlüsselt zu sein schien. Heraklit (etwa 544–484 v. Chr.) schrieb: »Es ist nicht möglich, zweimal in denselben Fluss zu steigen. Immer ist alles im Flusse. Es fließe das All nach Flusses Art.«[1] Das Werden und Vergehen war für ihn das Prinzip, von dem alles herrührt. Veränderung ist das Wesen der Dinge. Aristoteles (384–322 v. Chr.) erkannte, dass Energie unvergänglich ist und als formgebende Kraft die vielfältige Materie erschafft. Auch Epikur (etwa 341–270 v. Chr.) vertrat die Ansicht, dass Materie aus Energie bestünde und als solche unvergänglich sei. Grundbaustein der Materie seien die Atome, deren vielfältige Kombinationen die wahrnehmbare Welt erschaffen. Wenn man die Spur zurückverfolgt, die vom alten Griechenland bis in die Neuzeit führt, dann wird klar, dass damals eine neue Sichtweise entstand, die im Laufe von 2500 Jahren dazu führte, dass sich die Welt im Inneren und Äußeren total veränderte. Und heute stehen wir wieder an einem gleichsam bedeutenden Schnittpunkt unserer kollektiven Geschichte. Wird es uns erneut gelingen, unsere Sichtweise zu ändern, damit sich ein weltweiter Prozess entfalten kann, in dem die Menschheit sich selbst erkennt und ihre Denkweise und ihr Verhalten korrigiert?

In den letzten zweieinhalb Jahrtausenden trennte sich der letztlich dominierende (westliche) Teil der Menschheit geistig von der Natur und begann sie zu manipulieren und für die Zwecke der jeweils dominanten sozialen Gruppen und Individuen auszubeuten. Das Ergebnis ist bekannt. Wir haben uns immer mehr geteilt und spezialisiert, haben uns an den Teilen und der Spezialisierung ergötzt und der ganzheitlichen Natur unsere fragmentierte »Kultur« übergestülpt. Wir haben uns daran gewöhnt, die Dinge unseres Bedarfs zu kaufen, anstatt sie selbst zu produzieren oder als Geschenke der Natur zu empfangen. Ferngesteuerter Dauerkonsum ist jedoch nicht wirklich befriedigend, und gedankenloses Power-Shopping tröstet in der Regel nur diejenigen, die es sich leisten können. An der Spitze der Gesellschaftpyramide will jeder der Sieger sein in einem Rennen, das im Abgrund enden muss, weil die irdischen Ressourcen und Möglichkeiten begrenzt waren und begrenzt sind. Was damals in der sogenannten »Achsenzeit« in Griechenland und dem Nahen Osten, aber auch noch in anderen Teilen der Welt geschah – zum Beispiel in Indien und in China –, muss jetzt erneut geschehen. Damals wandten sich erleuchtete Individuen wie Zarathustra, Buddha, Zuangzi, Laotse und Konfuzius gegen die Raubgier und Gewalttätigkeit ihrer Zeit und postulierten und entwickelten eine Moral des Mitgefühls, des Friedens und der Einheit der Menschen. Dieses Erkennen ist heute wieder nötig, aber diesmal reichen keine regionalen Impulse, diesmal muss die grundlegende Veränderung im globalen Zusammenhang und in jedem einzelnen Menschen stattfinden. Nur wenn alle gemeinsam und gleichzeitig die Verantwortung für sich und die Welt übernehmen und sich als gleichwertige Mitglieder der einen Menschheit begreifen und ausschließlich in deren Gesamtinteresse handeln, lassen sich die ganzen »Trennungen« überwinden, die es in Wirklichkeit ohnehin nicht gibt.

Schalten wir also jeder wieder *das Licht* im Herzen an und sehen in seinem hellen Schein, dass es keine Getrenntheit gibt und wir nicht aus bloßer Materie bestehen. Auch nicht nur aus Epikurs Atomen. Dies anzunehmen war ein Irrtum. Wir sollten über unseren naiven Realismus hinauswachsen, der nur die Oberfläche der Welt betrachtet, untersucht und manipuliert. Wir sind mehr als oberflächlicher Schein. Wir sind – jenseits unserer getrennten Sichtweise – die Quelle selbst, das Ungebrochene Licht der Einen Unteilbaren Lebensenergie, strahlend hell und immer schon mit allem und allen von Natur aus verbunden.

Lebensenergie ist nicht manipulierbar

Die Lebensenergie ist ein einheitliches Feld, in dem alles miteinander verbunden ist. Sie haben nicht »Ihre« Lebensenergie, und ich habe nicht »meine«, sondern wir beide leben von der gleichen *universellen* Energie, die uns permanent durchströmt. Da gibt es keinen Privatbesitz, kein »Mehr« oder »Weniger«, kein »Besser« oder »Schlechter«. Auf der Ebene der Energie gibt es nur stetige Wandlungsprozesse, nichts bleibt in keinem Moment so, wie es eben noch (scheinbar) war. Außerhalb der menschlichen Vorstellung, die in einem durch Schädelknochen abgeschirmten Gehirn erzeugt wird, gibt es keine festen Formen und Ansichten, Beständigkeiten und Wiederholungen. Was der menschliche Geist in der individuellen Wahrnehmung als persönliche Interpretation der Welt erschafft, verschwindet wieder mit seinem Schöpfer. Auf der Ebene der Energie ist es nicht möglich, das Universelle Feld dauerhaft für die eigenen Zwecke zu missbrauchen. Das ist ein großer Segen. So viel wir Menschen im Positiven oder Negativen erschaffen oder zerstören mögen, die Wirklichkeit an sich bleibt als universelles Energiefeld stets das, was sie schon immer war, ist und sein wird. Und je mehr wir dieses ungeteilte Energiefeld wahrnehmen, desto »realer« existieren wir in der Wahrheit eines Seins, das ein ungeteiltes Ganzes ist.

Um die Natur und andere Menschen manipulieren zu können, musste man ein Realitätsmodell erfinden, das Getrenntheit rechtfertigte. Ein solches Modell blendet zwangsläufig die Ebene der Universellen Lebensenergie aus, weil es ja erklären soll, warum es Unterschiede gibt, die von der Natur aus vorgegeben sein sollen. Die Welt ist nicht mehr ein einheitlicher energetischer Prozess, sondern eine Ansammlung von einzelnen Personen, Dingen und Abläufen. Es war ein hartes Stück Arbeit, dem Menschen das Fühlen und Mitfühlen abzutrainieren, ihn in seiner Intuition zu verunsichern und stattdessen auf einen verstandesorientierten Materialismus einzuschwören. Wobei es nötig war, dem Verstand auch noch seine natürliche Verbundenheit mit den Mitmenschen zu rauben und ihn stattdessen mit Moral, Pflichten, Idealen und Gefühllosigkeiten vollzustopfen.

Statt (die großen Zusammenhänge) zu verstehen und damit das Fühlen zu nähren, begriff der Verstand irgendwann gar nichts mehr und war leicht durch Erziehung und Propaganda zu manipulieren. Deswegen fürchten auch alle Machtsysteme die freie Lebensenergie und leugnen in ihren konkurrierenden Welterklärungsprogrammen die Existenz der Einheit allen Seins.

Wenn die Universelle Lebensenergie jedoch wieder anerkannt wird und frei fließen darf, spült sie alles weg, was mit der Ungeteilten Wirklichkeit an sich nichts zu tun hat und uns in Programmen gefangen hält, die nicht uns nützen, sondern nur den Programmierern. Deswegen ist es so wichtig zu erkennen, dass uns nur die Lebensenergie, das Licht und die Ungeteilte Wirklichkeit unserer Existenz wirklich nährt. Es kann kein richtiges Leben im falschen Weltbild geben. Alle Parameter unserer Existenz gehören auf den Prüfstand. Und wir sollten uns nicht mit vorgefertigten Antworten zufriedengeben. Jede(r) ist »Teil« der Einen Lebensenergie und sollte sensibel werden für das, was diese Kraft im Einzelnen zum Ausdruck bringen will: das Wahrnehmen und Erfahren der Einheit jenseits aller Getrenntheit! Wer die Lebensenergie in sich fließen lässt, fängt an, *wirklich* zu leben. Es gibt noch viel zu entdecken, wahrzunehmen und zu sein!

GEISTESBLITZ NR. **1**

… und das Verstehen donnert!

Für wahre Gesundheit reicht es nicht aus, nachhaltig und im Einklang mit der Natur zu leben. Die Natur operiert dualistisch und behilft sich der Werkzeuge »Raum« und »Zeit«. Wahre Gesundheit beginnt, wenn wir im Ein-Klang mit dem Einen Ungeteilten Sein leben, in dem alles vorübergehend in Erscheinung tritt, sich verändert und wieder verschwindet.

Energie ist unteilbar

Jetzt wird es spannend. Wenn Energie ein einheitliches Feld ist, das sich ständig in den Gehirnen von selbsternannten Betrachtern zu Identifikationen und Identitäten modifiziert, dann kann es niemals irgendwo einen Energiemangel geben. Alles ist immer schon vollkommen (mit Universeller Lebensenergie durchdrungen)! Heilung muss daher nicht erst stattfinden, sondern ist immer bereits der Fall. Wir sind immer schon wirklich genährt, wenn wir aufhören anzunehmen, wir wären es nicht. Die Annahme eines Mangels führt nämlich – erinnern wir uns: Die Welt ist psychophysisch! – schnurstracks zur materiellen und körperlichen Manifestation des angenommenen Zustands. Der Punkt ist folgender, und ich hoffe, Sie spüren meine Begeisterung: Wir müssen nichts erreichen und durch Anstrengung »erschaffen«! Wir müssen einfach aufhören, die Annahme des Getrenntseins der fühlenden Wahrnehmung der inhärenten Einheit des Seins überzustülpen. Alles ist immer schon da und direkt verfügbar. Wir müssen es nicht erst suchen. Schlimmer noch: Die Suche selbst führt uns erst von dem weg, nach dem wir suchen, weil wir annehmen, dass es nicht bereits in jedem Moment zutrifft. Nur in einem Universum mit (energetischen) Löchern müssen wir nach dem Käse Ausschau halten. Und das ist dann wirklich Käse.

Die Tatsache der Unteilbarkeit der Energie verändert also in letzter Konsequenz unser Weltbild. Wir brauchen keine (zusätzliche) Energie, um etwas zu erreichen oder zu verändern. Wir müssen nur das erkennen, was die immer bereits auf vollkommene Weise *vorhandene* Energie blockiert. Dies führt zu dem radikalen Gedanken, dass Heilung immer dann spontan eintreten kann, wenn wir sie nicht länger verhindern. Erleuchtung und ein Erwachen in der Ungeteilten Wirklichkeit an sich wären unmittelbar unsere Realität, wenn wir nicht in jedem Moment aktiv unser Hirn verdunkelten.

Die radikale Eigenverantwortlichkeit für unser Tun, die aus einem solchen Erkennen »automatisch« folgt, kann natürlich Angst machen. Wir sollten uns dieser Angst stellen, denn der Preis, sie nicht zu überwinden, ist einfach zu hoch. Erinnern Sie sich an den Anfang, als ich die Frage aufwarf: »Was ist Leben?« Wenn wir gesund, frei und glücklich

Easy Energy Exercise   Nr. **3**

INNEHALTEN

Stille. Nichtstun. Atmen. Ein und aus. Ein und aus … Keine Identifikation oder Manipulation des Gedankenstroms. Gefühle kommen und gehen. Wer bin ich, dass ich mich mit flüchtigen Emotionen identifiziere?

Stille. Nichtstun. Atmen. Ein und aus. Ein und aus … Einfach innehalten. Verharren. Ich mische mich nicht ein. Spontan die augenblickliche Bewegung einfrieren. Aus der Zeit treten. Den Raum bis ins Unendliche spüren. Ich bin der unendliche Raum. Ich bin immer schon Energie. Ich bin immer schon Licht. Ich bin immer schon Liebe. Ich bin.

Stille. Nichtstun. Atmen. Ein und aus. Ein und aus … Ach, wie tut das gut!

sein wollen, müssen wir nicht nur dieser Frage nachspüren, sondern wir sollten auch für uns klären, *warum* wir leben.

Niemand nimmt uns die Verantwortlichkeit für unsere eigene Existenz ab – insofern wir nach reiflicher Begutachtung aller verfügbaren Informationen überhaupt zu dem Schluss kommen sollten, dass wir eine reale Existenz haben.

Alles ist alles

Wer wirklich fühlt, dass nichts von nichts getrennt ist, der fürchtet nicht mehr den anderen. Wie es schon in den Upanischaden steht: »Sobald ein anderer in Erscheinung tritt, entsteht Angst.« Ich glaube, dass es in der gefühlten Intuition möglich ist, die ganze Welt der Erscheinungen als nichtgetrennt von sich selbst wahrzunehmen. Es wäre eine radikale Veränderung der eigenen Sichtweise, die mit Sicherheit fundamentale Auswirkungen nach sich ziehen würde. Und da ich gerade bei den Upanischaden bin, möchte ich eine weitere Weisheit aus dieser fernöstlichen Weisheitssammlung zitieren, die gut in unseren Zusammenhang passt: »Du wirst zu dem, worauf du deine Aufmerksamkeit richtest.« Deshalb ist es so wichtig, seine eigene Sichtweise zu hinterfragen und zu verändern. Die Käfigtür ist immer schon offen, und in Wirklichkeit existiert gar kein Käfig. Suche und Leiden sind nicht notwendig und dienen keiner höheren Weihe. Wenn alles mit allem verbunden und nichts von nichts getrennt ist, dann sind wir immer schon frei. Und zwar nicht nur frei, alles zu sein, sondern auch frei von der Notwendigkeit, überhaupt »etwas« zu sein. Sei es in diesem Leben oder im nächsten oder im vorangegangenen. Wir *sind* einfach, und das reicht. Wir erwachen aus Raum und Zeit und verabschieden uns von unseren liebgewonnenen Illusionen. Wir identifizieren uns nicht mehr mit der Unwirklichkeit und interpretieren die Erscheinungen nicht mehr so, wie wir sie immer interpretiert haben. Wir betreten eine neue Welt, in der wir nichts wiedererkennen, und staunen. Wobei sich die Frage stellt, wer »wir« dann überhaupt noch sind …

Egal! Wenn wir das untersuchen, was uns wirklich nährt, kommen wir nicht umhin, ein Gespür für unsere bessere Exis-

---

Easy Energy Exercise Nr. **4**

IM RAUSCH DER TIEFE

Fixieren Sie einen beliebigen Gegenstand in Ihrem Blickfeld. Fokussieren Sie einen bestimmten Punkt auf seiner Oberfläche. Schauen Sie durch die Oberfläche hindurch. Betrachten Sie die Struktur des Materials, aus dem der Gegenstand gemacht ist. Gehen Sie tiefer. Nehmen Sie die Moleküle wahr, aus denen die Struktur besteht. Gehen Sie tiefer. Nehmen Sie die Atome wahr, aus denen die Moleküle bestehen. Gehen Sie tiefer. Nehmen Sie die Elektronen wahr, aus denen die Atome bestehen. Gehen Sie tiefer. Nehmen Sie die Quarks wahr, aus denen die Elektronen bestehen. Gehen Sie tiefer. Nehmen Sie die Neutrinos wahr, aus denen die Quarks bestehen. Gehen Sie tiefer, und nehmen Sie das Ungebrochene Licht wahr, das Sie *sind*.

In der tiefsten Tiefe existiert keine Getrenntheit. In der Tiefe lauert die Ekstase.

Halten Sie sich so oft und so lange, wie es Ihnen angenehm ist, in der bodenlosen Tiefe auf, und tanken Sie das Ungebrochene Licht! Leben Sie auf Tauchstation! Das wirkliche Leben *ist* tief und spielt sich in der Tiefe ab.

tenz zu entwickeln. Der entscheidende Begriff ist das Wort
»wirklich«. »Wirkliche Nahrung« definiere ich daher als das,
was uns zur Wahrheit der Ungeteilten Wirklichkeit an sich
erwachen lässt (und was nicht nur die Ernährung betrifft),
während »unwirkliche Nahrung« uns weiter im Zustand der
Illusion über den wahren Zustand des Seins hält.

Quantenphysik goes green

Es ist schon eigenartig, wie wenig die Erkenntnis bislang
unsere Alltagskultur durchdrungen hat, dass sich alle Materie in Energie verwandeln lässt und dass alles sowohl Teilchen als auch Welle sein kann. Weitreichende Erfindungen
(wie zum Beispiel die unsägliche Atomenergie) beruhen
zwar auf der speziellen und allgemeinen Relativitätsthe-
orie und besonders auf der daraus abgeleiteten Quantentheorie, aber der menschliche Geist hat sich (von ein paar
Ausnahmen abgesehen) bislang gut vor den radikalen Konsequenzen schützen können, die wir eigentlich schon lange aus den Forschungsergebnissen hätten ziehen sollen. Ich
glaube allerdings, die Schonfrist ist vorbei, denn wir kommen einfach nicht mehr darum herum, dass sich die mittlerweile nicht mehr ganz so neue Sichtweise in jedem Einzelnen
manifestiert.

Relativ neu ist allerdings, dass uns mit dem grünen Smoothie inzwischen ein Getränk (oder besser: eine Mini-Rohkost-Mahlzeit) zur Verfügung steht, das den Prozess der
Weltsichtveränderung auf körperlicher, emotionaler und
geistiger Ebene enorm beschleunigen wird. Ich bin mir
sicher, dass, je mehr wir davon trinken und je »grüner« es
dadurch in uns wird, uns desto mehr die Schuppen von den
Augen fallen werden. Nie zuvor war die energetische Wir-

kung von Nahrung so deutlich spürbar. Nie zuvor gab es ein Lebensmittel, das uns die fühlbare Botschaft bringt, dass alles Energie ist und nur Lebensenergie = Licht = Liebe uns wirklich nährt.

Feel-The-Pure-Energy   Nr. **2**

FREIER TANZ DER ATOME

Zutaten: Herzkirschen • Blätter vom Kirschbaum • lebendiges Wasser (wenig)

- Die Kirschen entsteinen und im Mixbehälter nach unten (50 Prozent), die Blätter entstielen und nach oben geben (50 Prozent). Bis zum oberen Rand der Kirschen mit Wasser auffüllen.
- Kurz auf niedriger Stufe starten und dann bei höchster Drehzahl so lange mixen, bis Sie den Eindruck haben, dass alle Kirschatome aus ihren molekularen Bindungen befreit sind und im wilden Tanz umherwirbeln.

Und auf einmal wimmelt es vor lauter interessanten Fragen: Was geschieht durch die Photosynthese in den grünen Pflanzen? Wie wird Lichtenergie in Materie umgewandelt? Was bewirkt das grüne Chlorophyll in unserem Körper? Brauchen wir wirklich Vitalstoffe, oder reicht vitale Energie? Müssen wir den »Umweg« über die Materie gehen, und wie können wir direkt das universelle Energiefeld anzapfen? Wie muss Nahrung beschaffen sein, damit sie uns wirklich nährt? Wie viel Nahrung brauchen wir überhaupt, um genährt zu sein? Reichen drei Liter grüne Smoothies pro Tag? Oder sollen wir uns gleich nur noch von Licht ernähren?

Gibt es nicht Menschen,
die sich vom Licht ernähren?
Darum geht es doch in einem Film?
Wie heißt er noch?
Ach ja, »Am Anfang war das Licht«.
Passt gut zu unserem Thema.
Anschauen nicht vergessen!

Die Quantenphysik ist grün erblüht. Sie bildet die theoretische Grundlage für ein Ernährungsmodell, das auf dem Energiegehalt der Nahrung basiert anstatt auf Kalorien. Auf Lebenskraft statt auf Materie. Auf Genährt- und nicht Bloß-satt-Sein. Auf Einssein jenseits der Illusion der Getrenntheit. Unsere Gesundheit wird es uns danken. Ich bin davon überzeugt, dass wir nur dann auf Dauer gesund sind, wenn wir im Einklang mit der Wirklichkeit leben, die von Natur aus immer schon nicht getrennt ist. Wie sieht ein solches Leben aus? Das werden wir sehen, wenn es so weit ist. Jetzt geht es erst einmal darum, unsere Sichtweise zu verändern und sensibel für die Universelle Lebensenergie zu werden, die uns mit Ungebrochenem Licht nährt und mit allen und allem verbindet.

Easy Energy Exercise Nr. 5

SPÜREN SIE DIE LEBENSENERGIE!

Mixen Sie sich einen Energy-Greeny aus frisch gepflücktem Obst (30 Prozent) und frisch gepflückten Wildkräutern (60 Prozent).

Lassen Sie den Power-Drink 10 Minuten auf sich wirken. Essen Sie dann drei große Pellkartoffeln mit Ziegenquark (Veganer: mit drei Mini-Wienern aus Tofu).

Beobachten Sie, wie Ihre Energie absinkt.

Manchmal fühlt sich das Absinken der Energie wie eine verbesserte Erdung an. Aber das ist leider eine Illusion ...

Merke: Lebendige Kohlenhydrate im Rohzustand vitalisieren uns; tote Kohlenhydrate im Kochzustand ermüden uns.

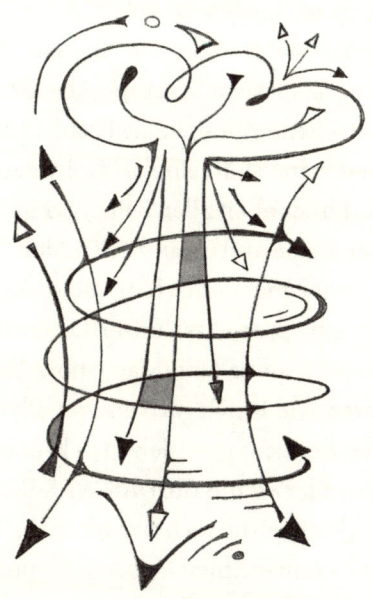

Die Steuerungsfunktion
der Einheitsebene

Unsere Zellen leben nicht nur vom Licht, sie *bestehen* aus Licht. Da die Trilogie des Seins »Lebensenergie = Licht = Liebe« lautet, sind diese Phänomene untrennbare Drillinge. Wo der eine ist, sind auch die beiden anderen. Die Lebensenergie ist immer licht- und liebevoll. Licht ist immer ein Ungebrochenes Feld universeller Liebesenergie. Es ist nicht möglich, dass irgendetwas getrennt und nur für sich in Erscheinung tritt. Alles ist von Natur aus mit allem in Liebe verbunden. Alles wirkt auf alles ein. Anzunehmen, dass es in sich geschlossene Systeme gäbe, ist reine Illusion. Auf der Einheitsebene gibt es keine Nicht-Liebe, keinen Energiemangel und keine Dunkelheit. Mir ist daran gelegen, die liebevolle Verbundenheit allen Seins, deren Herzenergie jede(r) in gewisser Weise und in speziellen Momenten fühlen kann, zu einer Erfahrung zu machen, die mein tägliches Handeln bestimmt. Ich spüre, dass unser Leben ein kollektiver Prozess ist und ich keine One-Man-Show darbiete. Wir werden im Positiven wie im Negativen von allem beeinflusst, was geschieht oder nicht geschieht. Ich beobachte, wie ich selbst immer sensibler werde für DAS WAS IST und wie sich DAS WAS IST gleichzeitig auch immer mehr in meinem Körper und Geist in seiner Einen Ungebrochenen Form manifestieren will. Und ich wäre schön dumm, wenn ich mich diesem wunderbaren Vorgang widersetzte ... auch wenn er alle Trennungen beseitigt, mit denen ich mich momentan noch identifiziere.

Free Feeling Exercise   Nr. **1**

FÜHLEN SIE DEN UNTERSCHIED!

Fühlen ist nicht gleich fühlen. Ich kann aktiv vom Herzen aus fühlen, oder ich kann passiv die Emotionen wahrnehmen, auf die ich reagiere.

Lokalisieren Sie Ihr Fühlen in der Herzgegend. Atmen Sie ruhig ein und aus. Fühlen Sie mit jedem Ausatmen weiter nach außen. Stellen Sie sich dabei konzentrische Kreise vor. Zuerst fühlen Sie das Zimmer, in dem Sie sich aufhalten. Dann fühlen Sie das Haus, in dem sich das Zimmer befindet. Dann fühlen Sie die Wohngegend, in der das Haus steht. Dann fühlen Sie die Stadt, dann das Umland und so weiter. Es ist interessant, dass sich unser freies Fühlen tatsächlich bis über den Rand des Universums hinaus ausdehnen kann. Es ist tatsächlich grenzenlos. Hätten Sie das gedacht?

Ich nenne DAS WAS IST oder das Ungebrochene Licht auch »die Einheitsebene«. Alle Lebensprozesse werden von der Einheitsebene aus gesteuert. Auf diese Weise ist garantiert, dass *das Leben* ein integraler Prozess ist, der sich in jedem Moment selbst erzeugt und aufrechterhält. Leben muss nicht erschaffen werden, Leben ist immer schon da. Licht kann nicht *hergestellt* werden, es existiert einfach. Es gibt in Wahrheit keine Entwicklung vom Einfachen zum Komplexen, weil alles bereits in jedem Moment existent ist und auf alles andere einwirkt. Licht ist immer *ein* Ungebrochenes Feld, auch wenn wir es nur im gebrochenen Zustand als getrennte Frequenzen wahrnehmen. Die Welt, die uns umgibt, sagt damit etwas über uns selbst und unsere Art der Wahrnehmung aus und nicht über die Wirklichkeit, wie sie jenseits unserer beschränkten Wahrnehmungsmöglichkeiten immer schon ist. Es ist eine interessante Frage, warum wir die Dinge *nicht* so wahrnehmen, wie sie *wirklich* sind ...

Mir geht es um die Überwindung der getrennten Sichtweise und um das Erkennen, dass jede scheinbar getrennte Form, jeder scheinbar getrennte Zustand und jeder scheinbar getrennte Vorgang von der Einheitsebene gesteuert wird. In den nächsten beiden Kapiteln wollen wir uns deshalb mit zwei Entdeckungen befassen, die bahnbrechend waren, aber ebenfalls noch nicht im Alltagsbewusstsein angekommen sind.

Informationsfluss durch Biophotonen

Biologische Systeme sind informative Systeme. Ihr Zustand wird durch den Grad der Information bestimmt. Informationen werden durch Lichtimpulse ausgetauscht. Die dafür verantwortlichen Lichtteilchen werden »Photonen« genannt. Als »Biophotonen« bezeichnet man die Photonen in einem lebendigen Organismus. Photonen sind die »Wechselwirkungsquanten« des elektromagnetischen Spektrums. Sie sind masselos, aber übertragen dennoch Energie und Information. Diese Eigenschaften machen sie zu einem universell verwendbaren Steuerungs- und Ordnungselement in der Biologie. Biophotonen dienen nicht nur zur Kommunikation in Zellen, sondern auch zur Kommunikation zwischen Zellen und Organismen.

Im Jahr 1975 gelang dem Physiker Prof. Dr. Fritz-Albert Popp erstmalig der experimentelle Nachweis einer Lichtstrahlung in lebendigen Zellen, die er »Biophotonen«, also »Lebenslichter« nannte. Jede lebendige Substanz strahlt demnach ein schwaches Licht mit Wellenlängen zwischen 200 und 800 Nanometern ab. Die Biophotonen werden von Elektronen erzeugt, die durch das Sonnenlicht angeregt worden sind. Wenn die Elektronen dann von ihrem höheren Energieniveau herabfallen, strahlen sie Licht ab. Bei einem Blatt beispielsweise, das vor längerer Zeit gepflückt wurde, fällt die Abstrahlkurve schneller ab als bei einem frisch gepflückten Blatt. Popp vermutet, dass die Elektronen nicht unabhängig voneinander aktiv sind. Die Elektronen sind sozusagen »untereinander informiert«. Das Licht, das sie ausstrahlen, ist kohärent wie bei einem Laser.

Der kohärente Zustand der Biophotonen spiegelt die optimale Vereinigung der beiden polaren Zustände des Lichts wider. In ihr verschmelzen die Gegensätze von Welle und Teilchen zu einer neuen höheren Einheit, die die Zelle mit Energie und ordnenden Signalen versorgt. Biophotonenhaltige Lebensmittel sind also nichts anderes als Lichtinformationen, die der Körper empfängt, um seine inneren Vorgänge zu steuern und seine Funktionsweise aufrechtzuerhalten.

Die Biophotonen sind ein Phänomen der Quantenphysik. Viele Wissenschaftler vermuten, dass unser gesamtes materielles Universum auf Information basiert. Der Wiener Quantenphysiker Anton Zeilinger ist davon überzeugt, dass Lichtteilchen reine Information sind: »Es stellt sich letztlich heraus, dass Information ein wesentlicher Grundbaustein der Welt ist. Wir müssen uns wohl von dem naiven Realismus, nach dem die Welt an sich existiert, ohne unser Zutun und unabhängig von unserer Beobachtung, irgendwann verabschieden.«[2]

Mit seinen Biophotonen führte Fritz-Albert Popp den Begriff der Information in die Molekularbiologie ein und stellte damit die etablierte Auffassung der Biochemie auf den Kopf. Nach herkömmlicher Sicht verfügen die Zellen über keine einheitlichen Steuerungsmechanismen. Der Organismus wird als wimmelndes Chaos von Molekülen betrachtet, in dem der Zufall entscheidet, ob, wann und wo chemische Reaktionen stattfinden. Für Popp ist diese Annahme absurd.

SCHRÖDINGERS KATZE

Im Jahr 1935 ersann Erwin Schrödinger (1887–1961) sein berühmtes Gedankenexperiment, das zeigt, dass ein Zustand erst durch die Beobachtung »real« wird. Und zwar nur für den Beobachter! Außerhalb seiner Beobachtung ist die Welt nicht eindeutig »dies« oder »das«.

Schrödinger koppelt in seinem Experiment den radioaktiven Zerfall (also ein quantenphysikalisches Phänomen) an ein Objekt aus der Alltagswelt, eine Katze. Diese Katze wird in dem Experiment in eine Kammer gesperrt, die vollkommen verschließbar ist. Dort befinden sich auch ein radioaktives Präparat und ein Zählrohr. Im Verlauf einer Stunde kann dort eines der Atome zerfallen, vielleicht jedoch auch nicht. Beim Zerfall spricht das Zählrohr an, und mit einem Hämmerchen wird ein Gläschen mit Blausäure zertrümmert. Davon wird die Katze getötet. Wenn die Kammer nun eine Stunde sich selbst überlassen wird, kann die Katze noch leben, aber auch tot sein.

Nach der Quantenphysik befindet sich das System nun in einer Überlagerung zweier Zustände: »Die Katze ist tot« und »Die Katze ist lebendig« – eine absurde Situation, die dem gesunden Menschenverstand widerspricht, denn die Katze kann nicht gleichzeitig tot und lebendig sein. Dem Beobachter kommt jetzt eine wichtige Rolle zu: Erst wenn er in der Kammer nachschaut, was los ist, geht das quantenphysikalisch unbestimmte System in einen der möglichen Zustände über. Die Wellenfunktion des Systems bricht dann – aus physikalischer Sicht – zusammen, und es ergibt sich ein Zustand der normalen Alltagswelt (tot oder lebendig).

Aber schon Albert Einstein fragte sich, ob es dann nicht jemanden geben müsse, der permanent die Welt beobachtet, um sie zusammenzuhalten.[3]

Aus einem planlosen Durcheinander könne kein sinnvolles Zellgeschehen entstehen.

Das Gegenteil ist der Fall: Popp konnte im Experiment nachweisen, dass sich das Licht in unseren Zellen keineswegs chaotisch und zufallsbedingt verhält, sondern einen verblüffenden Zusammenhang von ordnenden Informationen aufweist. Die Photonen, Teilchen und Wellen zugleich, beziehen sich ständig aufeinander und bilden ein kohärentes elektromagnetisches Feld, in dem Information ausgetauscht wird. Über Biophotonen sind die Zellen im Organismus in der Lage, effektiv miteinander zu kommunizieren. Und je mehr Biophotonen sich in den Zellen befinden, desto höher ist das Energieniveau, und desto besser ist diese Kommunikation und der daraus resultierende allgemeine Gesundheitszustand!

Holografische Strukturen

DAS NEUE VERSTÄNDNIS DER BIOLOGIE

Körperzellen sind spezialisierte Zellen; das heißt, von der Information, die auf der DNA gespeichert ist, wird nur ein Teil abgerufen. Dennoch besitzt jede Zelle den gesamten Chromosomensatz.

Jede Zelle hat die gesamte Information des Organismus. Diese Struktur entspricht der eines holografischen Bildes, bei dem jeder Bildpunkt die Gesamtinformation des Bildes trägt.

Die Synthese der gesamten DNA einer Zelle während der Zellkernteilung findet ihre Rechtfertigung in der Aufrechterhaltung der holografischen Struktur. Damit kann jede Zelle in Echtzeit mit jeder anderen Körperzelle kommunizieren.

Die gleichzeitige Kommunikation in allen drei Richtungen des Raumes kann nur nonlokal und mit kohärentem Licht geführt werden.[4]

Jenseits der Lichtgeschwindigkeit

Als ich das erste Mal davon hörte, dass die Lichtgeschwindigkeit nicht die absolute Grenze bildet, sondern sozusagen »nach oben hin offen« ist, habe ich mich irgendwie gefreut. Ich hatte mir nämlich noch nie vorstellen können, wie schnell sich das Licht fortbewegt. Die Vorstellung von einem holografischen Universum, in dem alle Informationen immer schon überall vorhanden sind, fand ich sowieso viel logischer als die Vorstellung von einem leeren Raum, in dem Entfernungen physisch (und sei es auch nur als winzige Lichtteilchen) überbrückt werden müssen.

Albert Einstein (1879–1955) selbst hat mit seinen Kollegen Podolsky und Rosen schon 1935 nachgewiesen, dass Informationen zwischen Elektronen (die sich mit Lichtgeschwindigkeit bewegen) ausgetauscht werden. Wenn zwei Elektronen eines Photonenpaars auseinanderfliegen und der Spin des einen Teilchens durch ein Magnetfeld verändert wird, so ändert sich gleichzeitig auch der Spin des Geschwisterteilchens. Wie kann das sein? Herrn Einstein hat diese Beobachtung nicht wirklich gefallen, denn er hat an der Lichtgeschwindigkeit als höchster Geschwindigkeit für einen Datenaustausch im Universum festgehalten. Der sogenannte »Einstein-Podolsky-Rosen-Effekt« gibt jedoch Anlass zu der Interpretation, dass Informationen in Wirklichkeit gar nicht von A nach B geschafft werden müssen, weil alles Wissen immer schon überall vorhanden ist.

Später hat die Entdeckung der Holografie Wasser auf die Mühlen der Superlichtgeschwindigkeit gegossen, denn in einem Hologramm befindet sich die gesamte Information des Ganzen in jedem einzelnen Lichtteilchen. Wie sollte es auch anders sein? Wenn die Einheit des Seins immer bereits vorliegt – und unser Herz kann es intuitiv wahrnehmen –, dann ist alles miteinander verbunden. Und zwar nicht nur »horizontal« in diesem Moment, sondern auch »vertikal« die Zeitachse rauf und runter. Und wenn alles miteinander verbunden ist, muss alles überall zur Verfügung stehen und abrufbar sein. Schon die Logik sagt, dass dies ein Zustand ist, der Raum und Zeit übersteigt. Informationen werden nicht nur in Raum und Zeit übertragen, denn Raum und Zeit sind Wirklichkeitsmuster, die die getrennte Sichtweise aus der Einheit des Seins herausfiltert. Wir nehmen halt gebrochene Farben und unterschiedliche Frequenzen wahr, jedoch nicht die strahlende Helle des Ungebrochenen Lichts.

Die Tatsache, dass wir uns offensichtliche Eigenschaften der Ungeteilten Wirklichkeit nicht auf der Ebene unserer getrennten Körpererfahrung vorstellen können, bedeutet ja nicht, dass diese Eigenschaften (so unvorstellbar sie auch sein mögen) nicht jenseits von unseren beschränkten Wahrnehmungsmöglichkeiten existieren. Es ist unglaublich, wie egozentrisch die herkömmliche Vorstellung der Realität ist. Was der Bauer nicht kennt, das isst er nicht. Was ich mir nicht vorstellen kann, das existiert nicht. Doch etwas ist nicht deshalb nichtexistent, weil ich den Kopf im Sand stecken habe und es aufgrund meiner Haltung nicht wahrnehmen kann.

Historischer Exkurs

DAS EINSTEIN-PODOLSKY-ROSEN-EXPERIMENT

Die beiden Elektronen eines Photonenpaars werden in die entgegengesetzte Richtung geschossen. Das eine Elektron passiert im Bereich A ein magnetisches Feld und wird nach oben abgelenkt (Aufwärtsspin). Das Zwillingselektron im Bereich B wird dabei nach unten abgelenkt (Abwärtsspin). Dieses Verhalten liegt darin begründet, dass der Zwilling immer den gleich großen, aber entgegengesetzten Drehimpuls (Spin) besitzt, über den im quantenphysikalischen Bereich alle Teilchen verfügen.

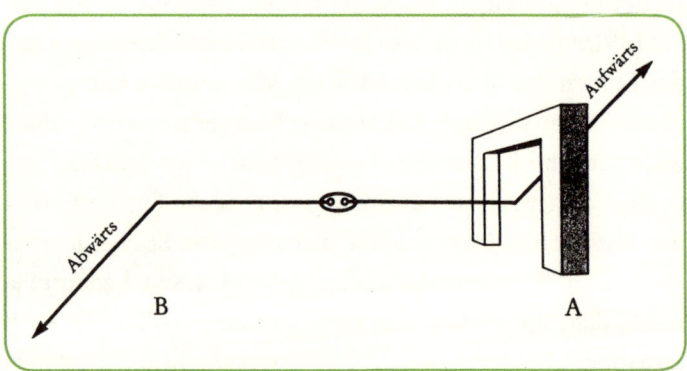

Verändert man nun, während die beiden Elektronen *im Flug* sind, die Drehung des Spins bei dem einen Teilchen, dann ändert sich auch der Spin bei dem anderen. Irgendwie »weiß« das Elektron in Bereich B, dass sein Zwilling im Bereich A sich nach rechts dreht statt nach oben – und es beginnt plötzlich, sich nach links anstatt nach unten zu drehen. Mit anderen Worten: Was wir im Bereich A getan haben (Veränderung der Achse des Magnetfeldes), hat das Geschehen in Bereich B beeinflusst.[5]

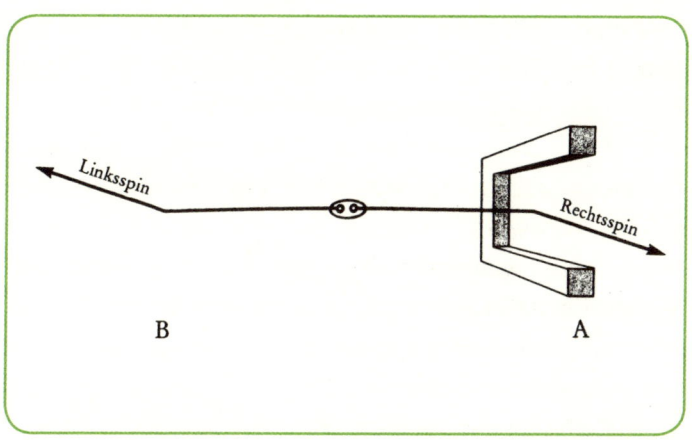

Bei der Quantenphysik stößt die getrennte Sichtweise experimentell an ihre Grenzen. Die Eigenschaften von Teilchen sind ab einer bestimmten Größe nicht mehr eindeutig definierbar. Und mehr noch: Sie reagieren auch nicht mehr einzeln mit- und aufeinander. Teilchen sind in Wirklichkeit Wechselwirkungen zwischen Feldern. Der britische Physiker Paul Dirac (1902–1984) formulierte die »Quantenfeldtheorie« schon 1928: »Sie beruht auf der Annahme, dass die *materielle Realität nichtsubstanzieller Natur ist.* Nach der Quantenfeldtheorie sind allein Felder Realitäten. Sie sind die Substanz des Universums und nicht eine ›Materie‹. Materie (Partikeln) sind schlicht Manifestationen von kurzzeitig aufeinander einwirkenden Feldern, die, so unfassbar und unsubstanziell sie sind, die einzigen realen Dinge im Universum sind. Ihre Wechselwirkungen erscheinen wie Partikeln, weil Felder sehr abrupt und in winzigen Bereichen des Raumes aufeinander einwirken.«[6]

Definition 1: Quantenfeld

»Ein Feld erstreckt sich, gleich einer Welle, über einen viel größeren Bereich als ein Teilchen (ein Teilchen ist auf einen Punkt beschränkt). Ein Feld füllt einen gegebenen Raum vollständig aus, wie das Schwerefeld der Erde den ganzen Raum um die Erde herum ausfüllt.«[7]

»Wirken zwei Felder aufeinander ein, so geschieht das nicht allmählich und auch nicht in allen ihren Kontaktbereichen. Sie wirken *augenblicklich* und in einem einzelnen Punkt im Raum aufeinander ein. Diese augenblicklichen und örtlichen Wechselwirkungen erzeugen das, was wir Teilchen nennen. In Wirklichkeit *sind* nach dieser Theorie diese augenblicklichen und örtlichen Wechselwirkungen Teilchen. Die ständige Erschaffung und Vernichtung von Partikeln auf der subatomaren Ebene ist die Folge der ständigen Wechselwirkung verschiedener Felder.«[8]

Der Buchautor und spirituelle Lehrer Gary Zukav schreibt: »Der wichtigste Einfluss, den die Quantenmechanik auf unser westliches Denken ausgeübt hat – und es gibt deren viele –, ist vielleicht die Wucht, mit der sie die künstlichen Kategorien erschütterte, mit denen wir unsere Wahrnehmungen strukturieren, denn verfestigte Strukturen sind Gefängnisse, in denen wir zu Gefangenen werden, ohne es zu wissen. Die Quantentheorie behauptet kühn, dass etwas dieses *und* jenes sein kann (eine Welle und ein Partikel).«[9]

•••

Und wenn etwas »dieses« und gleichzeitig »jenes« sein kann, dann ist jedes (scheinbar getrennte) Subjekt auch gleichzeitig das wahrgenommene (scheinbar getrennte) Objekt. Die getrennte Sichtweise scheint also einmal mehr etwas zu sein, was wir einer Wirklichkeit überstülpen, die immer schon von Natur aus nicht getrennt ist. Und was nicht getrennt ist, muss auch nicht durch Informationsfluss miteinander verbunden werden. Das Ungebrochene Licht ist immer schon dort, wohin das gebrochene Licht erst mit Lichtgeschwindigkeit gelangen will.

Spiritueller Exkurs

DIE WIRKLICHKEIT AN SICH IST BEWUSSTES LICHT

Die Schöpfungsmythen und die spirituellen Traditionen der Menschheit sind sich einig. Es gibt einen nichtmanifesten (sich nicht verändernden) »Zustand« und einen manifestierten (sich immerzu verändernden) Zustand, die Eine (Ewig) Ungeborene Form und die vielen (in Raum und Zeit) geborenen Formen.

Von beiden Seinszuständen wird angenommen, dass sie in einem kausalen Zusammenhang stünden und von ihrem Wesen her verschieden seien. Die Erfahrung der Welt ist demnach auch für den Einzelnen dualistisch: Es gibt »ihn selbst«, und es gibt »die Anderen«. Die erlebte Wirklichkeit ist nicht von Natur aus »eins«, sondern der Erfahrung nach »zwei«. Aber dies ist ein Irrtum. Bewusstsein (Geist) existiert nicht außerhalb der Form (Materie), sondern ist immer schon eins mit ihr und wird es auch immer bleiben. Die Trennung in Betrachter (Bewusstsein) und Betrachtetes (Licht) ist ein Nicht-Erkennen oder Nicht-Verstehen, dass das Licht (die Form) immer schon nicht getrennt und daher immer schon bewusst ist. Das Licht (die in Erscheinung tretende Gestalt) ist immer schon bewusst, und das Bewusstsein ist immer schon Form und gleichzeitig absolut frei davon. Dem spirituellen Lehrer Adi Da Samraj (1939–2008) zufolge, der den Begriff »Bewusstes Licht« geprägt hat, ist der Kosmos (als Gesamtheit aller Erscheinungen) eine nicht notwendige Modifikation des Bewussten Lichts. Auch wir sind in unserer wahren, das heißt nicht raumzeitlich individualisierten Existenz nichts anderes als Bewusstes Licht. Natürlich nicht als Ich-Bewusstsein, nicht als das sich (fälschlicherweise) getrennt fühlende Wesen, sondern als wahre, ungeteilte Seinsnatur.

Alle Informationen sind immer schon überall

Ist es nicht schön, sich von dem Mythos verabschieden zu können, dass Informationen von A nach B fließen müssen, weil *hier* etwas vorhanden ist, was *dort* fehlt? Ist es nicht schrecklich, sich die Realität wie einen Schweizer Käse vorzustellen, der überall Löcher hat, die gestopft werden müssen? Nur weil unser Gehirn mithilfe der Sinnesorgane einen vermeintlichen Mangel wahrnimmt, dürfen wir seinen temporären Zustand nicht mit dem raumzeitlosen und immer schon bestehenden Zustand der Wirklichkeit an sich verwechseln. Das Ungeteilte Sein, das allen Erscheinungen in Raum und Zeit zugrunde liegt und diese erst ermöglicht, ist immer schon in sich ruhende *Fülle*. In den östlichen spirituellen Traditionen (wie zum Beispiel dem Buddhismus, dem Hinduismus und dem Taoismus) heißt es daher, dass das Wesen aller Dinge das Eine Allumfassende Bewusstsein ist. Und wenn alles dieses gedankenlose Bewusstsein ist, in dem nichts niemals fehlt, dann ist alles überall immer schon vollkommen. Nichts braucht mehr von A nach B befördert zu werden, und sei es auch mit Lichtgeschwindigkeit. Das Leben ist doch kein Spediteur! Eine solche Vorstellung wäre ein naiver Realismus, der dadurch gekennzeichnet ist, dass die eigene (innere) Wahrnehmung verabsolutiert und der (äußeren) Welt übergestülpt wird, die dann dieser egozentrischen Vorstellung zu entsprechen hat.

Von der Einheitsebene aus betrachtet, gibt es keine Trennung zwischen innen und außen, hier und dort, vorhanden und nicht vorhanden. Unsere Zivilisation beruht auf den falschen Prämissen, und deshalb befindet sich die Menschheit auch in einem Zustand, der jeden Einzelnen vor die Wahl stellt, entweder seine Sichtweise zu verändern und ein selbstverantwortliches Leben zu führen, das im Einklang mit der eigentlichen – *ungeteilten!* – Beschaffenheit der Wirklichkeit ist, oder bis zum bitteren Ende weiterzumachen und sich so lange von falschen Annahmen über die Wirklichkeit leiten zu lassen, bis diese nicht länger aufrechtzuerhalten sind. Nur was wirklich *ist,* hat *wirklich* Bestand. Alles andere ist ein »Mummenschanz«, wie Adi Da Samraj das Verhalten der Menschen bezeichnete, denen die wahre ungeteilte Natur der Wirklichkeit verborgen bleibt.

.... Nr. **1**

Individueller Input

EINS MIT DER GRÜNEN NATUR

Im Jahr 2006 bin ich in Amsterdam zum ersten Mal mit grünen Smoothies in Berührung gekommen. Nach dem ersten Glas wusste ich, dies ist der letzte, aber wichtigste Baustein in meiner Ernährung, die seit dreißig Jahren ausschließlich aus vegetarischer beziehungsweise veganer Rohkost besteht. Zwei Jahre später, nachdem ich schon einige Erfahrungen mit grünen Smoothies gesammelt hatte, beschloss ich aus experimenteller Lust heraus, mich für vier Wochen ausschließlich von grünen Smoothies zu ernähren. Ich wollte einfach wissen, was passiert, wenn ich so ganz und gar zum »Menschenaffen« werde.

Der Effekt war mehr als außergewöhnlich. Ich lebe im Schwarzwald und bin da oft im Wald unterwegs. Nach circa einer Woche

»Grüne-Smoothies-Diät« spazierte ich wieder durch den Wald, sammelte Blätter und Kräuter im Unterholz und von den Bäumen. Urplötzlich spürte ich, wie meine Zellen, die Haut und das ganze Energiesystem des Körpers mit der mich umgebenden grünen Natur zu kommunizieren begannen. Noch intensiver wurde es, wenn ich in die lichtdurchfluteten Baumkronen der Laubbäume blickte. Es war überwältigend.

Dies war keine mystische oder schamanische Erfahrung, sondern ein ganz und gar körperliches Empfinden, dass unser körperliches Sein und das aller Wesen auf diesem Planeten von ein und derselben Lebensenergie durchströmt und »genährt« wird. Der grüne Saft dient »nur« dazu, dass dieser Strom sensibler, intensiver wahrgenommen wird und ungehinderter durch unseren Körper fließen kann. Alles lebt aus der gleichen »Quelle« heraus. Der Körper an sich ist von Natur aus ein Kraftwerk, eine Solarzelle. Wir müssen ihn nur richtig »pflegen«, dann wird er von der Kraft des strahlenden Lichts und sanften Regens genährt und transformiert.

Was mich aber tatsächlich nährt, ist Meditation. Die Weisheitstraditionen empfehlen, mindestens zehn Prozent des Tages in Meditation zu verbringen. In dieser Zeit absichtslos mit dem Ursprung unseres Seins tiefer und tiefer in Beziehung zu treten, sich *dem, was nicht getrennt ist,* mit ganzem Herzen mehr und mehr hinzugeben, das ist es, was wahre Nahrung, tiefste Befriedigung und tatsächliche Ekstase schenkt. Viel, viel wichtiger als Essen, Schlafen, Geld und Sex.

PETRUS FALLER, FREIBURG I. BR.

Die Wirkung der lebendigen Nahrung

Zum Glück können wir sofort anfangen, unser Leben zu verändern. Die Ernährung ist ein Bereich, in dem bereits ein Paradigmenwechsel stattfindet. Den Spruch »Der Mensch ist, was er isst« kennen inzwischen sehr viele Menschen. Auch unsere Nahrungsgewohnheiten spiegeln unsere Vorstellung vom Leben wider. Die meisten mögen's heiß – gekocht, gebraten, frittiert oder mikrowellisiert. Aber immer mehr Menschen mögen's kalt – roh, naturbelassen und so frisch wie möglich. Leider glauben viele Menschen mehr oder weniger unbewusst, dass die pure Natur ungenießbar und potenziell sogar giftig sei und daher erst durch Verarbeitung vermenschlicht – homogenisiert! – werden müsse. Wenn man genau hinschaut, ist diese Angst jedoch unbegründet. Die Natur versorgt uns mit lebendiger Nahrung, und wir können den natürlichen Prozessen vertrauen. Als Grüne-Smoothies-Trinker haben wir die einmalige Chance, uns mit der Natur zu versöhnen und die immer schon bestehende Verbundenheit bewusst und freudig zu reaktivieren. Was spricht dagegen, Ehrfurcht und Demut im Angesicht eines Seins zu empfinden, dessen Wirkungsweise und Komplexität *immer* unsere Vorstellungskraft übersteigen?

… und das Verstehen donnert!

Um sich als Teil des Ganzen zu fühlen, muss man
es nicht in seinen unvorstellbaren Zusammenhän-
gen begreifen können. Das ist von Natur aus unmöglich. Kein Knoten kann sich selbst auflösen. Das
Einzige, was verstanden werden kann, ist die Unnötigkeit des Knotens – der stets getrennten und
immer nur auf sich selbst bezogenen Sichtweise.

Wer wirklich lebendig sein und das Leben spüren und in vollen Zügen erfahren will, der ernährt sich auch lebendig. Nur
Leben erzeugt Leben. Tote Kalorien entfachen keine Lebenskraft. Aus gekochten Eiern schlüpfen keine Küken. Und was
nicht mehr keimfähig ist, erblüht auch nicht in unserem
Körper und trägt dort keine Früchte. Eine Nahrung, die
kein Leben in sich trägt, belastet den Körper, statt ihn zu
beschwingen. Lebendige Nahrung hingegen erweckt die Körperzellen. Lassen Sie das Kraftwerk der Biophotonen-Power
für sich arbeiten! Der Lichtgehalt der lebendigen Nahrung
erweckt die Zellkerne zu neuem Leben. »Äußeres« Licht
stößt auf »inneres« Licht und erzeugt ein höher schwingen-
des Energiefeld. Nur wenn genügend Licht in unserem Körper ist, sind wir gesund und fühlen uns fit. Wo wir früher
Bäume ausgerissen haben, genießen wir jetzt einfach still-
schweigend unser Wohlbefinden. Ekstase ist keine Bierdu-
sche, und Freude im Herzen muss nicht kreischend gehüpft
werden. Wahre Lebendigkeit ist größtmögliche Entspannung im unaufhörlichen Fluss der Erscheinungen.

Historischer Exkurs

DIE NATUR IST NICHT DER NATÜRLICHE ZUSTAND

Vorbei ist die Zeit, in der wir glaubten, von der Natur abhängig und ihren Launen ausgeliefert zu sein. Die vergangenen Jahrtausende haben aber gezeigt, dass wir Menschen keine besseren Schöpfer sind. Es ist noch nicht einmal geklärt, ob unser Leben durch all die Technik wirklich angenehmer geworden ist. Der Preis ist hoch. Umweltzerstörung, Armut, Rohstoffkriege, Flüchtlinge, Arbeitslosigkeit …

Ganz abgesehen davon sind die Kunstwelten, die wir erschaffen haben, ja immer noch Teil der Natur und beruhen – zumindest als Ausgangsmaterial – auf natürlichen Rohstoffen. Wir können aus dem Naturkreislauf niemals ausbrechen, weil wir selbst aus Natur bestehen. Deswegen sollten wir das Kriegsbeil begraben und uns einfach der Natur und ihrem Spiel hingeben. Es ist auch *unsere* Natur und *unser* Spiel. Die Natur ist unsere Gefährtin und nicht unsere Gegnerin. Es kann keinen Sieger geben, weil alle schon gewonnen haben, wenn wir uns auf unsere wahre Natur als Ungeteiltes Sein besinnen. Das Wesen der Natur ist *transzendent* und geht weit über das hinaus, was wir in unserer naiven (getrennten) Wahrnehmung als »natürlich« betrachten. Aus diesem Grund ist nicht die als Kosmos manifeste Natur, sondern die Ungeteilte Wirklichkeit an sich unser eigentlicher, »von Natur aus bestehender« Zustand.

Warum biologische Rohkostqualität wichtig ist

Im Zusammenhang mit lebendiger Nahrung kommt der biologischen Rohkostqualität eine besondere Bedeutung zu. Nur was naturbelassen und nicht be- oder verarbeitet wurde, ist mit der Einheitsebene verbunden und stärkt in uns die Beziehung zur nichtgetrennten Grundlage unserer Existenz. Das ist meine Definition von »Lebendigkeit«. Lebendig ist nur das, was Licht in sich trägt. Das Leben ist ein einheitliches Energiefeld, das sich zwar in unterschiedlichen Formen manifestiert, diese verschiedenen Formen sind aber nicht unabhängig voneinander. Es gibt nicht »mein« Leben und »dein« Leben und »sein« Leben ... Leben ist Leben – egal, wie es sich im Augenblick in Raum und Zeit ausdrückt.

Sobald wir ein Nahrungsmittel thermisch oder chemisch behandeln, zerstören wir den Informationsfluss, der uns deshalb wirklich nährt, weil er uns mit unserem nichtgetrennten Sein verbindet. Auf der körperlichen Ebene führen wir uns Schadstoffe zu, denn der Körper kennt nur natürliche Substanzen und keine künstlich hergestellten. Er kann daher nur mit natürlichen Substanzen etwas anfangen, weil sie auf natürliche Weise mit der Einheitsebene verbunden sind, von der aus alle Prozesse im Sinne der Einheit gesteuert werden. Wir nennen den Zustand dieser gelebten Einheit »Gesundheit«. Und da wir alle gesund sein wollen, sollten wir mit dem Ungesunden aufhören.

Das geht leichter, als man denkt, wenn man die Zusammenhänge erst einmal verstanden hat. Wir sind dann gesund, wenn die Ungeteilte Lebensenergie (möglichst ungehindert) durch uns fließen kann. Alles, was wir manipulieren und künstlich erzeugen, ist auf der Grundlage eines solchen

Verstehens per se ungesund, weil es nicht über die Einheitsebene mit allem verbunden ist und den Fluss der Universellen Lebensenergie blockiert. Leider spüren wir oft nicht
sofort, was uns langfristig schadet, weil unser Körper sich
enorm anpassen und manchmal jahrzehntelang Defizite
ausgleichen kann. Deswegen kann man auch nicht einfach
empfehlen, auf seinen Körper zu hören. Denn ungesunde
Gewohnheiten schreien am lautesten und sind immer die
Ersten, die Gehör finden. Daher müssen wir verstehen lernen, aus was wir bestehen und was uns wirklich nährt. Leben
heißt verstehen. Leiden ist nicht nötig für den, der versteht.
Die einen haben es dabei immer eiliger als die anderen.

Feel-The-Pure-Energy   Nr. **3**

BIO BOMBASTICO

Zutaten: Zucchiniblüten · Zucchiniblätter ·
lebendiges Wasser (wenig)

- Sollten Sie einen eigenen bombastischen Bio-Komposthaufen
  Ihr Eigen nennen, haben Sie vielleicht auch eigene Zucchini.
  Oder Ihr Nachbar hat welche.
- Wenn Sie nicht warten wollen, bis die Frucht reif ist, können Sie
  Blüten und Blätter in den Mixer geben und einen Bio-Bombas-
  tico-Zucchini-Aperitif herstellen.

Biologische Lebensmittel in Rohkostqualität gewährleisten,
dass der Informationsfluss aus der Einheitsebene unseren
Körper durchdringen und nähren kann. Je frischer, umso

besser, denn dann können die Biophotonen ihre volle Wirkung in uns entfalten. Es ist ein raffinierter Trick der Natur, dass die Frische relativ schnell abnimmt. So ist jeder aufgefordert, sich selbst direkt aus der Natur zu versorgen oder, noch besser, direkt in der Natur zu speisen. Alles, was uns dazu nötigt, unsere Bequemlichkeit zu überwinden und selbst aktiv zu werden, dient uns auch im übertragenen Sinn als »Nahrung« und hilft uns, frei und glücklich zu leben.

Nr. **2**

Individueller Input

MORGENSTUND HAT WILDNIS IM MUND

Im Schlosspark Charlottenburg ist die Sonne aufgegangen. Wer am Belvedere, dem kleinen Rokokopavillon unweit der Spree, innehält, wird zweimal in der Woche morgens eine höchst sonderbare Gruppe beobachten können. Sie essen ungewaschene Wiesenkräuter, Baumblätter und »giftige« Eibenfrüchte! Todesmutige Ökos? Verzweifelte Hartz-IVler? Eine Unkrautsekte?

Es ist das Wildkräuterfrühstück, welches 2011 von mir ins Leben gerufen wurde. Ich suchte in meiner Umgebung nach der Möglichkeit, mehr Wildpflanzen zu essen. Jene Kost, die so reich an Sättigung, Nahrung und Heilung ist wie keine andere. Als ich auf meiner Suche nach guten »Weidegründen« im Park auf üppige Bärlauchfelder stieß, war die Idee des Wildkräuterfrühstücks geboren. Zuerst mit einem Freund zum »Äsen« verabredet, erzählte ich auch anderen davon. Und so wurden es immer mehr, die dieses lebendige Urkost-Frühstück als Alternative zum gewohnten Gang zum Bäcker wahrnahmen, als gute Praxisübung, die Natur in den urbanen Alltag zu integrieren.

Ich finde es einfach toll, mit naturfreundlichen Menschen gemeinsam »ins Gras zu beißen«. Wir lernen gemeinsam die Pflanzen besser kennen und erleben das ewige Stirb und Werde der Natur ganz unmittelbar. Der respektvolle Umgang mit Pflanzen spielt dabei eine wichtige Rolle. Sie sind mehr als nur Heilmittel oder Träger von Nährstoffen. Es sind Lebewesen, die es uns mit üppigerem Blattwuchs danken, wenn wir stets nur wenige Blätter essen, statt Stumpf, Stiel und Wurzel auszureißen.

Wer zum Wildkräuterfrühstück kommt, erhält mit jedem Bissen ein Stück Naturverbundenheit zurück. Da es für jeden und zu jeder Jahreszeit etwas von der Natur zu essen gibt, erhalten wir so eine gute Portion Urvertrauen zurück. Diese Werte zu vermitteln ist mein Herzensanliegen.

MARK WEILAND, BERLIN

Energetische Qualitätsbestimmung nach Bovis-Einheiten

Der französische Physiker Alfred Bovis (1871–1947) entdeckte, dass man die Lebensenergie von Substanzen, Organismen und Orten in bestimmten Einheiten messen kann. Beim gesunden Menschen liegt die Lebensenergie bei 7000 bis 8000 Bovis-Einheiten (BE). Durch Krankheit geschwächte Menschen erreichen keine 7000 BE. Ein Wert unter 7000 BE dient also als erster Anhaltspunkt dafür, wie sehr der Körper energetisch geschwächt ist.

Wenn wir nun unserem Körper Nahrungsmittel zuführen, die weniger als 7000 BE haben, rauben diese dem Körper Lebensenergie, schwächen den Organismus und schädigen die Gesundheit. Nahrungsmittel, die mehr als 7000 BE haben, führen unserem Körper aufbauende Energie zu und stärken ihn. Industriesalz, raffinierter Zucker, Kaffee,

Weißmehlprodukte und tierisches Eiweiß können teilweise so niedrige Bovis-Werte aufweisen, dass sie in einen schädlichen Frequenzbereich fallen.[10]

Da heutzutage immer mehr Lebensmittel chemisch behandelt und Obst und Gemüse sogar radioaktiv bestrahlt werden, verlieren sie immer mehr an nährender Qualität. Anhand der Bovis-Einheiten können wir feststellen, welche Energiemenge wir unserem Körper mit welchen Nahrungsmitteln zuführen:

- Giftstoffe: 0 bis 4000 BE,
- verarbeitete Lebensmittel (Kochnahrung):
  4000 bis 12 000 BE,
- unverarbeitete Lebensmittel (Rohkost):
  12 000 bis 18 000 BE,
- Wildkräuter und Heilpflanzen:
  18 000 bis 28 000 BE.[11]

Für sich selbst kann man die Bovis-Einheiten ganz einfach mit einer Pendelrute bestimmen.[12] Machen Sie doch einmal den folgenden Versuch: Ermitteln Sie die BE von Kuhmilch. Dann erhitzen Sie die Milch in der Mikrowelle und testen noch einmal. Sie werden überrascht sein, was dabei herauskommt. Wetten, dass Sie Ihr Essen nie mehr aus Zeitgründen in der Mikrowelle erhitzen?

DER ROHKOST-GAUMENTEST

Die Rohkostqualität lässt sich am besten testen, wenn Sie das Nahrungsmittel leicht mit der Zunge an den Gaumen hinter den oberen Schneidezähnen drücken. An dieser Stelle laufen die Meridiane im Mund zusammen. Wenn Sie spüren, dass die Energie von der Mundschleimhaut aufgenommen wird, nach oben in den Kopf steigt und sich von da aus im Körper ausbreitet, ist das Nahrungsmittel lebendig. Falls dies nicht geschieht, bleibt die mangelhafte Energie des Nahrungsmittels unten auf der Zunge und manifestiert sich lediglich als mehr oder weniger angenehmes Geschmackserlebnis.

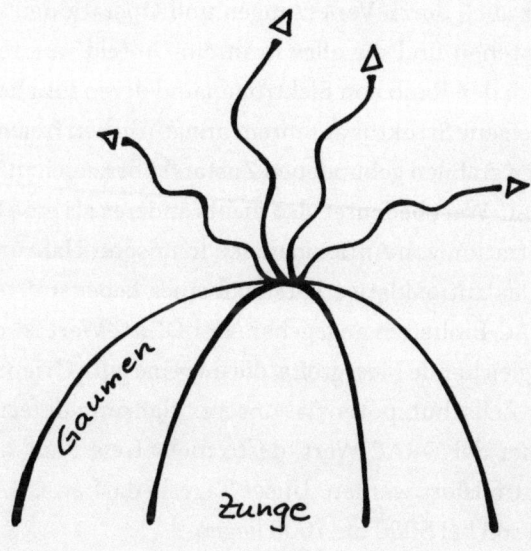

Zellschutz durch einen hohen ORAC-Wert

Eine Möglichkeit, um die Qualität von Nahrungsmitteln zu bestimmen, besteht darin, sich den ORAC-Wert anzuschauen. Die Abkürzung steht für »Oxygen Radical Absorption Capacity«, also für die Fähigkeit, freie Radikale einzufangen. Freie Radikale sind aggressive Sauerstoffmoleküle, denen ein Elektron fehlt, die durch schädliche Stoffwechselvorgänge, aber auch durch Verletzungen und Operationen im Körper entstehen und die alles in ihrem Umfeld »angreifen«, um durch den Raub von Elektronen und deren Eingliederung in die eigene Struktur aus ihrem unnatürlichen freien wieder in einen stabilen gebundenen Zustand überzugehen. Ein hoher ORAC-Wert bedeutet also nichts anderes als eine hohe Konzentration von Antioxidanzien in unserer Nahrung.

Das antioxidative Potenzial eines Lebensmittels wird in ORAC-Einheiten angegeben. Der ORAC-Wert ist damit eine vergleichende Messgröße, die uns eine gute Orientierung für das Zellschutzpotenzial unserer Nahrung liefern kann. Je höher der ORAC-Wert, desto mehr freie Radikale können neutralisiert werden. Unser Tagesbedarf an ORAC-Einheiten soll bei 5000 bis 7000 liegen.[13]

KAROTTEN	200
ORANGEN	750
SPINAT	1500
GRANATAPFEL	3000
ACAI-BEERE	6000
GOJI-BEERE	25 000
MORINGA-BLÄTTER	75 000

Bitte beachten Sie auch hier, dass es sich um die Lebensmittel im ungeschälten Rohzustand handelt. Erhitzen über Körpertemperatur beeinträchtigt die Wirkung der Antioxidanzien. (Weitere Informationen zu Moringa finden Sie auf S. 241.)

Leider sind die ORAC-Werte von Wildkräutern noch nicht untersucht. Sie dürften jedoch ähnlich hoch liegen wie bei den Blättern der Moringapflanze, die noch viel im Wildwuchs geerntet werden. Besonders hohe ORAC-Werte haben auch Trockenfrüchte, Nüsse und Gartenkräuter. Eine ausführliche Liste finden Sie unter www.oracvalues.com. Durch seine Kombination aus Früchten und grünen Blättern ist der grüne Smoothie reich an Radikalenfängern und somit das Beste, was Sie täglich dafür tun können, damit Ihre Körperzellen ihre zahlreichen, hoch komplexen Aufgaben reibungslos erfüllen.

Kochnahrung blockiert den Energiefluss

Seine Nahrung zu erhitzen und dadurch zu denaturieren ist eigentlich unsinnig: Der Sprung zwischen naturbelassener frischer Nahrung (direkt von der Hand in den Mund) und Kochnahrung (von der Hand auf den Herd und von dort in den Mund, ohne ihn sich zu verbrennen) könnte größer nicht sein. Rohkost erlaubt den freien Fluss der Lebensenergie und das unbegrenzte Fühlen auf der Einheitsebene, während Kochnahrung uns abschneidet und in die getrennte Wahrnehmung einschließt. Der eigene Körper (und vor allem die eigene Verdauung) wird zum Fokus der Aufmerksamkeit. Dies wird jeder bestätigen können, der sich mal so richtig den Bauch mit einer gekochten Mahlzeit vollgeschlagen hat. Die noch aktive, nicht manipulierte Lebensenergie in rohköstlicher Nahrung hält stattdessen die Verbindung zum Universellen Feld des Bewussten Lichts oder der Nichtgetrennten Wirklichkeit. In gewisser Weise markiert daher die Erfindung des Kochens den Beginn der menschlichen Zivilisation und persönlichen Individuation, zumal diese Entwicklung zeitlich einhergeht mit dem Sesshaftwerden, dem Anfang des Ackerbaus und der Viehzucht, der Errichtung von Städten und von Herrschaftssystemen, die die Menschen voneinander trennten und in bestimmte Funktionen und Klassen einteilten. Für die einen ist das Kochen daher ein Segen, während das Erhitzen und die künstliche Herstellung von Nahrung für die anderen eher einem Fluch gleichen. Es kommt halt mal wieder darauf an, welche Sichtweise man einnimmt und was man vom Leben erwartet. Wer zufrieden mit dem ist, was er vorfindet, lässt alles beim Alten und führt einfach Traditionen weiter. Wer hingegen wirklich frei und glücklich sein will, versteht die Illusion der Getrenntheit und lässt sich auf den Prozess ein, der ihn wieder zur Einheit führt.

Nr. 3

Historischer Exkurs

DER MYTHOS DER MASCHINE

Es ist schon seltsam, was im Verlauf der Zivilisationsentwicklung geschehen ist. Hat der Mensch in vorzivilisierten Zeiten noch die Erde bewandert und sich an ihren Gaben und an ihrer Schönheit berauscht, so kam in den letzten 5000 Jahren ein anderes Modell zur Anwendung. Der Mensch hat aus sich und aus der Gesellschaft eine immer perfektere Maschine gemacht. Lebensinhalt waren nicht mehr Glück und Freiheit, sondern Vorhersagbarkeit, Arbeitsleistung, Produktivität und Anhäufung von Geld und Waren. Unsere zivilisierte Maschinenversion von uns selbst ist uns eigentlich so wesensfremd, dass man insgeheim schon zu der Auffassung neigen könnte, dass sie uns von Außerirdischen aufgezwungen wurde. Aber keine Angst, ich bemühe mich, in diesem Exkurs sachlich zu bleiben.

Seit den Entdeckungen der Quantenphysik in der ersten Hälfte des 20. Jahrhunderts hat das mechanische Weltbild, das Isaac Newton (1642–1727) auf den Punkt gebracht hatte, ausgedient. Allerdings haben wir uns daran gewöhnt, Teil einer großen Maschinerie zu sein, die uns als Konsumenten versorgt. Und wir selbst denken und fühlen schon so »maschinell«, dass wir es gar nicht mehr merken. Gewohnheiten und Tagesabläufe werden strikt nach Uhrzeit eingehalten, so als ob das ganze Leben zum Stillstand kommen würde, wenn wir nicht mehr funktionierten.

Das philosophische Weltbild der getrennten Sichtweise war natürlich die Voraussetzung, um aus Menschen überhaupt Maschinen machen zu können. Wer kein Rädchen in einem Getriebe sein will, das andere bauen und bestimmen, der wird nicht darum herumkommen, sich neu zu definieren. Kein Mensch ist lediglich ein Teil von etwas. Jeder Mensch ist in seinem Wesen *unteilbar eins* mit ALLES WAS IST – jenseits der falschen Annahme der Getrenntheit! Essen Sie also mehr lebendige Nahrung, und degradieren Sie Ihren Körper nicht länger zur Maschine.

Vitalstoffe versus leere Kalorien

Rohköstliche Nahrung enthält die ganze Fülle der Vitalstoffe. Wie schon der Name andeutet, handelt es sich dabei
um die Stoffe, die dem Leben Form und Energie geben. Wenn
diese Lichtträger frei im Körper agieren können, sind wir
gesund und vital und immer schon mit der Einheitsebene
verbunden. Wir sind dankbar für die Geschenke der Natur
und fühlen uns eins mit dem Leben. Das Lebensgefühl ist
positiv, angstfrei, selbstbestimmt und hingegeben an den
natürlichen Verlauf der Dinge. Körper und Geist sind nicht
abgeschottet, sondern schwimmen entspannt mit im großen
Fluss des lebendigen Seins.

WAS SIND VITALSTOFFE?

Zu den Vitalstoffen zählt man Vitamine, Mineralstoffe,
essenzielle Aminosäuren, essenzielle Fettsäuren, Antioxidanzien, Spurenelemente und sekundäre Pflanzenstoffe.

Als manifeste Formen der Universellen Lebensenergie
bilden Vitalstoffe die Masse, in die das Ungebrochene Licht
sich bricht. Erinnern wir uns: Auf der Ebene der Quantenphysik kann ein Teilchen immer sowohl Masse als auch
Energie sein.

Die herkömmliche verarbeitete Nahrung der Lebensmittel-industrie enthält, wenn überhaupt, nur noch wenig Licht (Biophotonen) und daher auch wenig Vitalstoffe. Die Nahrungssubstanzen sind nicht mehr Masse *und* Energie, sondern nur noch Masse. Eine Masse ohne Energie ist leblos und liegt uns schwer im Magen. Aber nicht nur das. Weil die Lebensenergie in den künstlich hergestellten Nahrungsmitteln fehlt, ist der Körper auch immer auf der Suche nach dieser Energie, von der er lebt. Er ist daher nie wirklich satt, und wenn doch, dann nur für kurze Zeit. Weil 50 Prozent (nämlich der vitale, energetische Teil) der Nahrung fehlt, macht uns eine solche Ernährung mit zunehmendem Alter immer kränker, weil der Körper die mangelnde Energie immer weniger selbst erzeugen kann. Wenn die Leber (unser internes Kraftwerk) die Energie generieren muss, die nicht mehr mit der Nahrung aufgenommen wird, erschöpft sie sich früher und lässt den Körper schneller altern und gebrechlich werden. Leere Kalorien sind also Bestandteil von Lebensmitteln, die über keine oder nur noch sehr wenig Lebensenergie verfügen. Das sind vor allem Fleisch, Milchprodukte, Bäckerei-Erzeugnisse, Kaffee und Alkohol sowie Süßigkeiten.

Das Fühlen der Einheitsebene statt getrennter Wahrnehmung

Wenn die Lichtqualität und damit der Vitalstoffgehalt unserer täglichen Ernährung ansteigt, werden wir sensibler für die Einheitsebene der Universellen Lebensenergie. Und je sensibler wir werden, desto mehr Spaß macht es, sich darüber Gedanken zu machen, warum wir eigentlich so sind, wie wir sind. Zumal sich dabei schnell herausstellt, dass wir in Wahrheit – nämlich aus der ungeteilten Perspektive des Einen Seins – etwas ganz anderes sind, als wir zu sein glauben. Davon war schon die Rede.

Das Spannendste am Leben besteht für mich darin herauszufinden, wer wir in Wirklichkeit sind, warum wir hier sind und wohin wir gehen. Die Beantwortung dieser Fragen ist übrigens ebenfalls auch ein wesentlicher Bestandteil von dem, was uns wirklich nährt. Denn eigentlich nährt uns nur *die Wahrheit*. Zum Glück ist die Wahrheit unserer Existenz nicht verborgen. Wer sie mit dem verstehenden Herzen sucht, der findet sie.

DIE WIRKLICHE BESCHAFFENHEIT DES RAUMS

Wie sieht der Raum, in dem wir uns befinden, wirklich aus?

Stellen Sie sich einen Raum mit vielen Menschen vor. Jeder sieht den Raum aus seinem Blickwinkel. Seine wirkliche Beschaffenheit würden wir dann eher erkennen, wenn wir alle möglichen Perspektiven zusammennehmen und zu einem Blick addieren könnten. Wie sähe der Raum dann aus? Wäre er wiedererkennbar?

Versetzen Sie sich in die Sichtweise verschiedener Personen im gleichen Raum, und versuchen Sie, die Perspektiven zu einem einzigen Blick zu verbinden. Was fühlen Sie?

Die Wahrheit geht immer weit über das hinaus, was wir uns unter ihr vorstellen (können)! Wäre die Wahrheit direkt für uns zugänglich, wäre es wohl keine *Wahrheit* mehr, sondern nur eine zur »Wahrheit« glorifizierte getrennte Sichtweise.

Unsere übliche getrennte Wahrnehmung zeigt immer nur einen kleinen, zeitlich beschränkten Ausschnitt des Seins. Unser Blick hat demnach nichts mit einer allgemeingültigen Wahrheit zu tun, die jenseits der Veränderungen von Raum und Zeit immer bereits existieren *muss,* um überhaupt *die Wahrheit* sein zu können.

Es ist ja in Mode gekommen, von einer Pluralität der individuellen Wahrheiten zu sprechen, aber solche »Wahrheiten« besitzen natürlich keine Allgemeingültigkeit. Sie sind nur der persönliche Blickwinkel. Wer damit zufrieden ist, der soll es sein. Wer jedoch wissen will, »was die Welt im Innersten zusammenhält«, der sollte die eigene Sichtweise transzendieren und sich in das *immer schon bestehende, unvergängliche Sein* hineinfühlen, in dem sie in Erscheinung tritt. Wir haben unseren Körper nicht gemacht. Wir steuern nicht unsere Organe und haben nicht unser Denken erfunden. Wir sind also immer schon DAS WAS IST und uns *lebt* – jenseits des absurden Anspruchs, der eigene Körper und Geist zu sein. Das »Ich« ist nur eine Annahme, ein willkürlicher Ausschnitt. In Wahrheit sind wir das *Sein,* das kein »Ich« enthält, weil es nicht als Blickwinkel operiert. Wir sind also etwas, was wir nicht sind. Es lebe das Paradox!

Wenn die Lichtqualität und damit der Vitalstoffgehalt unserer täglichen Ernährung ansteigt, werden wir sensibler für die Einheitsebene der Universellen Lebensenergie. Wir werden offener, mitfühlender und entspannter. Dieser Zustand verstärkt dann wiederum unsere Fähigkeit, mit den lebendigen Lichtfrequenzen in Resonanz zu gehen und die Vitalstoffe optimal zu nutzen. Dadurch wird ein wunderbarer Prozess in Gang gesetzt, in dem unsere Illusionen in Bezug auf die Realität immer mehr von uns abfallen – wie die Schalen einer Zwiebel. Lebendige Nahrung wird zur Ernährung des Lichts, die unser Herz nährt. Und darauf kommt es letztlich an. Nur wenn wir im Herzen ruhen und vom Herzen aus agieren, sind wir wirklich genährt. Was nutzen uns Gesundheit und Fitness, wenn wir nicht glücklich sind? Was nutzen uns Gesundheit und Fitness, wenn wir die Welt und den Sinn unserer Existenz nicht verstehen? Was nutzen uns Gesundheit und Fitness, wenn sie nicht ewig fortbestehen und wir trotzdem altern und sterben?

Wir müssen in den Keller ans Eingemachte. Obwohl das ein schlechtes Bild ist, weil Eingemachtes meistens totgekocht ist. Da gefällt mir das Bild von der Tiefe besser. Die

Ungeteilte Wirklichkeit unserer nichtgetrennten Existenz zu erkennen macht uns glücklich und frei – wodurch alles in unserem Leben an seinen richtigen Platz fällt.

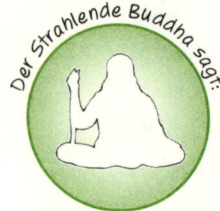

»Only Truth is the perfect food.«[15]

Unsere Zellen leben vom Licht

Energie ist immer in Bewegung

Es reicht allerdings nicht, sich nur zu einem möglichst hohen Anteil mit rohköstlicher Energienahrung zu versorgen. Da der lebendige Energiefluss sich immer frei bewegt und (wenn überhaupt) nur kurzfristig gespeichert werden kann, ist es wichtig, eine energetische Leitfähigkeit im Körper herzustellen und aufrechtzuerhalten. Blockaden in den Muskeln, Gelenken und Knochen behindern den freien Fluss der Energie. Wir können dann noch so viel Energie aufnehmen, ohne dass das Licht auch in jeder Zelle ankommt und dort bleibt und unser System dauerhaft erhellt und ordnet.

Wir spüren Energie jedoch nicht nur im Körper, sondern auch im Geist. Klarheit, Gelassenheit und Kreativität sind Anzeichen dafür, dass unser eigenes Denken nicht abgeschaltet hat und wir nur noch das nachbeten, was uns an Erklärungen vorgesetzt wird. Also sollten wir nicht vergessen, auch immer den Geist und nicht nur den Körper zu trainieren. Später zeige ich Ihnen eine Möglichkeit, um geistig fit zu werden oder zu bleiben.

Energetische Leitfähigkeit durch körperliche Fitness

Damit das Licht in jeder Körperzelle ankommt, ist Bewegung wichtig. Es müssen keine formalen Körperübungen und auch kein Programm im Fitnessstudio sein, nehmen Sie einfach die Bewegungsangebote an, die der Alltag uns macht. Wer in Bewegung bleiben will, nimmt zum Beispiel die Treppe und nicht den Fahrstuhl, fährt Fahrrad anstatt Auto, benutzt mechanische Geräte und keine elektrischen. Außerdem sollte man nie länger als zwanzig Minuten an einem Stück am Schreibtisch oder auf einem Stuhl sitzen, weil dann die Aufmerksamkeit nachlässt. Stillsitzen ist out: Studien haben bewiesen, dass körperliche Bewegung zu schnelleren und größeren Lernerfolgen verhilft. Das gesunde Motto lautet also: *Keep moving!*

Keep Moving   Nr. 1

GELENKE AUSSCHÜTTELN

Bewegen Sie der Reihe nach (von oben nach unten) alle Körperteile mit Gelenken:
Kiefer, Hals, Schulter, Ellenbogen, Hand, Finger, Hüfte, Knie, Fuß, Zehen.
Es ist toll zu fühlen, wie beweglich wir sind!

Die Lebensenergie bewegt sich bekanntlich immer und kann »von Natur aus« nicht stillsitzen. Wo sollte sie sich auch hinsetzen? Je mehr Sie sich bewegen, desto freier kann das

Licht im Körper zirkulieren und die Lebensprozesse bewirken und steuern. Das Gleiche gilt natürlich für den Geist. Auch geistige Beweglichkeit fördert den Fluss der Lebensenergie. Energielose Gedanken blockieren unser Wohlbefinden genauso wie energielose Speisen. Wobei es leider schnell zu einem Teufelskreis kommt: Der energielose Geist greift zu energielosen Speisen, denn diese bedrohen ihn nicht mit Lebensenergie und Lebensfreude.

Keep Moving   Nr. 2

DIE LICHTDUSCHE

Die beste Bewegung ist der Tanz. Beginnen Sie mit den improvisierten Bewegungen vorsichtig »im Dunkeln«. Die Augen sind dabei geschlossen. Machen Sie noch keine ausladenden Bewegungen oder Sprünge. Achten Sie darauf, dass Sie nirgends anstoßen oder gegenschlagen.

Stellen Sie sich vor, dass immer mehr Licht von oben in Ihren Körper flutet, je stärker Sie tanzen und Ihre Gliedmaßen durch die Luft wirbeln. Je heller die Tanzfläche in Ihrer Vorstellung wird, desto mehr Bewegung kann in Ihren Körper kommen. Zum Schluss stehen Sie still mit erhobenen Armen da und lassen das Licht auf sich hinunter»prasseln« und sich weiter in Ihnen anfüllen. Wenn Sie randvoll mit hellem Licht sind und seine aufladende Energie im ganzen Körper pulsiert, gehen Sie langsam in die Hocke und nehmen die Yogaposition »Toter Mann« beziehungsweise »Tote Frau« ein: Sie liegen dabei entspannt in Rückenlage mit ausgestreckten Armen und Beinen auf dem Boden. Spüren Sie die Ruhe in totaler Bewegung. Sie sind sowohl das Licht als auch seine körperliche Manifestation.

Bewegen heißt sich verändern, und sei es auch erst mal nur die räumliche Position. Und bei unserem Thema bekommt die Veränderung ohnehin eine neue Bedeutung. Die Veränderung, die dadurch geschieht, dass wir auf der Grundlage dessen leben, was uns wirklich nährt, führt nicht ins Ungewisse und bedeutet nicht den Verlust von liebgewonnenen Gewohnheiten. Im Gegenteil: Die Aufhebung der Trennung führt uns zu dem, was immer schon wirklich und real ist. Wenn wir unsere Sichtweise verändern, erkennen wir schließlich DAS WAS IST jenseits aller Veränderungen und aller Motivation, etwas zu verändern.

Meditation: die lautlose Bewegung der Stille

Stille ist ein weiteres »Grundnahrungsmittel«, das uns wirklich nährt. Sie ist nur der scheinbare Gegenpol zur Bewegung, denn der Eintritt in die innere Stille ist eine Aktivität, die es in sich hat. Je stiller es wird, desto mehr kommt das starre Festhalten an Gedanken und Gefühlen in Bewegung. Loslassen ist Bewegung ohne Anstrengung. Wer in die lautlose Tiefe des Seins sinkt, bewegt sich, ohne dass man dies äußerlich merkt.

Und haben Sie es auch schon einmal erlebt: Je ruhiger der Atem und der Herzschlag werden, je mehr Stille eintritt, desto mehr bewegt sich alles? Ich kann den Effekt nicht erklären, sondern nur fühlen. Es ist, als ob die Formen sich in der stillen Wahrnehmung auflösen und zu bewegter Energie werden. Ein angenehmes Kribbeln in den Nervenbahnen. Die inneren Bilder der äußeren Welt flirren wie über heißem Asphalt und entlarven die Eindrücke unserer Sinnesorgane als Fata Morgana.

Die Meditation schafft den Raum zur Intuition der Einheitsebene. Der Meditierende trinkt quasi aus der Quelle des Nichtgetrennten Seins. Er oder sie sinkt in die Tiefe des Fühlens. Diese »Tiefseekost« ist genauso gehaltvoll wie grüne

Es gibt viel nicht zu tun.
Weisheit des Tao

Blätter. Stille ist der Supervitalstoff für unser Fühlen. Nur wenn wir täglich unser Fühlen genauso nähren wie unsere Zellen, können wir auf Dauer gesund und glücklich sein.

Free Feeling Exercise — Nr. 3

MEDITATION UND BEWEGUNG

Haben Sie schon einmal bemerkt, wie meditativ Ihr Zustand ist, wenn Ihr Körper schnell bewegt wird? Wenn wir passiv schnell den Raum durchqueren – zum Beispiel im Flugzeug und auf der Autobahn –, erzeugt unsere fühlende Wahrnehmung eine Art Trance, die das gleiche Wellenmuster aufweist wie unsere Gehirnaktivität in der Stille. Wir sind entspannt und angespannt zugleich. Bei der Umdrehung rast unser Planet, auf dem wir uns bewegen, täglich mit 1,3-facher Schallgeschwindigkeit um sich selbst. Wir sind immer schon in jedem Moment in Bewegung, ob wir es wollen oder nicht.

Finden Sie einen Platz, an dem Sie ungestört sind, und meditieren Sie still auf alles, was sich in Ihnen, um Sie herum und im Kosmos bewegt. Lassen Sie sich von der Bewegung mitreißen, und werden Sie selbst zur Bewegung. Je mehr es Ihnen gelingt, desto mehr werden Sie spüren, wie sich die totale Mobilität anfühlt.

Musik als bewegende Manifestation des Herzens

Auch Musik ist Energie und Bewegung. Und zwar nicht nur, wenn wir in wildem Rhythmus zu ihr tanzen. Nicht umsonst heißt es im Deutschen, dass mich etwas »bewegt«, wenn ich im Herzen berührt bin. Durch emotionale Berührung kommt tatsächlich *das Fühlen* in Bewegung. Und wenn unser Fühlen in Bewegung kommt, wird es tiefer und weiter, bis es auf der Einheitsebene potenziell grenzenlos wird. Deshalb sollte es zu unserer täglichen Nahrung gehören, Musik zu erleben, die unser Herz öffnet. Welche Musik öffnet Ihr Herz? Nicht Ihre romantischen Emotionen, sondern wirklich Ihr tiefstes Herzgefühl?

Ich habe auch wieder zur Gitarre gegriffen und komponiere und singe Heart-Songs, die mein fühlendes Herz so nähren, wie der grüne Smoothie mein physisches Herz nährt. Mit diesem Lied fing alles an:

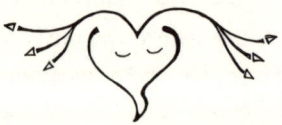

On the Wings of Heart-Love[16]

Flying on the wings of Heart-Love
Flying all the way

There is nothing to achieve
There is nothing to gain

The Heart is always already the case
The Heart simply IS

Flying on the wings of Heart-Love
Flying all the way

Feel the Heart of all and All
Feel the One True Heart

Musik ist natürlich nicht nur etwas für die Ohren, sondern auch für die Beine! Das Tanzen ist der physisch bewegte Ausdruck von Rhythmus, der Ihre körperliche Energie in Wallung bringt. Am besten, Sie tanzen jeden Tag. Und sei es auch nur auf dem Gang von einem Zimmer zum anderen. Tanzen Sie zu Ihrem eigenen Gesang! Erfinden Sie Melodien und Lieder! Entdecken Sie Ihre befreite Stimmgewalt! Solange Sie allein sind beziehungsweise niemanden damit stören, brauchen Sie keine Angst vor kritischen Ohren zu haben.

Tanzen ist in der Tat die mit Abstand beste Art der Bewegung, die ich kenne. Und die einzige, die ich wirklich gern mache, weil ich mich nicht dazu zwingen muss. Und auch Sie können überall ein Tänzchen mit sich selbst wagen. Tanzen Sie sich freudig durchs Leben, anstatt missmutig durch Ihren Terminkalender und Ihre (vermeintlichen) familiären Pflichten zu marschieren.

Feel-The-Life-Energy-Sex bringt Bewegung in die Partner

Das »richtige« Sexualverhalten trägt auch zu einer wirklichen Ernährung bei. Für mich sollte an erster Stelle immer das Herz dabei sein. Ohne die Beteiligung des Herzens ist zwar das ganze Leben unbefriedigend, besonders aber das Liebes-spiel. Wenn es keine positive fühlende Verbindung zwischen den Partnern gibt, wirkt Sex letztlich nur als kurzfristiger Stressabbau oder als hormongesteuerte Fortpflanzungsak-tivität, die sehr frustrierend sein kann, weil es ja meistens nicht zu einer Fortpflanzung kommen darf oder soll.

Auch beim Sex ist es möglich, die Lebensenergie zu lei-ten und zu stärken. »Feel-The-Life-Energy-Sex« meint daher kein wildes Herumtoben in den Federn und auch keine Leistungsakrobatik der tausend Stellungen. Ich nenne die Form des körperlichen Miteinanders, die ich Ihnen gleich beschreiben werde, deshalb »Feel-The-Life-Energy-Sex«, weil er die Lebensenergie leitet, anstatt sie zu verbrauchen oder schlimmstenfalls zu verschleudern. Von spirituell Praktizie-renden wird sie seit alters genutzt, um in einen Zustand der entspannten Balance zu kommen, in der Körper und Geist empfänglich sind für Energie und Licht und Liebe.

Das wichtigste Erkennungsmerkmal von Feel-The-Life-Energy-Sex besteht darin, dass es nicht mehr um den Orgasmus geht. Sex ist also nicht mehr zielorientiert, und niemand muss seine Nachbarn hinter der dünnen Gipswand mehr durch rhythmisches Stöhnen beunruhigen. Wenn der Orgasmus kein »Muss« mehr ist, fängt der gemeinsame Spaß erst richtig an. Lebensenergie wird nicht mehr degenerativ verschleudert, sondern regenerativ genutzt, um sich zu ver-einen. Und zwar nicht nur mit dem Partner, sondern auch und in erster Linie – mit der Einheitsebene.

Wenn Sie die orgiastische Energie aus dem Kopf heraus ins Herz fließen lassen und gleichzeitig auf dem Rücken hoch und vorn nach unten atmen, dann können Sie einen Kreislauf in Gang setzen und fühlen, der Energie und Licht und Liebe ist. Sex ist dann keine gegenseitige Masturbation mehr, bei der beide Partner in erster Linie etwas für sich selbst haben wollen. Nein, Feel-The-Life-Energy-Sex feiert die Universelle Lebensenergie, indem er sie als treibende Kraft beim Liebesspiel nutzt und den körperlichen Genuss in ekstatische Gefilde steigert.

Das Herz fließt im wahrsten Sinne über, wenn es sich mit Lebensenergie füllen darf. Durch Feel-The-Life-Energy-Sex stärken Sie Ihr Herz und vertiefen Sie die Liebe zu Ihrem Partner oder Ihrer Partnerin.

Easy Energy and Free Feeling Exercise   Nr. **1**

LASSEN SIE DIE ENERGIE KREISEN!

Nehmen Sie sich genügend Zeit zum Feel-The-Life-Energy-Sex. Verabreden Sie sich vielleicht sogar auf einen bestimmten Tag und/oder eine bestimmte Uhrzeit.

Duschen oder baden Sie vorher. Cremen Sie sich danach sorgfältig von Kopf bis Fuß ein. Zünden Sie Kerzen und Duftöl an. Machen Sie halt alles, was nötig ist, um den Raum und das Bett vorzubereiten. Drehen Sie im Winter vielleicht auch die Heizung ein wenig höher. Entkleiden Sie sich beide schon vollständig, bevor Sie unter die Bettdecke kriechen. Vielleicht ist es auch so warm, dass Sie sich gar nicht zuzudecken brauchen. Folgen Sie nun langsam dem einfühlsamen Weg, den Ihnen Ihr Herz und Ihre Liebe weisen …

»Lustvolle Vereinigung« war gestern. Ich wünsche Ihnen viel *Freude, Genuss* und (so Gott will) *grenzenlose Ekstase* in wahrer Vereinheit*lichung!

SENSIBILISIEREN SIE
IHRE EIGENWAHRNEHMUNG

- Nehmen Sie ein weißes DIN-A4-Blatt und einen Stift zur Hand.
  Setzen Sie sich in Ihren Lieblingssessel, und entspannen Sie sich.
  Atmen Sie ruhig und langsam ein und aus. Ob Sie Hoch- oder
  Querformat benutzen, können Sie nach Ihrer Vorliebe (und der
  Größe Ihrer Handschrift) entscheiden.

- Teilen Sie das Blatt Papier mit einem senkrechten Strich (feste
  Unterlage nicht vergessen).

- Schreiben Sie auf die linke Seite: Was schwächt mich?

- Schreiben Sie auf die rechte Seite: Was gibt mir Kraft?

- Lassen Sie sich Zeit mit der Beantwortung. Spüren Sie tief in sich
  hinein. Halten Sie aber auch das fest, was Ihnen spontan in den
  Sinn kommt. Geben Sie Ihrem Verstand keine Chance, Ihre Antwort zu beeinflussen. Seien Sie ehrlich mit sich selbst.

- Legen Sie sich die fertige Liste an einen Platz, an dem nur Sie sie
  oft einsehen können. Arbeiten Sie jeden Tag daran, sich bewusst
  zu werden, was Sie schwächt und was Sie stärkt.

Und nun kommt der Clou (die Auflösung, die Sie bestimmt schon
erahnt haben): Tun Sie nur noch das, was Sie stärkt! Keine unnötigen Kompromisse. Wer mit sich Kompromisse eingeht, kompromit-
tiert sich selbst. Und das schwächt. (Nur der innerlich Starke kann
übrigens mit anderen dort Kompromisse eingehen, wo sie nötig
oder angemessen sind.)

Tun Sie also nur noch das, was Ihnen im Moment des Tuns Kraft
und Energie gibt. Auf diese Weise verbinden Sie sich auch sehr wirkungsvoll mit der Ungeteilten Lebensenergie.

Fragen Sie sich:
Was bewegt mich wirklich?

Es ist spannend, sich die folgenden Fragen zu stellen: Was
bewegt mich im Herzen? Was nährt mich in der Tiefe meines
Seins wirklich? Was gibt mir Kraft? Wo steckt meine Leidenschaft? Ich bin davon überzeugt, dass jeder etwas in dieses
Leben mitgebracht hat, das er ausdrücken will. Trauen Sie
sich, Sie selbst zu sein!

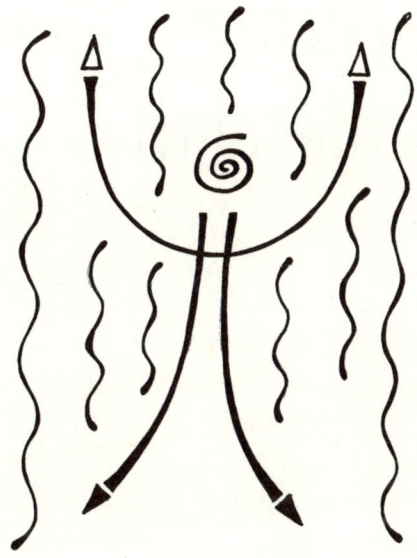

Teil 2

Grüne Pflanzen als Energieträger

I m ersten Teil dieses Buches habe ich darzulegen versucht, warum wir nur dann wirklich genährt sind, wenn wir mit der Einheitsebene verbunden sind. Die Verbindung zur Einheitsebene kann dabei in vielen Bereichen hergestellt und gefühlt werden, die Ernährung ist nur ein Teil dessen, was uns wirklich nährt. Genau genommen kann die Verbindung zur Einheitsebene auch nicht im wörtlichen Sinne »hergestellt« werden, vielmehr besteht sie bereits immer. Dennoch ist es ein großer Unterschied, ob wir uns als Lebewesen begreifen, die gemäß der Einheit leben können oder es sogar müssen – so als ob wir einen kosmischen Auftrag dazu hätten –, oder ob wir erkennen, dass wir uns in jedem Moment vom Einssein abzuspalten trachten, weil wir die Wirklichkeit nicht so wahrnehmen, wie sie *wirklich* ist.

Es wurde gesagt, dass die Lebensenergie, die uns durchströmt und unseren Körper materiell manifestiert (alles ist ja gleichzeitig Energie *und* Masse!), ein universelles, nichtgetrenntes, endloses Quantenfeld ist, in dem alle Prozesse gleichzeitig ablaufen. Adi Da Samraj nannte diesen Seinszustand »Bewusstes Licht«. Im Bewussten Licht sind alle Informationen überall immer schon vorhanden. Bewusstsein und Licht stehen sich nicht wie Subjekt und Objekt gegenüber, sondern sind *eins*. Auch im Angesicht unendlicher Vielfalt bleibt alles immer *eins!*

Sacred mathematics:
1 and 1 remains 1![17]

Die Welt, in der wir leben, ist eine kollektive Illusion der Getrenntheit. Ohne die Annahme, dass A nicht gleich B ist und beide zusammen nicht C, würde es die (scheinbar) getrennten Formen und Vorgänge in unserer Wahrnehmung gar nicht geben. Leider hat unser Denken keinen Einblick in sich selbst und versteht nicht, warum die »äußere« Welt eine Projektion der »inneren« Welt ist, solange wir nicht erkennen, dass beide »Welten« *eins* sind.

Nun gut, diese Tatsache müssen wir vorerst akzeptieren. Die künstliche Welt der getrennten Sichtweise ist aus ebendieser Perspektive *Realität*. Zu unserem großen Glück gibt es jedoch einen Ariadnefaden, der uns den Weg aus diesem Dilemma weist. Jener Faden ist grün und wird im natürlichen Vorgang der Photosynthese »gewebt«. Indem wir Pflanzengrün verspeisen, verbinden wir uns wieder mit der Einheitsebene. Die grünen Blätter weisen uns sozusagen den Weg aus dem selbsterrichteten Labyrinth einer Lebensweise, die auf den falschen Annahmen über die Realität beruht und uns daher in die Irre geführt hat.

In der Photosynthese geschieht nichts Geringeres, als dass Sonnenenergie im grünen Blatt »eingefangen« und für die Ernährung verfügbar gemacht wird. Die Chloroplasten der grünen Blätter verwandeln die empfangene Lichtenergie obendrein in chemische Energie. Auf diese Weise werden auch die materiellen Substanzen erzeugt, die wir als Vitalstoffe kennen. Auf der Erde werden *alle* manifesten Lebensvorgänge durch die Energie »getriggert«, die die grünen Pflanzen auf wundersame Weise einfangen. Als Nahrung versorgen sie uns mit Lebensenergie und Nährstoffen. Vom All aus bestaunt, mag die Erde blau aussehen, vom Boden aus betrachtet, ist unser Planet jedoch grün! Und das hat seinen Sinn.

Historischer Exkurs

DER ARIADNEFADEN

In der griechischen Mythologie ist Ariadne die Tochter des kretischen Königs Minos. Dieser hatte Athen unterworfen, nachdem sein Sohn Androgeos dort ermordet worden war. Nach der Niederlage wurden die Athener dazu verpflichtet, alle neun Jahre sieben Jungfrauen und sieben Jünglinge als Menschenopfer für den Minotauros nach Kreta zu schicken. Als der abscheuliche Tribut zum dritten Mal fällig war, versteckte sich der athenische Königssohn Theseus in der Gruppe der Todgeweihten. Auf Kreta angekommen, verliebte sich Ariadne in Theseus und erklärte sich bereit, ihm dabei zu helfen, den Minotaurus zu töten. Dieser wurde in einem eigens für ihn gebauten Labyrinth gefangen gehalten. Sie gab Theseus ein geweihtes Schwert und das Knäuel eines Wollfadens, dessen Ende er am Eingang fixierte. Nachdem er das Ungeheuer besiegt hatte, kehrte Theseus entlang des Fadens wieder wohlbehalten aus dem Labyrinth zurück.

Der grüne Ariadnefaden, den die Pflanzen für uns darstellen, verbindet uns wie eine energetische Nabelschnur mit dem Wirklichen, Ungeteilten Sein unserer Existenz, sodass niemand mehr in seinem eigenen, selbsterschaffenen Labyrinth umherirren und Angst haben muss, den Weg nach Hause nicht mehr zu finden.

Chlorophyll als »Lichtbringer« für die Zellen

Chlorophyll ist ein Molekül, das Lichtenergie speichert und in den Körper »transportiert«. Seine positiven Wirkungen auf den Stoffwechsel sind bereits vielfältig untersucht worden. Es spielt auch eine besondere Rolle in der Krebsvorsorge. Neben den Biophotonen in den frisch geernteten und im Smoothie gemixten Blättern transportiert das Chlorophyll große Mengen Sauerstoff in die Zellen. Zusätzlich zu den ordnenden Signalen der Biophotonen regt der Sauerstoff die Verbrennung in den Zellen an, sodass die biologischen Abläufe schneller und gezielter stattfinden können. Besonders die Mitochondrien, unsere Kraftwerke im Zellkern, profitieren vom »grünen« Licht und dem höheren Energieniveau. Wenn die Mitochondrien nicht mit genügend Energie aus der Nahrung versorgt werden, leidet zuerst die Zellreinigung, was dazu führt, dass sich immer mehr Schadstoffe ansammeln. Das belastet unseren gesamten Organismus und kann zu vorzeitigen Alterungserscheinungen führen.

Chlorophyll unterstützt nicht nur die Prozesse in unseren Körperzellen, sondern fördert auch die Kommunikation unter den Zellen. Das kohärente Licht der Biophotonen wirkt als einheitliches und vereinheitlichendes, also synchronisierendes Feld und steuert auf diese Weise die komplizierten und ineinandergreifenden Vorgänge einzelner Körpersysteme, besonders zum Beispiel der Verdauung. Erinnern wir uns: Aufgrund der Quantenfeldtheorie gibt es auf der energetischen Ebene der Quanten nur einheitliche Felder, die in direkter Wechselwirkung miteinander stehen. Und diese Felder sind wieder selbst Wirkungsmechanismen der Einheitsebene. Das Chlorophyll bringt daher nicht nur Licht in unsere Zellen, es richtet sie auch auf die Einheitsebene aus, von der aus alle Lebensvorgänge im Sinne von einem riesigen »Lebensorganismus« gesteuert werden. Nur wenn das einheitliche Energiefeld jeden Vorgang im Körper durchdringt, ist der Mensch gesund und fit und wirklich genährt.

Feel-The-Pure-Energy   Nr. **4**

CHLORO UND PHYLL HÜPFEN VERGNÜGT AUF DER WIESE

Zutaten: Kleeblüten · Taubnessel · Spitzwegerich · lebendiges Wasser

- Bei diesem grünen Energiekick hüpfen die Geschmacksknospen bis hoch an den Gaumen.
- Wiesenwildkräuter in Kombination animieren zur ausgelassenen Bewegung von Körperteilen, die sonst eher ruhen.
- In bewährter Manier mixen und gern auch im Sommer auf der Wiese zum grünen Picknick genießen.

Unser »wahres« Blut ist grün!

Besonders durch Chlorophyll gelangt also das grüne Lebenslicht in unseren Körper. Dieses »grüne« Licht ist die im Körper fühlbare Lebensenergie der Einheitsebene. Sie ermöglicht unseren Wahrnehmungsorganen, die getrennten Empfindungen des Schmeckens, Riechens, Sehens, Hörens und Tastens gleichzuschalten und auf höherem Energieniveau zu vereinen. Der ungeteilte Prozess der subtilen Wahrnehmung, der dadurch möglich wird, erlaubt es unserer Intuition, *Einssein* zu fühlen und dem Faden der Ariadne aus dem Labyrinth der getrennten Sichtweise zu folgen. Die grünen Blätter sind quasi die »Droge«, durch die wir wieder zur Wahrheit unserer Existenz erwachen. Auch der Umkehrschluss trifft zu: In dem Maß, in dem wir aufgehört haben, grün zu essen, hat sich unser Blick immer mehr vernebelt, und wir sind immer mehr der getrennten Sichtweise anheimgefallen.

Unsere Existenz lässt sich nicht auf materielle Prozesse reduzieren. Wenn wir uns nur noch als Masse begreifen, die unendlich viele sich (scheinbar) gegenüberstehende Formen annimmt, ignorieren wir die andere Hälfte unseres Seins, die aus Energie, aus Licht und aus Liebe besteht. Da wir von quantenphysikalischen Gesetzmäßigkeiten abhängen, sind wir immer beides: Masse *und* Energie! Sowohl Blockade (materielle Substanz) als auch freies Fließen. Kontraktion und Expansion. Geballte Faust und offene Hand.[18]

Unser physischer Herzschlag besteht aus rhythmischen Kontraktionen. Er spiegelt das Prinzip der geballten Faust und offenen Hand wider, der beiden energetischen Pole des Daseins. Würde sich der Körper nicht immer wieder dem freien Fließen der Universellen Lebensenergie öffnen, ginge

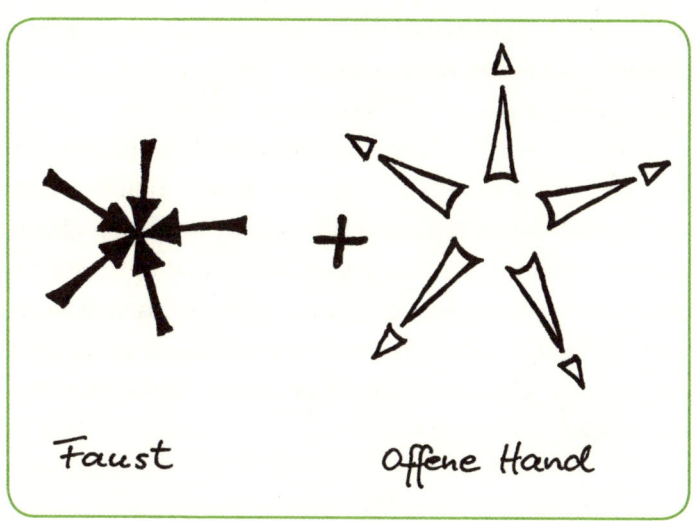

Faust   Offene Hand

Der Puls der Existenz

er an seinen eigenen Kontraktionen zugrunde. Schon Rudolf Steiner (1861–1925) bemerkte übrigens zu Recht, dass unser Herz keine Pumpe ist, sondern ein Wahrnehmungsorgan. Jetzt bekommen wir eine Vorstellung davon, was das physische Herz durch seine Kontraktion wahrnimmt: das getrennte Sein!

Zum Glück sind wir immer schon mit dem metaphysischen Herzen an sich verbunden, das der offenen Hand entspricht. Es verbindet uns mit dem unbegrenzten Zustand des Bewussten Lichts. Es ist daher kein Zufall, dass sein Sitz im Körper – das Herzchakra[19] – der Farbe Grün zugeordnet ist. Bildlich gesprochen, durchströmt das »grüne Blut« unser Sein auf der nichtkörperlichen Ebene. Auch wenn Sie diese Zeilen lesen, während Sie sich in einem physischen Körper befinden und physische Sinnesorgane benutzen, die vom roten Blut mit Sauerstoff und chemischen Substanzen versorgt werden, so sind Sie nur in diesem Moment mit einem physischen Körper verbunden. Ihre wahre Existenz umfasst aber viel mehr, und zwar nicht erst nach dem Tod, sondern schon jetzt. Im weiteren Verlauf schauen wir uns an, mit welchen unterschiedlichen Ebenen der Wirklichkeit wir verbunden sind, je nachdem, ob wir wach sind, träumen oder uns im traumlosen Tiefschlaf befinden. Haben Sie also keine Angst vor der Aussicht, auch ohne Körper und Geist zu existieren! Wir tun es schon, ohne dass wir uns dessen bewusst sind. Wir brauchen kein Weltbild zu verteidigen, nur weil wir Angst haben, ohne diese gewohnte Interpretation der Welt nicht mehr existent zu sein.

Nr. 2

Spiritueller Exkurs

DIE DREI AUGEN

»Das Auge des Fleisches eröffnet vor allem eine vorpersonale, präverbale, vorbegriffliche Welt, eine Welt der Materie und des Körperlichen. Das Auge des Verstandes zeigt vor allem eine personale, verbale und begriffliche Welt – eine Welt des Individuellen und des Verstandes. Das Auge der Kontemplation offenbart vor allem eine transpersonale, transverbale und über das Ego hinausgehende Welt – eine Welt, in der Seele und Geist erstrahlen.«[20]

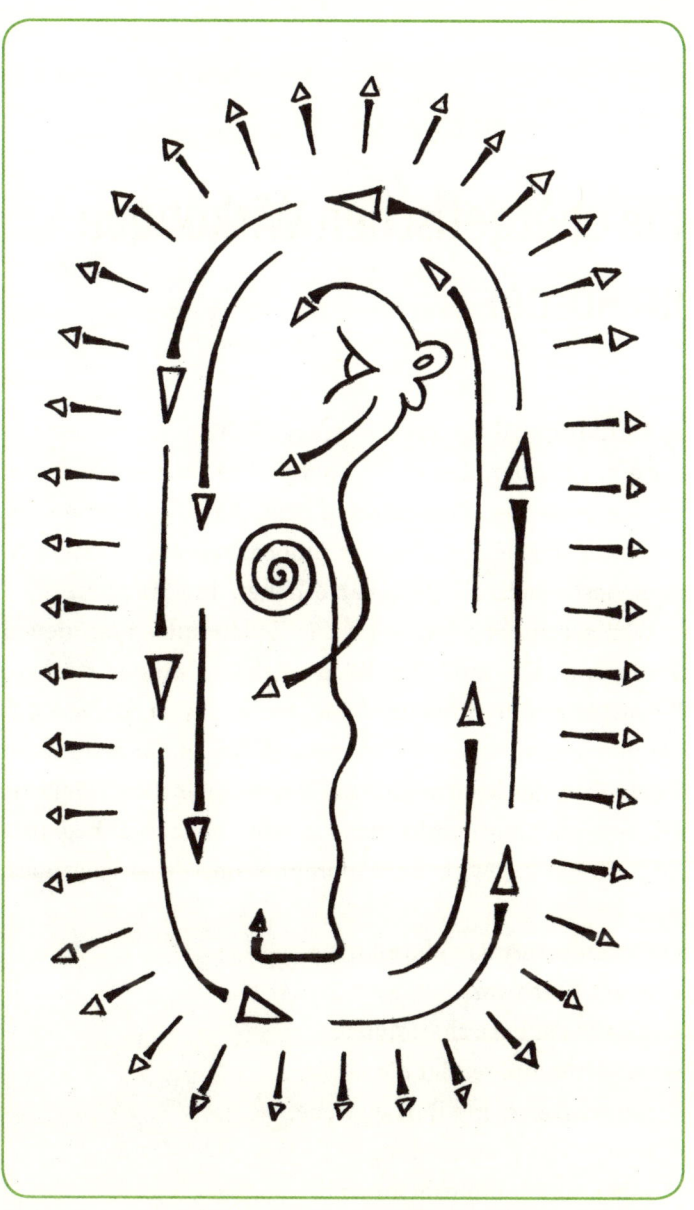

Der vertikale Energiefluss im Körper und der fühlende Energiefluss in alle Richtungen verbinden das menschliche System mit der universellen Lebensenergie

Die energetischen Wirkungen im Körper

Das Chlorophyll fördert wie gesagt Reinigungsprozesse in unserem Körper, damit die Energie frei fließen kann. Die Lichtenergie der Biophotonen regt die Körperzellen an, höher zu schwingen. Je mehr Chlorophyll wir zu uns nehmen, desto mehr Körperzellen erhöhen ihre Frequenz.

Was geschieht nun, wenn *alle* Zellen auf einem neuen Energieniveau sind? Der Körper tritt in immer stärkere Resonanz mit der Einheitsebene, wodurch sich *das Herz* öffnet und immer mehr die Nichtnotwendigkeit der getrennten Sichtweise, der Kontraktion auf das vermeintliche »Selbst«, erkennt und, statt verkrampft zu sein, einfach unbegrenzt fühlt. Konkret bewirkt das Chlorophyll im Körper Folgendes:

- Es verbessert das Blutbild,
- beugt Krebs vor,
- schafft ein basisches Milieu,
- entgiftet und reinigt die Leber,
- reinigt Darm und Darmgewebe,
- fördert die Wundheilung,
- wirkt entzündungshemmend,
- beseitigt Körpergeruch und schlechten Atem,
- steigert die Milchbildung stillender Frauen,
- stärkt das Sehvermögen,

- lindert Krampfadern, festigt die Gefäße in den Beinen und
- hilft bei Gelenkschmerzen.

Diese Auflistung ließe sich weiterführen, zudem sind einige offensichtliche medizinische Wirkungen noch nicht hinreichend erforscht.

Easy Energy Exercise   Nr. **7**

DER CHLOROPHYLL-SELBSTCHECK

Werden Sie selbst sensibel für die positiven Wirkungen des Chlorophylls in Ihrem eigenen Körper. Machen Sie eine Entgiftungskur (Detox-Kur) mit supergrünen Smoothies. Nehmen Sie ein paar Tage lang nur zusammen mit Früchten gemixtes oder pur entsaftetes Pflanzengrün zu sich. Pflücken Sie, wenn möglich, die Wildkräuter direkt frisch vor dem Mixen, damit sie viel Lichtenergie enthalten. Wie fühlt sich die geballte Ladung von Biophotonen in Ihrem Körper an? Gehen bestimmte Beschwerden zurück? Lassen Schmerzen nach? Fühlen Sie sich beweglicher und leichter? Sind Sie emotional ausgeglichen und geistig klar?

Führen Sie zur Beobachtung ein Tagebuch über die Auswirkungen des Chlorophylls.

Achtung: Wenn Sie es noch nicht gewohnt sind, täglich eine große Menge Pflanzengrün zu trinken oder zu verspeisen, kann es zu Entgiftungserscheinungen in Form von Kopfweh und Übelkeit kommen. Diese Symptome sind wunderbar, denn sie zeigen, dass Ihr Körper reagiert und sich schon an die »Müllabfuhr« gemacht hat.

Grüne Pflanzen als Vermittler der Einheitsebene

Wer hätte das gedacht, dass ausgerechnet die grünen Pflanzen mitsamt allem »Unkraut« uns den Weg aus dem Labyrinth des (scheinbar) getrennten Seins weisen? Das Niedrigste dient dem Höchsten, so soll es sein! Die Energie der grünen Pflanzen macht unseren Geist klar und empfänglich für die Energien, die alle getrennten Sichtweisen überstrahlen.

Es ist daher nicht verwunderlich, dass *alle* Säugetiere die grünen Pflanzen als Ernährungsgrundlage haben. Denn auch Raubtiere fressen zuerst den Mageninhalt der erbeuteten Pflanzenfresser. Tiere sind ganz anders mit dem Sein verbunden als wir. Ihnen »fehlt« aufgrund ihrer Gehirnentwicklung sozusagen das Instrumentarium zur Abspaltung von der Nichtgetrennten Wirklichkeit, in der sie in Erscheinung treten, sich verändern und wieder vergehen. In der grünen Natur sind die Tiere die intelligenteren Wesen, denn sie zerstören nicht ihre eigene Lebensgrundlage. Durch ihre Verbindung zur Einheitsebene bleiben sie immer Teil der Einheit des Seins. Indem sie in großen Mengen frische grüne Blätter fressen, erlauben sie es den Biophotonen, ihre Körperzellen mit Licht zu erfüllen. Auf diese Weise kann das Bewusste Licht ihre körperlichen Prozesse im Einklang mit dem Einen Sein steuern. Tiere nehmen die Welt nicht in Subjekt und Objekt gespalten wahr. Sie sind viel stärker mit dem Fühlen verbunden als wir und werden nicht krank aus dem Grund, dass sie einen Mechanismus hätten, um Lebensenergie zu blockieren.

Der Mensch hat leider viele Möglichkeiten gefunden, sich vom Universellen Feld abzukoppeln. Es stellt sich damit zu Recht die Frage, ob er die Krone der Schöpfung ist (die er sich ohnehin nur selbst aufgesetzt hat) oder eher ein Nachzügler oder eine Sackgasse. Mehr als der moderne Mensch kann man sich gar nicht von der Wirklichkeit und der Wahrheit abkoppeln. Mehr Leiden als durch die getrennte Sichtweise und die verlorene Einheit lässt sich gar nicht erschaffen. Dabei hat niemand anders – und schon gar kein Gott – die Schuld an unserem Zustand.

Agent Smith über die Natur der Menschheit

»Es fiel mir auf, als ich versuchte, eure Spezies zu klassifizieren. Ihr seid im eigentlichen Sinne keine richtigen Säugetiere! Jedwede Art von Säugern auf diesem Planeten entwickelt instinktiv ein natürliches Gleichgewicht mit ihrer Umgebung. Ihr Menschen aber tut dies nicht. Ihr zieht in ein bestimmtes Gebiet und vermehrt euch, bis alle natürlichen Ressourcen erschöpft sind. Und der einzige Weg zu überleben ist die Ausbreitung auf ein anderes Gebiet. Es gibt noch einen Organismus auf diesem Planeten, der genauso verfährt. Wissen Sie, welcher? Das Virus! Der Mensch ist eine Krankheit, das Geschwür dieses Planeten.«[21]

Aber zum Glück gibt es grüne Hilfe: Die Pflanzen sind deshalb ein guter Vermittler zur Einheitsebene, weil sie auf der Erde noch keine Individuation durchlaufen haben. Sie sind immer noch direkt mit dem universellen Lichtfeld verbunden und bringen dieses Licht auf die Ebene der irdischen Manifestation von scheinbar getrennten Formen und Wesen und Abläufen. Ich spüre immer stärker, dass diese Trennung nicht natürlich oder wirklich oder »really real« ist, sondern dass ich sie in jedem Moment quasi »herstelle«, indem ich unbewusst permanent davon ausgehe, dass die Wirklichkeit getrennt ist. Je lebendiger ich mich ernähre und mein Leben gestalte, desto intuitiver fühle ich jedoch, dass nur die Einheit immer bereits da und »wirklich *wirklich*« ist. Die grünen Blätter scheinen ihre heilsame Wirkung in mir zu entfachen. Und was heilt, wird bekanntlich wieder ganz. Und wer sich »ganz« fühlt, definiert sich nicht länger als Teil. Frische Pflanzen, gekaut oder gemixt, sind für mich das perfekte Nahrungsmittel, weil sie mein ganzes System harmonisieren und integrieren. Woher haben die grünen Lichtbringer diese Fähigkeit?

Nur Pflanzen sind in der Lage, aus unorganischen Stoffen lebendige Substanzen herzustellen. Sie tun dies mit Hilfe des Sonnenlichts. Auf diese Weise bringen sie zwei große Systeme zusammen: die Erde und den Himmel. Aus dem Erdboden nehmen Pflanzen die Mineralien, und aus »dem Himmel«, also dem Sonnenlicht, empfangen sie Energie und ordnende Lichtsignale. Zusammen mit Wasser, das sowohl von unten (aus der Erde) als auch von oben (aus der Luft) kommt, erschaffen sie die lebendige Nahrung für alle Lebewesen. In ihrem verbindenden Wesen sind Pflanzen noch voll mit der Einheitsebene verbunden. Sie sind in der Lage zu fühlen, fühlen aber nicht als getrennte Wesenheiten, sondern als Nichtgetrenntes Sein. Auf der energetischen und fühlenden Ebene »essen« wir also auch immer diese subtilen

Eigenschaften der Pflanze mit. Weil die Pflanze Himmel und Erde, Oben und Unten, verbindet und daraus quasi Leben erschafft, bildet sie die Grundlage für alle lebendigen – und vor allem bewussten – Prozesse höherer Art. Dies ist der eigentliche Grund dafür, warum Pflanzennahrung so harmonisierend und heilend auf unser Körpersystem wirkt.

Es ist das Wesen der pflanzlichen Nahrung, (scheinbare) Gegensätze (wie zwischen Himmel und Erde) zu überwinden und energetisch zu integrieren. Auf diese Weise leisten die Pflanzen eine »Arbeit«, die wir uns zunutze machen können, wenn wir uns ihre grünen Blätter einverleiben. Aus uns selbst heraus sind wir nämlich gar nicht in der Lage, uns am Leben zu erhalten, geschweige denn im Gleichgewicht zu bleiben oder zu heilen. Wir sind zutiefst davon abhängig, dass wir diese Eigenschaften über unsere Nahrung erwerben.

Rudolf Steiner hat gesagt, dass Pflanzen noch nicht über einen Astralleib verfügen, der beim Menschen das Nervensystem erzeugt und für die geistigen Vorgänge verantwortlich ist. Den Pflanzen fehlt daher die physikalisch-spirituelle Grundlage für eine Ich-Wahrnehmung. Aufgrund dieser Wesensart stärken sie die Verbindung zur Einen Ungeteilten Wirklichkeit. Fragen Sie den Löwenzahn in Ihrem Garten: In Wahrheit gibt es nirgendwo Trennung! Licht (Himmel) und Dunkelheit (Erde) sind eins.

Nr. **3**

Spiritueller Exkurs

DUNKELHEIT GIBT ES NICHT!

Gäbe es die Dunkelheit tatsächlich, würde sie sich mit Licht zu einer »Grauzone« mischen. Dies trifft aber nicht zu. Dunkelheit ist *immer* nichts anderes als fehlendes Licht. Diese für jeden unmittelbar erfahrbare Tatsache ist auch ein »Beweis« dafür, dass die Welt im Grunde nicht dualistisch ist und *nicht* auf zwei gleichwertigen Grundprinzipien aufbaut. Die Welt ist immer schon eine Einheit und besteht immer schon aus Licht. Dennoch bleibt die Frage, warum wir Dunkelheit wahrnehmen? Ist Dunkelheit (im Sinne von Lichtausschluss) vielleicht sogar das wesentliche Werkzeug und Wesensmerkmal der getrennten Sichtweise? Das »Ich« hat anscheinend die »Fähigkeit«, das Licht zu blockieren. Nur durch diese zweifelhafte Fähigkeit scheint es sich überhaupt selbst wahrnehmen zu können. Dunkelheit ist also verdunkeltes Licht. Das Ungebrochene Licht wird durch die getrennte Sichtweise immer mehr gebrochen, wodurch die Welt der getrennten Formen »entsteht«. Dunkelheit ist in diesem Prozess letztlich nur das Ende der Fahnenstange.

Und weil die Dunkelheit damit quasi unsere »Erfindung« ist, können wir auch wieder aufhören, unsere Wahrnehmung zu verdunkeln, und helles Licht in unseren Körper lassen. Zu diesem Zweck müssen wir lediglich verstehen, was wir in jedem Moment tun – nämlich uns vom Bewussten Licht abtrennen.

••

Ich glaube, hierin liegt auch der Grund, warum in frühen Stammeskulturen oft die Bäume als heilige Wesen verehrt wurden. Sie verbinden in sich (scheinbar) polare Gegensätze. Wenn Sie den Stamm einer mächtigen alten Eiche berühren und sich fühlend mit dem Baum verbinden, können Sie spüren, dass er alle Elemente des lebendigen Seins in sich verkörpert: Erde, Holz, Wasser, Wind, Licht, Hitze, Kälte ... Er läuft vor nichts weg, sondern hält alles aus – oder besser: Er hat keine Widerstände gegen das, was geschieht. Wobei er nicht nur passiv erduldet, sondern aktiv über die Jahre einen mächtigen Körper aufbaut, in dem sein ganzheitliches, Nichtgetrenntes Sein einen kraftvollen Ausdruck findet.

Nicht von ungefähr sind die Redwood-Bäume die ältesten Lebewesen der Erde. Manche von ihnen sind bereits 6000 Jahre alt. Ich hatte das Glück, schon einmal in einem Redwood-Wald zu wandern. Es war völlig überwältigend. Solch ein Wald wirkt wie ein heiliger Hain, in dem man sehr schnell zur Stille kommt. Es gibt dort nur sehr wenige Vögel, und eine große Ruhe durchströmte meine fühlende Wahrnehmung. Die mächtigen Stämme (die manchmal einen Durchmesser von acht Metern haben) schießen wie Kathedralen aus dem Erdboden. Ihre Kronen sind geschlossen, sodass nur wenig direktes Sonnenlicht bis nach unten dringt. Im Angesicht eines Redwoods wird man sehr schnell demütig und spürt intuitiv die große Weisheit und Lebenserfahrung dieser friedlichen Giganten. Es gibt Lebewesen, die hier und jetzt in der Einheit sind und ihren Seinszustand auf alle übertragen, die sich dem kraftvollen Feld der Universellen Lebensenergie öffnen.

Nurture Your Heart
Touch the trunk of a tree
Then your heart gets strong
By the power of the tree
Nurture your heart
Touch the trunk of a tree
When your heart is strong
Feel free to feel free![22]

Spiritueller Exkurs

DIE ZWEIGLIEDRIGE WESENHEIT DER PFLANZE

In der geistigen Schau der Anthroposophie besteht der menschliche physische Leib aus vier Gliedern. »Er ist ein Ausdruck der physischen Glieder, also seiner selbst, und der drei höheren, unsichtbaren Glieder. Rein physisch sind die Sinnesorgane; die Drüsen sind der Ausdruck für den Ätherleib, das Nervensystem für den astralischen Leib und das Blut für das Ich.«[23] Auf diese Weise ist der Mensch in der Lage, körperlich wahrzunehmen (Sinnesorgane), zu fühlen (Ätherleib), zu denken (Astralleib) und sich als »Ich« zu begreifen (Blut). Im Gegensatz zum Aufbau des Menschen verfügt die Pflanze nur über zwei Glieder. »Sie hat einen physischen Leib und einen Ätherleib.«[24] Die Pflanze existiert also mit ihren natürlichen Sinnesorganen, und sie ist in der Lage zu fühlen. Sie hat keine Ich-Wahrnehmung und kann per se keine getrennte Sichtweise annehmen. Sie fühlt immer schon als Einheit. Darüber hinaus baut die Pflanze aus anorganischem Material organische Substanzen auf. Nur im organischen Zustand können wir überhaupt Mineralien aufnehmen. Ohne diese »Dienstleistung« gäbe es kein höheres Leben. Es gibt also allen Grund, dem Pflanzenreich dafür dankbar zu sein, dass es uns »kostenlos« seine Geschenke in den Mund legt.

Nicht nur in Bezug auf die Ernährung ermöglichen die Pflanzen ein höheres, bewusstes Leben. Sie produzieren den Sauerstoff, den alle Lebewesen benötigen, damit über die Atmung überhaupt ein körperlicher Stoffwechsel stattfinden kann. Gleichzeitig sind die Pflanzen auch unser größter »Müllschlucker«, weil sie das größte »Abfallprodukt des Lebens«, das Kohlendioxid, aufnehmen und abbauen.

Die grünen Pflanzen sind somit schlechthin *das Lebensmittel,* weil es ohne sie kein Leben auf diesem Planeten gäbe. Wir tun also gut daran, sie uns zum Freund zu machen und ihren Lebensraum und ihr natürliches Wachstum zu erhalten. Sie sind unsere Quelle zu dem ungebrochenem Licht, das wir zwar nicht mit unseren Augen sehen können, das aber dennoch unsere gesamten Lebensprozesse von der Einheitsebene aus steuert.

Die direkte Verbindung zum Sein an sich

Frische grüne Pflanzen sind das beste Lebensmittel, um sich wieder mit dem Urgrund aller Dinge zu verbinden. Etwas Gesünderes können wir gar nicht essen. Wir werden durch die viele Lichtenergie der Biophotonen nicht nur körperlich, emotional und geistig satt, sondern auch wirklich genährt, weil wir immer mehr die Wirklichkeit so fühlen können, *wie sie wirklich ist!*

Dieser Prozess läuft ohne unser willentliches Zutun. Ein wesentlicher Beitrag, den wir allerdings leisten müssen, besteht darin, täglich (möglichst viel) grün zu essen. Und wir sollten uns immer wieder daran erinnern, dass wir die offene Hand und *nicht* die geballte Faust sind. Auf diese Weise kann die Ungeteilte Wirklichkeit wieder in unser getrenntes Bewusstsein treten und uns mit der Universellen Lebensenergie durchdringen und auffüllen. Grüne Blätter verbinden uns nicht nur mit der Natur, in deren Kreisläufe wir uns eingebettet fühlen, sondern sogar mit dem, was weit über die (speziell irdische) Natur hinausgeht und in dem die Natur selbst in Erscheinung tritt.

Wow! Es ist total schön zu spüren, dass es in Wirklichkeit keine Grenzen für die fühlende Wahrnehmung gibt. Wenn wir durch unsere eigene (und gleichzeitig kollektive) Aktivität keine getrennte Illusion der Welt erschaffen, sind wir immer schon das Bewusste Licht, in dem alles in Erscheinung tritt oder nicht in Erscheinung tritt. Nichts ist notwendig, um dieses Sein zu sein, weil es immer schon *ist* und in keiner Weise von unserer Aktivität abhängt. Wir können aufhören zu kämpfen und alles aus einer entspannten Haltung heraus tun.

»Relax – nothing is under control!«

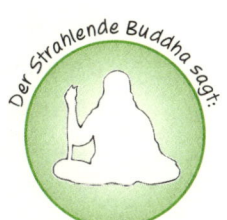

Der Strahlende Buddha sagt:

Free Feeling Exercise   Nr. **4**

UMGEKEHRTE RICHTUNG

In der Übung Free Feeling Exercise Nr. 1 sind wir von uns ausgegangen und haben unsere Wahrnehmung immer mehr ausgeweitet. Jetzt machen wir es umgekehrt!

Nehmen Sie ein DIN-A4-Blatt, und malen Sie drei konzentrische Kreise und eine Spirale.

An den äußeren Kreis schreiben Sie: »Ich« als Bewusstes Licht.

Darunter: Universum.

Darunter: Erde.

Über den kleinsten Kreis (Spirale) schreiben Sie: »Ich« als Körper.

»Fühlen« Sie die Kreise von außen nach innen und wieder zurück.

Machen Sie die Übung so lange, bis die Kreise sich in der Intuition des Grenzenlosen Fühlens jenseits aller Emotionen auflösen.

Das Licht der Biophotonen bringt die körperlichen Vorgänge in Einklang mit der Universellen Lebensenergie, die den Körper dann frei durchdringen und mit der Ganzheit verbinden kann. Die Vitalstoffe des Pflanzengrüns sind die Masse, als die sich die Lichtenergie im Verbund mit den chemischen Substanzen der Erde manifestiert. Das kohärente Eine zerbricht in das inkohärente Viele unendlicher Formen. Das grüne Blatt liefert mittels Photosynthese, wie aus dem Nichts erschaffen, alle Lebensbausteine, die der Körper braucht. Wie könnte es auch anders sein, da alle höheren (und stärker individualisierten) Lebensformen aus dem Pflanzenreich hervorgegangen sind?

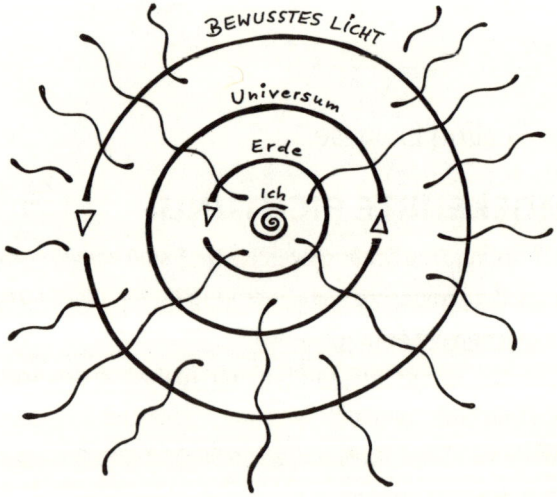

... und das Verstehen donnert!

Pflanze ⇨ Tier ⇨ Mensch: Aufstieg oder Abstieg?
Die Verbundenheit mit der Einheitsebene ist
bei den Pflanzen am stärksten. Die vermeintliche »Höherentwicklung« der Evolution ist für den
nichtgetrennten Blick in Wirklichkeit eine Frag-
mentierung, ein Abstieg in die Getrenntheit und
das Nichtwissen um die Wahrheit der Existenz.

Die grünen Pflanzen sind die Quelle des Lebens, wie wir es
auf unserem Planeten kennen. Alle Stoffe, die wir aus anderen Lebensmitteln zu uns nehmen, sind komplexe »Weiter-
verarbeitungen« der Substanzen, die durch die Pflanze für die
Nahrungskette aufbereitet werden. In den grünen Blättern
sind die Vitalstoff-Bausteine am leichtesten und schnellsten
verfügbar. Dies wird besonders deutlich am Beispiel der Aminosäuren. Im tierischen Eiweiß bilden sie lange Ketten, die
unsere Verdauung erst wieder zerlegen muss, damit der Körper sie als Bausteine nutzen kann. Im grünen Blatt hingegen
liegen die Aminosäuren einzeln vor, sodass unser Körper sie
ohne Zwischenschritte direkt aufnehmen und zu den körper-
eigenen Proteinen zusammensetzen kann. Die Konzentration von Vitaminen, Mineralien, Aminosäuren, Fettsäuren,
Spurenelementen und sekundären Pflanzenstoffen ist nirgends so hoch wie im grünen Blatt. Warum sich also nicht
gleich beim Original bedienen?

Die »Photosynthese« in unseren Zellen

Ohne die Photosynthese in den Pflanzen, Algen und Bakterien könnten wir das Sonnenlicht nicht als Nahrung verwerten. Es gäbe keine Biophotonen, keinen Sauerstoff und keine Vitalstoffe. Nicht nur die grüne Natur betreibt jedoch die Umwandlung von Licht in Materie, auch in unseren Zellen entstehen Substanzen auf der Basis von zugefügter Energie. So reagiert zum Beispiel die DNA auf Lichtsignale. Bestimmte Informationen werden nur dann abgerufen, wenn ein gewisses Energieniveau vorhanden ist. Je mehr Licht in unsere Zellen gelangt, desto besser ist die Zelle in der Lage, ihre in der DNA angelegten Eigenschaften »abzurufen«. Gerade die Zellreparatur wird entscheidend von der aufgenommenen Lichtmenge beeinflusst. Und je mehr Licht und Sauerstoff sich in der Zelle befinden, desto besser ist sie geschützt vor entarteten Stoffwechselvorgängen wie zum Beispiel Krebs. Krebszellen können nur im sauerstoffarmen Milieu gedeihen. Und wie alle Spitzbuben dieser Welt operieren sie am liebsten im Dunkeln, also in Zellgeweben, die von einem energetischen Mangel gekennzeichnet sind.

Individueller Input

CHLOROPHYLL UNTERSTÜTZT DIE HEILUNG

Meine Schwester erkrankte 2011 an Brustkrebs. Die Erkrankung war mit zwei operativen Eingriffen verbunden, und sie war insgesamt zwei Wochen im Krankenhaus. 500 Kilometer Entfernung lagen zwischen uns. Mir war sofort klar, dass ich sie in dieser Zeit mit grünen Smoothies versorgen musste. Durch meine über zweijährige Erfahrung mit dem grünen Energiebringer und durch Gespräche mit anderen Krebspatienten wusste ich, wie stark das Chlorophyll als »gespeichertes Sonnenlicht« wirken kann. Außerdem war klar, dass eine grundlegende Gesundung durch eine Kost unterstützt werden sollte, die reich an Nährstoffen war. Wir wissen ja alle, dass das Essen im Krankenhaus für die Genesung nicht unbedingt förderlich ist.

So stellten wir den grünen Smoothie sehr schmackhaft zusammen. Wildkräuter wurden dabei in Maßen berücksichtigt, denn »weniger ist oft mehr«.

Meiner Schwester war klar, dass sie sich aufgrund ihres aggressiven und hormonabhängigen Tumors einer Chemo-, Strahlen- und Antikörpertherapie unterziehen musste, und sie wollte dies auch. Gleichzeitig hat sie in einem ausführlichen Gespräch mit ihrem Onkologen klargestellt, dass sie eine Komplementärmedizin bevorzugt. Der Arzt zeigte sich einverstanden und bat lediglich darum, den grünen Smoothie am Tag der Chemotherapie und zwei Tage danach nicht einzunehmen, da er möglicherweise kontraproduktiv wirken könnte.

Ja, die grünen Blätter haben eine starke Wirkung! Meine Schwester konnte somit schon vor den anstehenden Therapiemaßnahmen eine positive Grundlage für ihr Immunsystem legen. Nach der Therapie trank sie den grünen Smoothie für die sanfte Entgiftung weiter;

jeden Tag mindestens einen Liter, immer schön nach dem »Bauch-gefühl«.

Während der Brustkrebstherapie hat sich meine Schwester grund-legend mit ihrer Ernährung auseinandergesetzt und festgestellt, dass sie stark verbesserungswürdig war und besonders der Anteil der lebendigen Nahrung erhöht werden musste. Der anschließende Erfolg gab ihr recht. Sie fühlte sich stärker und wacher, Nebenwir-kungen der Therapie blieben größtenteils aus. Sie hatte einen aus-geglichenen Eisenhaushalt, konnte gut schlafen … Auch die guten Blutwerte bestätigten unsere Vorgehensweise. Der Säure-Basen-Haushalt war nun perfekt.

Durch die tägliche Einnahme von Kreuzblütlern wie Brokkoli- und Kohlsprossen hat meine Schwester obendrein eine gute Alternative zur Antihormontherapie gefunden, die stark mit Nebenwirkungen behaftet ist. Als Begleitung der medizinischen Behandlung haben die grünen Blätter mit ihrem Chlorophyll meiner Schwester dabei geholfen, den Brustkrebs zu besiegen und jetzt ein gesünderes und glücklicheres Leben zu führen.

ANGELIKA DETMERS, BERLIN

Zur Photosynthese in den Pflanzen möchte ich an dieser Stelle noch einem interessanten Gedankengang folgen. Er knüpft an die alte, immer noch nicht beantwortete Frage danach an, was zuerst da war: das Huhn oder das Ei. Die Frage ist ein typisches Kind der getrennten Sichtweise. Kau-salität und damit die Frage nach der ersten Ursache bestehen nur in einem Weltmodell, bei dem davon ausgegangen wird, dass die duale Aufspaltung in Subjekt und Objekt, in Hier und Dort, in Früher und Später und so weiter ein reales Abbild der Wirklichkeit liefert. Dies trifft jedoch nicht zu. Das Prin-zip von Ursache und Wirkung lässt sich nur in dem einge-grenzten Bereich der Erfahrung beobachten, den uns unsere physischen Sinne ermöglichen. Wie wir gesehen haben, gibt es in der Quantenwelt keine strikte Kausalität, ja noch nicht einmal eine eindeutige Identität. In einem nichtkausalen Universum stellt sich nicht die Frage nach der ersten Ursache. Alles ist immer schon alles, jenseits von Raum und Zeit und einer sich ständig verändernden individuellen Wahrnehmung. Somit erledigt sich auch in Bezug auf die Photosynthese im Pflanzengrün die Frage, was zuerst da war: das Sonnenlicht oder die Chloroplasten, die es einfangen und verarbeiten. Es ist unsinnig, nach Ursache und Wirkung, Anfang und Ende zu fragen, weil die Wirklichkeit an sich diese Begriffe nicht kennt. Eine dualistische Sprache spiegelt lediglich den geistigen Zustand des Sprechenden wider, der sich dadurch als getrennte Sichtweise outet. Von daher bringt es letztlich gar nichts, den Dingen mit einer dualistischen Geisteshaltung auf den Grund gehen zu wollen. Ein solcher Geist findet immer nur sich selbst. Wie Narziss kann er immer nur sein eigenes Antlitz bewundern, das er fälschlich für einen anderen hält. Wenn wir nicht erkennen, wer oder was wir in Wirklichkeit sind, bleiben wir ewig selbstverliebt, ohne jemals wirkliche Liebe erfahren zu können.

Der Mythos des Narziss

Narziss betrachtet sein Spiegelbild im Wasser und verliebt sich in dieses Bild. Echo, die Frau, die ihn liebt, vermag ihn nicht vom Teich wegzulocken. Und so stirbt Narziss schließlich einsam und verlassen in ewiger Kontemplation seines eigenen Selbstbildnisses.

Übrigens: Das dualistische Weltbild hält keiner logischen Untersuchung stand, sondern führt sich selbst durch unlösbare Fragen ad absurdum wie die, ob das Huhn oder das Ei zuerst da war.

Was unser Körper braucht, um für das Leben zu brennen

Ein Ofen brennt dann gut, wenn er gefüllt ist. Wir füllen unseren Körper dann mit Energie, wenn wir durchlässig werden für das Licht. Das »Füllen« ist also nur bedingt ein aktiver Vorgang. Wir füllen uns dann mit Lichtenergie, wenn wir uns entspannen, Blockaden aufgeben und mit dem intuitiven Herzen die Einheitsebene fühlen. Bei allem, was wir tun und nicht tun, geht es wie immer nur darum, dass wir beginnen, DAS wahrzunehmen, WAS (immer schon) IST – und zwar in jedem Moment und nicht erst als Ergebnis einer gezielten Anstrengung und Suche.

Vieles kann uns als Lebensbrennstoff dienen: lebendige Nahrung, frische Luft, kraftvolle Bewegung, tiefe Entspannung, stille Meditation, kreative Betätigung, erfüllte Partnerschaft, erfolgreiche Tätigkeit, intuitives Erkennen der Wahrheit, ekstatische Teilnahme an der Ungeteilten Wirklichkeit und so fort.

Ich bin davon überzeugt, dass es eine »richtige« Lebensweise gibt, wobei ich »richtig« als »im Einklang mit dem Einen Ungeteilten Sein« definiere. Eine solche richtige Lebensweise

- leitet in allen Lebenslagen die Lebensenergie;
- stülpt dem Leben nicht etwas über, was es gar nicht braucht;

- gibt sich dem Einen Prozess des Lebens hin, anstatt den Strom der Ereignisse für eigene Zwecke zu manipulieren;
- sucht nicht das Glück, sondern hat es immer schon gefunden.

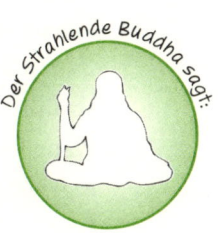

»You cannot become happy.
You can only <u>be</u> happy.«

Vielfalt ist schön, sie zeugt von der kreativen Kraft des Seins, das mit seinen unendlichen Formen spielt. Vielfalt ist das Sonnenlicht, das glitzernd auf der Wasseroberfläche tanzt. Wenn man weiß, es entsteht dadurch, dass es Sonne, Wind und Wasser gibt sowie ein kosmisches Sein, in dem alles in Erscheinung tritt, dann kann man das Lichtspiel genießen. Wenn man das tanzende Sonnenlicht jedoch von einem höheren Bewusstseinszustand aus betrachtet, dann ist es unter Umständen störend, geblendet zu werden von kurz aufblitzenden Lichterscheinungen, die sich ständig ändern. Wer sich auf dem Oberflächlichen der Welt bewegt, weil er die Tiefe des Seins nicht kennt oder Angst vor ihr hat, der ist nur ein Spielball im freien Tanz der Elemente.

Wenn wir über die grünen Pflanzen genügend Licht aufnehmen und in der Lage sind, die aufgenommene Lebensenergie zu leiten, dann entfachen wir ein innerliches Feuer, das körperliche Blockaden und geistige Schubladen verbrennt und dadurch das Bewusste Licht der Einen Wirklichkeit einlädt, uns zu durchdringen und zu leben. Die

Grundlage dafür ist eine Sensibilität für die energetische Dimension des Lebens. Nur wenn wir uns ausreichend mit Licht ernähren, können wir unser inneres Feuer am Brennen halten. Was verbrennt, verändert seine Form. Im Verbrennen wird Hitze frei, die unser Herz erwärmt. Und wenn wir durch Verändern und Loslassen ständig eine innere Hitze erzeugen, wird unser Herz nie mehr kalt. Eine solche »Klimaerwärmung«, die im Herzen wurzelt und vom Herzen ausstrahlt, ist nicht schädlich. Im Gegenteil: Sie versorgt den Planeten mit der menschlichen Wärme, die er für sein Wohlergehen und das Wohlbefinden der Natur braucht.

Das innere Kraftwerk für Gesundheit und Wohlbefinden

Es ist wichtig, dass wir uns bewusst werden, was sich in unseren Zellen abspielt. Wie im Großen, so im Kleinen. Wir können nicht erwarten, gesund und leistungsfähig zu sein, wenn unsere Zellen erschöpft sind und im Müll ersticken. Der Mensch ist ja schon ein Universum für sich. Und auch wenn wir auf der Ebene des Körpers mehr »gelebt werden«, als dass wir unsere Stoffwechselvorgänge selbst steuern könnten, so haben wir doch die Verantwortung dafür, unserem leiblichen Vehikel weder Schaden zuzufügen noch sein reibungsloses Funktionieren als Gesamtsystem unnötig zu behindern. Wir können zumindest aufhören, dem körperlichen Gefährt immer wieder Knüppel zwischen die Speichen zu werfen.

Schauen wir uns das »Knüppel-Arsenal« doch einmal etwas genauer an:

- vitalstoffarme Kost,
- Drogenabhängigkeit (Koffein, Nikotin, Alkohol, Zucker ...),

- Bewegungsmangel,
- lieblose intime Beziehungen,
- Mangel an Freunden,
- TV-Sucht,
- Abhängigkeit von »sozialen« Medien,
- ständige Erreichbarkeit,
- begrenzende Glaubenssätze,
- fehlende Spiritualität,
- falsche Vorstellung von der Realität,
- mangelndes Selbstvertrauen,
- Eigeninitiativlosigkeit,
- Opferhaltung.

Das reicht.

Da der Mensch ein Körper-Geist-Wesen ist und die Welt an der Oberfläche nach psychophysischen Gesetzmäßigkeiten funktioniert, bewirkt jeder Knüppel, den wir uns zwischen unsere Lebensspeichen stecken, dass unser Gefährt langsamer vorankommt. Bis es schließlich völlig zum Stillstand kommt, und das auch noch vorzeitig. Doch unser Körper hat vorher lange das Potenzial, sein Energieniveau wieder hochzufahren, sobald das Kraftwerk in unseren Zellen im Verbund mit der Lebensenergie arbeitet.

Woher sollen Gesundheit und Wohlbefinden kommen, wenn wir nicht selbstständig die Voraussetzungen dafür schaffen? Viele glauben immer noch, dass Gesundheit und Wohlbefinden zum größten Teil »schicksalsbedingt« wären, sie also nichts vorbeugend tun könnten, um Krankheit und Depression zu vermeiden. Dabei ist ja alles immer schon da. Vollkommene Gesundheit und vollkommenes Glück sind immer bereits vorhanden, wenn wir die Knüppel verbrennen und aufhören, auf Biegen und Brechen »unser eigenes Ding durchzuziehen«.

Easy Energy Exercise   Nr. **8**

GEWOHNHEITEN DURCHBRECHEN

Überwinden Sie Ihre Energieblockaden. Hier sind ein paar Vorschläge, die bei mir gewirkt haben:

- Ziehen Sie den Stecker Ihres TV-Geräts aus der Dose, und schauen Sie eine Woche lang nicht fern.
- Essen Sie eine Woche lang kein Fleisch.
- Wählen Sie statt Zucker andere Süßmittel, zum Beispiel Agavendicksaft, Birkensüße (Xylitol) oder Kokosblütennektar.
- Trinken Sie Alkohol (in Maßen) nur noch zu festlichen Anlässen.
- Hören Sie auf zu denken, Sie würden es nicht schaffen.
- Verabreden Sie sich mit einem Freund oder einer Freundin.
- Schalten Sie Ihr Smartphone nur an, wenn Sie selbst telefonieren oder ins Internet wollen …

Identifizieren Sie die Bereiche in Ihrem Leben, in denen Gewohnheiten Sie am stärksten im Griff haben. Verhalten Sie sich einmal anders, als Sie es von sich selbst erwarten und als Ihr Umfeld es von Ihnen erwartet. Leben Sie so, als wären Sie immer schon frei und hätten immer schon genug Geld. Sie müssen nichts erreichen. Sie müssen nichts bewahren. Am Ende des Lebens können Sie ohnehin nichts mitnehmen. Verlieren Sie dreimal am Tag »Ihr Gesicht«. Denn nichts ist anstrengender und freudloser, als ständig eine Maske zu tragen. Nehmen Sie das, was Sie »Ihr« Leben nennen, weniger ernst. Hören Sie auf, verbissen durch Ihren (eintönigen?) Alltag zu marschieren, und tanzen Sie mal wieder lustvoll aus der Reihe. Dies alles natürlich nur, wenn es niemandem – einschließlich Ihrer selbst – schadet.

Sobald die Schleusen geöffnet werden und wieder genü-gend Licht in die Zellen gelangt, kommt erneut Leben in die Bude! Die grünen Blätter rufen. Lassen Sie sich in die Wildnis vor Ihrer Haustür locken! Machen Sie sich empfänglich für die Energie, das Licht und die Liebe, die Sie in jedem Moment immer schon umgeben! Damit ist keine Anstrengung ver-bunden. Es heißt einfach nur loslassen. Reißen Sie die Vor-hänge auf, öffnen Sie die Fenster, und lassen Sie Sonnenlicht und Sauerstoff in Ihre Zellen! Setzen Sie sich gleichzeitig in Bewegung, um die Verbrennung des Stoffwechsels in Gang zu setzen! Sie haben den Schlüssel.

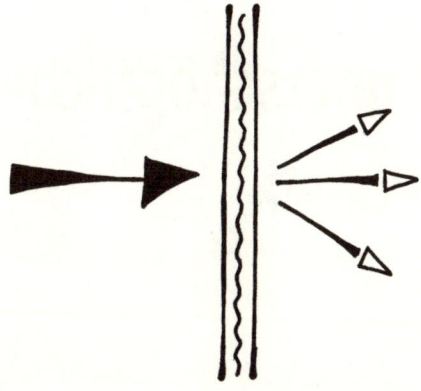

Teil 3

Grüne Smoothies, unsere unerschöpfliche Energiequelle

Eine Freundin von mir ahnte es schon sehr früh, als sie ihrem Gefühl Ausdruck verlieh und meinte, der grüne Smoothie sei ein Geschenk der »Natur«, um uns wieder mit ihr zu verbinden und den Planeten zu retten. Als Baustein der täglichen Ernährung sei er das »Missing Link«, das uns nun nicht mehr fehle. Mit dem grünen Smoothie könnten die grünen Blätter in einer Menge als Nahrung aufgenommen werden, wie es in früheren Zeiten nicht möglich war.

»Moderne« Menschen nehmen sich (oder haben) immer weniger Zeit zum Essen, und was wir zu uns nehmen, wird schnell geschluckt und darf nicht erst noch lange gekaut werden müssen. Wir haben keine natürlich starken Zähne mehr, und die wenigsten haben noch ihre Weisheitszähne, die zum Zermahlen der Pflanzenfasern notwendig wären. Und zu allem Übel haben unsere Kiefermuskeln nur noch eine Kraft von circa 70 Kilogramm (etwa 700 Newton) – im Vergleich etwa zum imposanten Gorilla, der starke Mahlzähne und eine Muskelkraft im Kiefer von sagenhaften 170 Kilogramm (etwa 1700 Newton) hat, dessen Nahrung zu 80 Prozent aus grünen Pflanzen besteht und der mindestens sechs Stunden am Tag kaut. Keiner kam aufgrund solcher körperlichen Voraussetzungen auf die Idee, ausgerechnet grüne Blätter auf den Speiseplan zu setzen. Es brauchte also einen radikal anderen Ansatz.

Die Steckdose zur Natur

Im Jahr 2004 begann Victoria Boutenko in der malerisch am Fuße der Rocky Mountains gelegenen Kleinstadt Ashland/Oregon mit dem Pürieren von Salat zu experimentieren, unter anderem weil sie sich fragte, wie man möglichst große Mengen an Pflanzengrün zu sich nehmen könne. In ihrem Buch *Green for Life* beschreibt sie ausführlich, wie es zur Erfindung des grünen Smoothies kam. Inzwischen sind zehn Jahre vergangen, und überall auf der Welt wächst die Anzahl der Liebhaber grüner Smoothies.

Ich trinke den grünen Zaubertrank seit 2008, und er hat seitdem mein Leben stark verändert, sowohl privat als auch beruflich. Ich finde mit seiner Hilfe immer mehr zu mir selbst und zu meiner Berufung. Die erhöhte Lichtmenge in meinem Körper hat viele Prozesse auf körperlicher, emotionaler und geistiger Ebene angeschoben. Ich fühle mich generell mehr mit mir selbst, mit meinen Bedürfnissen, Fähigkeiten und Wünschen sowie mit der Welt, den Mitmenschen und Mitgeschöpfen verbunden. Schon wenn ich den Stecker des Mixers in die Steckdose stecke, habe ich häufig das Gefühl, mich direkt an ein Sein anzuschließen, das mich mit dem versorgt, was ich für mein Wohlbefinden brauche. Mithilfe des grünen Smoothies bin ich in der Lage, jeden Tag über die Ernährung frische Lebensenergie zu tanken. Diese fühlbare Erfahrung führt zu einer grundsätzlichen Entspannung in meinem System, die ich vorher nicht gekannt hatte.

LIEBE GEHT DURCH DEN MIXER

Zutaten: Rosenblüten • Rosenblätter • lebendiges Wasser (wenig)

Das Liebeselixier! Statt Mini-Rohkost-Mahlzeit eher ein rohköstliches Aphrodisiakum. Sparsam trinken und dabei dem Liebsten oder der Liebsten zuwinken.

Der grüne Planet schenkt uns seine Gaben

Ist es nicht herrlich, dass ungefähr 90 Prozent aller grünen Blätter essbar sind? Und ist es nicht einfach wunderbar, dass diese Geschenke der Natur uns auch noch kostenlos zur Verfügung stehen? Wir leben in einem grünen Schlemmerparadies, ohne es zu wissen! Oder besser: ohne es gewusst zu haben. Denn inzwischen wissen wir ja, dass wir (horizontal betrachtet) auf einem grünen Planeten leben. Seit mir nicht nur bewusst ist, dass ich das meiste Pflanzengrün essen kann, sondern seit ich es auch täglich *tue,* entspannt sich mein ganzes System. Vielleicht geht es Ihnen genauso? Das nachweisbar beste (weil gehaltvollste) Lebensmittel der Welt, das grüne Blatt, ist für uns alle frei verfügbar. Ich bin nicht mehr von hergestellter Nahrung abhängig und brauche sie auch nicht mehr aufwendig zuzubereiten, wenn ich es nicht möchte. Meine Nahrungskette ist sehr einfach geworden. Ich gehe ins Freie und pflücke mir das, was ich brauche. Es fühlt sich an wie eine Nabelschnur, die mich mit Mutter Natur verbindet. Im Gegensatz zur leiblichen Nabelschnur sollte diese intime Verbindung zur Lebensenergie niemals durchtrennt werden. Natürlich esse und trinke ich nicht nur grüne Smoothies, aber das Wissen um die grundlegende Versorgung mit dem Lebensnotwendigen hat eine starke Wirkung auf mein Unterbewusstsein und die innere Entscheidung, ob ich mich auf dieser Erde wirklich zu Hause fühlen will. »Ja, ich will.«

Free Feeling Exercise Nr. **5**

KUSS DER NATUR

In Berlin gibt es in einem Park eine Sumpfzypresse, deren zarte Blätter besonders im Frühjahr herrlich schmecken. Ihre Äste reichen bis fast auf den Erdboden. Dieser Baum hat mich gelehrt, die Natur zu küssen! Vorher hatte ich immer alle Blätter mit der Hand abgepflückt, bevor ich sie mir in den Mund gesteckt habe. Aber Sie werden sehen, die Hand ist gar nicht nötig.

Übung: Wählen Sie einen geeigneten Baum oder Strauch mit essbaren Blättern aus, und begrüßen Sie ihn.[25] Bedanken Sie sich dafür, dass er bereit ist, Ihnen als Nahrungsquelle zu dienen. Beißen Sie – wenn Sie die Verbindung im Herzen fühlen – ein Blatt direkt von seinem Ast ab. Behalten Sie das Blatt für einen Moment unzerkaut im Mund und fühlen Sie den Strom der Lebensenergie und der Liebe! Es ist einfach göttlich (besonders wenn dann auch noch die Morgen- oder Abendsonne scheint und für eine verklärte Stimmung sorgt). Sie werden sich fragen, warum Sie nicht schon längst selbst auf diese intime Geste gekommen sind. Eine kleine Handvoll Blätter, die Sie auf diese Art zu sich nehmen, reichen, um sich zutiefst genährt zu fühlen. Es geht nicht ums Essen, sondern um das Empfangen und Geben von Liebe. Küssen Sie Ihren Baum oder Strauch so oft wie möglich und lassen Sie sich auf diese Weise von kraftvoller Lebensenergie und bedingungsloser Liebe durchströmen.

Erst die grünen Blätter haben mich vollständig mit dem irdischen Lebensraum versöhnt. Deswegen liegt mir ja auch so viel daran, dass die Erde für alle ein Platz wird, wo es sich zu leben lohnt. Und wann lohnt es sich zu leben? Wann sind wir wirklich genährt? Die Antwort ist leicht: »Wenn wir mit der Einheitsebene verbunden sind und statt unserer getrennten Sichtweise wieder den Blick auf das Ganze richten!«

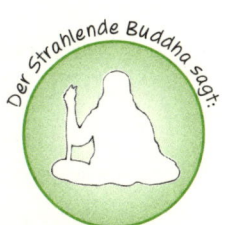

Der Strahlende Buddha sagt:

»Love is what you fear to do
until you fall in love.«

Rewild yourself: Führen Sie wieder ein »wildes« Leben!

Nur ein wildes Leben ist frei, und unser Herz will frei sein. Die grünen Blätter bringen den Energieschub in unser Leben, den wir brauchen, um uns frisch und lebendig zu fühlen. Wilde Nahrung spielt eine wichtige Rolle, um uns wieder mit der Einheitsebene zu verbinden. Die Pflanze selbst ist ein freies Wesen und sucht sich ihren Standort selbst. Nur wenn sie das kann, entwickelt sie ihre volle Kraft. Sie muss sich gegen tausend Widrigkeiten behaupten und entwickelt eine große innere Stärke, die sich in ungestümer Lebensenergie und kraftvoller Vitalstoff-Power ausdrückt. Wenn wir aus der Wildnis essen, stärken wir auch in uns diese wilden Eigenschaften der Selbstbejahung und Selbstbehauptung. Wir werden widerstandsfähiger und selbstbewusster, zum einen durch die Energieübertragung durch die Pflanzen und deren Wirkung im Körper und zum anderen dadurch, dass unser Leben selbst unangepasster und freier wird, wenn wir uns nicht mehr nur aus dem Supermarkt ernähren.

Nr. **4**

Individueller Input

MEINE KOMMUNIKATION MIT DEN PFLANZEN

Immer wieder hatte ich in den vergangenen Jahren tiefe berührende Begegnungen mit Bäumen, Sträuchern und Wildkräutern oder auch einzelnen Pflanzenteilen wie Blättern oder Blüten.

Oft pflücke ich zum Anfang meiner Kräutertouren ein Blatt einer Pflanze ab und lasse es über die Dauer des Weges in meiner Hand oder einer Kleidungstasche wirken. Nicht selten werden dies Stunden oder auch Tage, in denen ich mit diesem Blatt »arbeite«, die Energie spüre, sie aufnehme und eine Verbindung zu der Schwingung der Pflanze herstelle. Es handelt sich dabei um eine Verbindung, die immer schon da ist und an die ich mich nur wieder erinnern muss. Kurzzeitig lösen diese Erfahrungen eine Art Irritation aus, aber dieses Phänomen hat man häufig, wenn man mit einer seiner Urkräfte in Kontakt kommt. Die neue Erfahrung muss sich erst ins System integrieren und ihren Raum einnehmen.

Die Wiederbelebung dieser Verbindung zu den Pflanzen empfinde ich als eine große Bereicherung. Mein Wesen hat sich durch die Begegnungen mit den Pflanzenwesen und darüber hinaus auch mit den Tierwesen enorm vervollständigt. Unser Verstand kann dies gar nicht wirklich beschreiben, es findet auf einer anderen Ebene statt, auf der Herzensebene.

Eine Pflanze oder ein Tier, egal ob groß oder klein, wie einen Freund zu begrüßen verändert etwas in unserem System. Diese Wesen nehmen schon die kleinste Schwingung von Offenheit und Liebe wahr. Ich kann spüren, wie meine Kommunikation mit ihnen direkt ankommt und freudig aufgenommen wird. Eine solche Offenheit und Liebe ohne Erwartung und Bewertung zuzulassen, den individuellen Zugang entstehen zu lassen, hat ein großes Heilpotenzial. Auch die Vergänglichkeit in der Natur zu sehen und mit ihr im Rhythmus zu leben ist für mich sehr kraftvoll und bereichernd.

ANDREA NOSSEM, BERLIN

Wilde Nahrung ist Nahrung in ihrer schönsten Form, denn sie wird spontan gefunden und gepflückt. Der fühlende Augenblick und nicht die mentale Einkaufsplanung gibt den Ausschlag. Wilde Nahrung ist Nahrung pur, ohne dass Geschäftsinteressen oder traditionelle Ernährungsgewohnheiten den freien Austausch von universeller Lebensenergie behindern. Der beste Kochkurs ist daher eine Wildkräuterwanderung, auf der man die zum Verzehr geeigneten Pflanzen kennen und richtig ernten lernt. Je mehr Sie Ihre Ernährung auswildern, desto mehr schließen Sie sich wieder an den natürlichen Kreislauf des Lebens an. Der moderne Mensch will nicht von der Natur abhängig und in scheinbar immer wiederkehrenden Kreisläufen gefangen sein, doch er vergisst dabei, dass er immer schon zu 100 Prozent aus Natur besteht. Auch manipulierte und künstlich hergestellte Natur bleibt immer noch Natur. Aber warum sollte man seine Gesundheit und sein Wohlbefinden strategisch denaturieren? Wild zu leben heißt, hingebungsvoll zu leben und die Kontrolle aufzugeben. Was können wir schon wirklich kontrollieren? Nichts. Absolut nichts! Aber was können wir dagegen in jedem Moment *sein*? Alles. Absolut alles! Wir müssen nur die geballte Faust öffnen und den offenen Zustand kultivieren. Die wilden Kräuter helfen uns dabei.

HINGABE STATT KONTROLLE

Wir merken, dass die Lebensenergie in uns fließt, wenn wir entspannt im Fühlen sind und ruhig ein- und ausatmen. Wenn wir uns dem Fluss des Geschehens hingeben, erlauben wir es der Lebensenergie, uns von der Einheitsebene aus zu leben. Wenn wir Dinge kontrollieren wollen, machen wir uns die Lebensenergie zum Gegner. Es ist ein ungleicher Kampf, aus dem wir nicht als Sieger hervorgehen können. Über kurz oder lang siegt die Lebensenergie immer und beseitigt alles, was sich ihr in den Weg stellt. Hingabe bedeutet also Kooperation mit DEM WAS IST – und uns daher wirklich nährt.

Übung: Kontrolle schlägt sich in eingefahrenen Verhaltensmustern nieder. Geben Sie sich daher dem Leben hin! Machen Sie einen Tag lang alles anders als sonst. Lassen Sie sich nicht von Ihren gewohnten Abläufen kontrollieren. Seien Sie offen für das, was sich spontan manifestieren will. Vertrauen Sie der kreativen Kraft der Ereignisse: Let the flow flow!

Der Power-Mixer: eine perfekte Kombination aus Natur und Technik

Das wilde Leben erfordert in der eigenen Küche ein Gerät, das sich wild dreht und das Sie nicht zur Schlafenszeit anstellen sollten. Natürlich kann man sagen: »Ich brauche keinen Mixer, sondern kaue fleißig weiter.« Während die Betreffenden dann immer noch kauen, habe ich das Essen aber schon längst vergessen und spüre, wie mich frische Lebensenergie durchströmt und meinen Tatendrang weckt. Generell direkt in der Natur zu speisen ist in meinen Augen auch keine Alternative, sondern lediglich eine Ergänzung zur täglichen Herstellung des grünen Smoothies im Mixer. Vom energetischen Gesichtspunkt aus betrachtet, kommen wir nicht um dieses Hilfsmittel herum. Nur ein Power-Mixer schließt die unverdaulichen Zellulosewände der Pflanzenzellen auf und versorgt uns in kürzester Zeit mit so vielen leicht aufnehmbaren Vitalstoffen, dass wir ein ganz anderes, angenehmeres und energievolleres Körpergefühl bekommen. Viel bewirkt hier viel. Es kommt darauf an, welchen Schub Sie sich täglich geben wollen. Mehr Energie zu haben führt ja nicht automatisch zu einem höheren Wohlbefinden, denn schließlich müssen Sie dann ja wissen, was Sie mit dieser gewonnenen Energie anfangen wollen. Schlimmstenfalls bringt das viele Licht in den Zellen das ganze wohlgeordnete Leben im Halbdunkeln durcheinander. Wer also zufrieden mit seinem Leben, seiner Gesundheit und seiner Fitness ist, sollte alles beim Alten belassen. Wer hingegen seinem Leben einen neuen Kick verpassen und wissen will, wie es sich anfühlt, pure Lebensenergie zu tanken, der sollte in der Küche schon einmal Platz für einen vernünftigen Mixer schaffen.

Feel-The-Pure-Energy Nr. **6**

NATURE'S DRINK

Zutaten: lebendiges Wasser aus einem Gebirgsbach
und sonst gar nichts

Ihr Power-Mixer kann nicht überall sein. Muss er auch nicht. Diesmal bitte kein Wasser zusammen mit anderen Zutaten mit 30 000 Umdrehungen pro Minute pürieren, sondern es einfach nur dort trinken, wo es auf natürliche Weise sprudelt und plätschert. Fühlen Sie die erfrischende Reinheit und die energetische Einheit des Seins (und freuen Sie sich auf Ihren Mixer, wenn Sie wieder nach Hause gehen)!

Meiner Meinung und Erfahrung nach haben sich Natur und Technik noch nie so gut ergänzt wie im Grünen-Smoothies-Mixer. Im Zusammenspiel bewirken beide, dass unser Körpersystem mit Lichtenergie durchflutet wird und unsere Zellen in einen Zustand höherer energetischer Aktivität versetzt werden. Vielleicht gibt es auch in absehbarer Zeit einen Mixer, der unabhängig von der Stromzufuhr ist und seinen Energiebedarf zum Beispiel aus Brennstoffzellen bezieht, sodass wir ihn mit ins Grüne nehmen können. Oder wir treiben ihn sogar mit Muskelkraft an. Ein Prototyp existiert bereits.

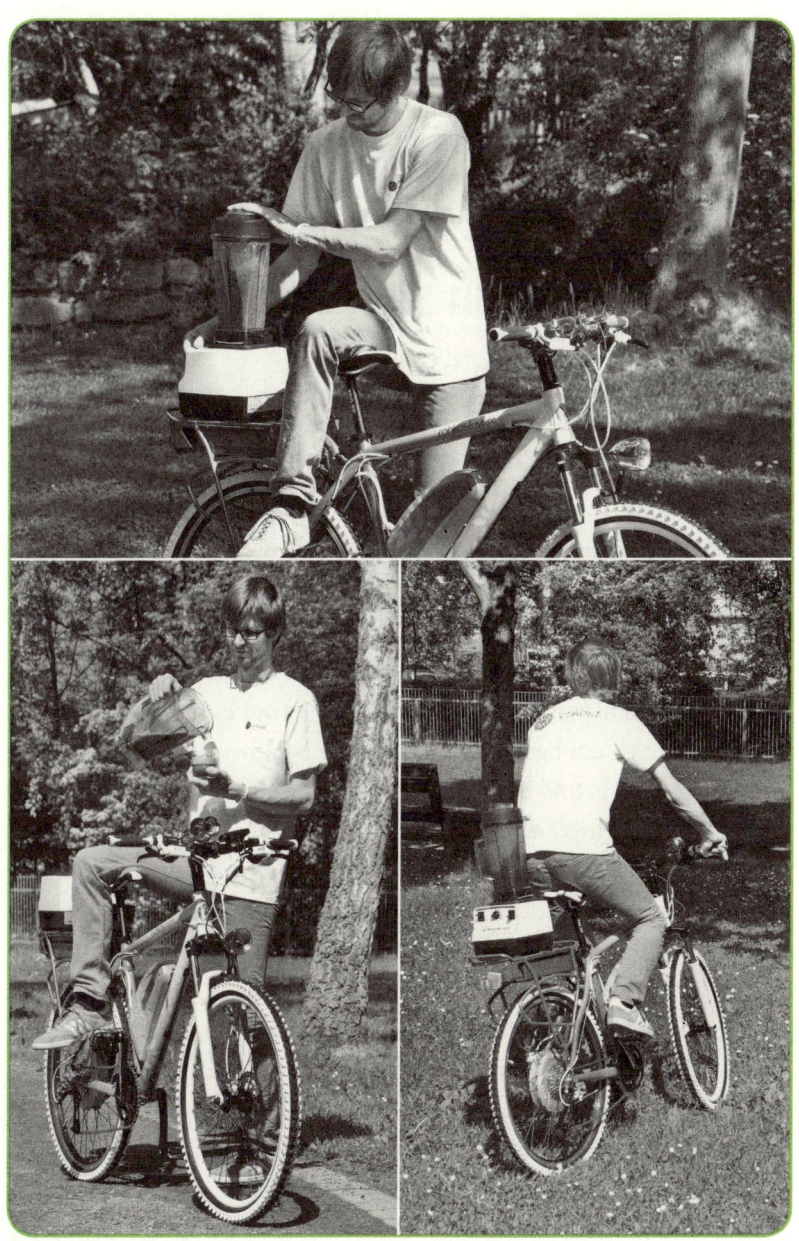

Ein »Fahrrad-Mixer«: Mit diesem »Smoothie-Bike« können Sie direkt vor Ort mixen.[27]

Der grüne Smoothie als Katalysator für ein neues Ernährungsparadigma

Grüne Smoothies sind deswegen eine wirkliche Ernährungsinnovation, weil sie *jeder* in seine Ernährung aufnehmen kann. Es gibt keine Vorbedingungen, niemand muss zunächst seine Ernährungsweise umstellen. Auch muss niemand auf etwas verzichten, im Gegenteil: Man bekommt ein neues Lebensmittel hinzu und kann sehen, wie es auf einen wirkt und wie man es am besten in die tägliche Ernährung integriert. Wer täglich grüne Smoothies trinkt, wird nach einer Weile (oder auch sofort) erfreut feststellen, dass er nicht mehr so starkes Verlangen nach ungesunden Lebensmitteln hat und sich generell nicht mehr so vollschlägt wie früher. Wenn der Körper das bekommt, was er wirklich braucht – nämlich reine Lichtenergie und frische, naturbelassene Vitalstoffe –, dann will er mehr davon. Grüne Smoothies eignen sich daher perfekt für eine Ernährungsumstellung, weil der Körper von sich aus die Signale setzt und man nicht mehr vom Kopf aus entscheidet, auf ungesunde Sachen zu verzichten und stattdessen verstärkt gesunde Lebensmittel zu essen. Die Erfahrung zeigt, dass das, was wir mental erzwingen wollen, nur eine kurze Lebensdauer hat. Oft schlagen die ungesunden Essgewohnheiten dann hinterher umso stärker zurück.

Der grüne Smoothie wirkt da anders, denn aufgrund seiner Vitalstofffülle versetzt er den Körper in die Lage, seine Selbstheilungskraft zu entfachen. Diese wird nicht nur stofflich getriggert, sondern in erster Linie durch die Lichtinformationen gesteuert, die den Körper wieder mit dem Feld der Einheitsebene verbinden. Der grüne Smoothie ist in dieser Hinsicht mehr als ein originelles Nahrungsprodukt. Und das Schöne ist, dass jeder, der gewohnt ist, sein eigenes Körperempfinden wahrzunehmen, diese Wirkung auch sofort spürt. Viele Menschen bekommen feuchte Augen, wenn sie ihren ersten grünen Smoothie trinken. Ich vermute, das Herz erkennt dann spontan, dass es wieder wirklich genährt wird und (potenziell) unbegrenzt fühlen darf.

Feel-The-Pure-Energy   Nr. **7**

HEILT GEBROCHENE HERZEN

Zutaten: Lebensenergie •
Licht • Liebe

Was zerbrochen ist, kann im »Mixer der bewussten Wahrnehmung« durch feines Pürieren von Lebensenergie und Licht und Liebe mit unendlicher Drehzahl wieder vermengt und dadurch heil werden. Durch die Heilung entsteht ein neuer Zustand, in dem keine Herzen mehr brechen. Nur was vereint ist, ist geheilt.

Vorsicht: Lassen Sie den Mixer nicht zu lange (»auf unendlich«) laufen! Sie sollten immer die Option behalten, in den Zustand zurückkehren zu können, in dem die Zutaten wieder getrennt sind.

Es besteht aus empirischer Sicht kein Zweifel daran, dass der grüne Smoothie den Herzimpuls im Menschen stärkt und ihn sensibler für die feinstofflichen Schwingungen macht. Auf diese Weise stärkt er Mitgefühl, Selbstverantwortung und Eigeninitiative. Er ist kein herkömmliches Nahrungsmittel, das kurzzeitig unsere Geschmacksknospen stimuliert und den Körper mit Kalorien versorgt, damit er kurzfristig Leistung erbringen kann. Nein, er bewirkt etwas in dem, der ihn trinkt, was aus einer »anderen Welt« zu kommen scheint und die grünen Pflanzen als »Vermittler« gewählt hat. Diese »andere Welt« ist nirgendwo anders. Sie ist hier und durchdringt alles und jeden und ist die Grundlage unserer Existenz. Der grüne Smoothie ist daher für mich kein konventionelles Lebensmittel, das uns in unserer temporären körperlichen Gestalt am Leben erhält, sondern ein »Seinsmittel«, das uns potenziell mit unserem wahren Sein verbindet. Das neue Ernährungsparadigma lautet dementsprechend wie schon angedeutet: Wir leben nicht von chemischen, biologischen und physikalischen Substanzen, die wir mit der Nahrung aufnehmen und die auf bestimmte (zum Beispiel von der DNA vorgegebene) Weise miteinander reagieren, sondern von *Lichtenergie,* die die körperlichen Abläufe von der Einheitsebene aus steuert und synchronisiert. Je empfänglicher wir für das Licht werden und je besser wir es im Körper leiten können, desto mehr kann sich unsere Nichtgetrennte Natur offenbaren.

Einfach und lecker: Jeder kann sich gesund ernähren

Der zweite wichtige Faktor, mit dem der grüne Smoothie ein neues Ernährungsparadigma einleitet, ist die Tatsache, dass er es jedem ermöglicht, sich gesund zu ernähren. Grüne Smoothies herzustellen ist kinderleicht. Und wer nicht viel Zeit und Aufmerksamkeit auf seine Ernährung legen will oder kann, der kann sich trotzdem ein gewisses Grundpolster an Vitalstoffen zulegen. Und außerdem muss ja nicht jeder selbst Hand an den Mixer legen. Schon heute gibt es Menschen, die täglich frische Smoothies in der Nachbarschaft ausliefern, und in Zukunft wird man sich auch die Zutaten frisch nach Hause schicken lassen können. Das grüne Netzwerk der nachbarschaftlichen Gesundheitshilfe ist ja erst im Begriff zu entstehen. Ich hoffe nicht, dass der grüne Smoothie jemals pasteurisiert und in Flaschen abgefüllt wird, denn dann wäre die Lebensenergie verloren gegangen. Noch habe ich niemanden getroffen, der sich dies wirklich vorstellen kann, denn jeder spürt instinktiv die Zauberkräfte, die nur dann von den grünen Blättern freigegeben werden, wenn jeder sie ihnen selbst entlockt.

Schnitt! Sprung zurück in die Antike: Krieger belagern eine Stadt mit hohen Mauern und können sie nicht einnehmen. Not macht erfinderisch, und jemand hat die zündende Idee. Und weil er sie damals hatte, kann ich heute den Vergleich ziehen. Auch der grüne Smoothie ist nämlich ein »Trojanisches Pferd«, mit dessen Hilfe sich die Vitalstoffe ins Körperinnere schmuggeln. Und wer einmal vom grünen Blut geleckt hat, will mehr davon. Erst der Mixer, dann die Wildkräuter, dann die gezielte Vorbeugung und Behandlung von gesundheitlichen Beschwerden. Der Mensch wird ermutigt, wieder für sich selbst zu sorgen. Schon heute entstehen Netzwerke mit einem regen Erfahrungsaustausch. Das stärkt die direkte Kooperation und den authentisch selbst erlebten Wissenstransfer von Mensch zu Mensch. Der grüne Smoothie ist auch deshalb ein Geschenk der Natur, weil er sich eben nicht als Industrieprodukt eignet. Im Gegenteil:

Er trägt dazu bei, dass wir uns Schritt für Schritt von industriell hergestellter Nahrung verabschieden und uns das, was
unser Körper wirklich braucht, selbst zubereiten. Je mehr
wir uns an einen möglichst hohen Anteil von rohköstlicher
Nahrung gewöhnen, desto unabhängiger und freier werden
wir in unserem Essverhalten. Wir essen verstärkt das, was
da wächst, wo wir leben, und was die Jahreszeit uns anbie-
tet. Im Winter greifen wir dann halt auf gefriergetrocknete
Kräuter zurück – nicht gerade eine Biophotonendusche, aber
was soll's? Immer noch spürbar besser als gar keine Kräuter.

Feel-The-Pure-Energy   Nr. **8**

GRÜNER PULVERSTAUB

Zutaten: Ananas • Gojibeeren • Pak Choi •
Moringapulver • Currygewürz

Wenn Sie auf Wasser verzichten, »staubt« es schön, und Sie bekommen statt eines Power-Drinks eine leckere Raw Asia Soup zum
Löffeln, die Sie mit einem kleinen Pak-Choi-Blatt-Schiffchen und
ein paar Gojibeeren als Passagieren garnieren können.

Die vielfältige individuelle Kombinierbarkeit ist ein weiteres
wesentliches Merkmal des neuen Paradigmas. Nicht mehr
ein Produkt, das alle gedankenlos konsumieren, sondern
ein Produkt, das von allen nach persönlichen Vorlieben und
Ernährungszielen selbst zubereitet wird. Die ganze Produkti-
onskette bleibt beim grünen Smoothie und generell bei rohköstlichen Nahrungsmitteln in der Hand des Verbrauchers,
wie es so schön heißt. Einkaufen/Sammeln, Zubereiten/

Mixen, Abfall/Entsorgen – alles geschieht aus einer Hand. Da wird der Bürger dann endlich richtig *münd*ig, wenn er sich nicht mehr alles, ohne viel nachzudenken, in den Mund steckt, sondern vorher beobachtet, überlegt und den Lebensenergie-Selbsttest macht.

Wie ist es nur dazu gekommen, dass wir überhaupt etwas essen, was uns *nicht* wirklich nährt? Ein solcher Umkehrschluss ist sehr erhellend, und ich bin mir sicher, dass Ihnen sofort ein paar gute Argumente dafür einfallen.

Nicht nur Trinkgenuss, sondern fühlbare Lebensenergie

Noch ein besonderes Merkmal des neuen Ernährungsparadigmas: Die Nahrung ist gesund *und* schmeckt! Wobei uns nur dann etwas auf Dauer mundet, wenn wir es immer wieder neu kombinieren können. Der Genuss bekommt einen ganz anderen (energetischen) Stellenwert, wenn er nicht mit Müdigkeit, Verdauungsstörungen, Kater, Übergewicht und so weiter bezahlt werden muss. Der grüne Smoothie koppelt den Genuss vom schlechten Gewissen ab. In vielen Menschen wirkt ja der Mechanismus, dass sie etwas »genießen« können, obwohl es ihnen nachweislich nicht guttut. Zigaretten, Alkohol und Kaffee sind nur drei Beispiele von vielen. Ein solcher »Genuss« ist dann auch eher eine Sucht. Der Süchtige verspürt einen vermeintlichen »Genuss«, wenn er sich das Objekt seiner Sucht zuführen kann und dadurch aus seinem Mangelstress herauskommt. Mit *wirklichem* Genuss, den wir uns selbst zuführen, weil wir uns etwas Gutes tun wollen, hat das nichts zu tun.

SÜCHTE AUSTRICKSEN

Es gibt eine gute Übung, die eigenen Süchte zu erkennen und ihnen ein Schnippchen zu schlagen. Verändern Sie (soweit sich Ihnen die Voraussetzungen dafür bieten) eine Woche lang jeden Tag den Ablauf der Ereignisse. Stehen Sie zu verschiedenen Uhrzeiten auf; essen Sie mal früher oder später; wählen Sie ständig andere Nahrungsmittelkombinationen; verzichten Sie auf das, worauf Sie unter keinen Umständen verzichten zu können glauben; tun Sie Dinge, die Sie sonst nie tun würden …

Mit anderen Worten: Bringen Sie Schwung in Ihre Routinen, und geben Sie der Sucht keine Chance, sich als Gewohnheit zu tarnen. *Rock your life!* Wirbeln Sie alles mal richtig durcheinander – es macht großen Spaß und fühlt sich sehr frei an!

Und noch etwas ist neu: Der Genuss – ich nenne ihn an dieser Stelle bewusst »der *wahre* Genuss« – hat eine wichtige Funktion in der Ernährung. Er wirkt nämlich wie die offene Hand und »öffnet« die Zellen im Dünndarm für die Nahrungsaufnahme. Unser Körper ist ja intelligent. Wenn etwas nicht schmeckt, bleibt er misstrauisch, ob die Nahrung auch tatsächlich wertvoll für ihn ist. Nur was schmeckt, bekommt einen Passierschein erster Klasse ausgestellt. Leider hat diese Tatsache nicht zwangsläufig zur Folge, dass wir alles, was uns schmeckt, auch hundertprozentig aufnehmen und vertragen. Auch dafür ist unser Körper nämlich zu intelligent. Der Körper kann sich an künstliche Geschmäcker gewöhnen und auch ungesunde Sachen genießen. Letztlich landet aber nicht alles in den Zellen, was die genießende Zunge durch Schlucken in den Magen befördert. Zum Glück, denn sonst würden wir uns unter Umständen sehr schaden. Was jedoch nicht in den Körperzellen landet und dort seine energetische Wirkung entfalten kann, muss abgelagert werden – sei es in den Arterien und Venen, dem Fettgewebe, den Gelenken oder den Knochen. Und irgendwann, wenn wir nur noch eine große »Müllhalde« geworden sind, stellt der Körper dann seinen Betrieb ein. Jedes Maß ist einmal voll.

Feel-The-Pure-Energy Nr. **9**

GEVATTER TOD ZIEHT MISSMUTIG VON DANNEN

Zutaten: Blatt einer alten Sense • Grünspan • Apfel mit aufgemaltem Totenkopf (bitte Lebensmittelfarbe benutzen!) • totes Wasser

- Diese Zutaten bitte *nicht* mixen, sondern nur kontemplieren!
- Fühlen Sie die Kraft der Vergänglichkeit, des ewigen Wandels! Die Lebensenergie ist der Motor der Veränderung und durchströmt »Leben« und »Tod« gleichermaßen.
- Besuchen Sie mal wieder einen Friedhof. Manche (Wald)friedhöfe sind regelrechte Parkanlagen, in denen keine Hunde laufen. Sie eignen sich sehr gut zum Kräutersammeln.

Der einzige wirkliche Genuss, der obendrein noch supergesund ist, besteht darin zu fühlen, wie die Lebensenergie durch den Körper strömt und ein gutes Gefühl erzeugt. Ein solcher Genuss wird nicht kurz stimuliert und verschwindet dann gleich wieder, sondern er wird zu einem dauerhaften Wohlbefinden, wenn wir darauf achten, täglich Lebensenergie zu tanken und ungehindert im Körper zirkulieren zu lassen. Der Wunsch nach schneller Stimulation ist ein Zeichen von Sucht; ein Teufelskreis mit ständigem An und Aus, der den Körper frühzeitig auslaugt. Der grüne Smoothie hilft Ihnen dabei, Ihr System umzustellen und schließlich gar nicht mehr auf Stimulation aus zu sein. Wer Stimulation braucht, befindet sich in einem Mangelzustand. Wer stattdessen die Lebensenergie in sich kultiviert, kennt bald überhaupt keinen energetischen (körperlichen, emotionalen und geistigen) Mangelzustand mehr, weil die Einheitsebene ihn durchströmt und mit dem Nichtgetrennten Sein verbindet. Wer den Zustand des Trennens nicht ständig neu aktiviert, wird immer bedürfnisloser und zufriedener, weil er immer mehr in der *Fülle* lebt. Süchte haben dann keine Chance mehr. Das Körpergefühl *selbst* ist in jedem Moment purer Genuss. Und was sollen Altern und Sterben jemandem anhaben können, der weiß und fühlt, dass er weder Körper noch Geist, sondern Bewusstes Licht ist?

Auf den Punkt gebracht, besagt das neue Ernährungsparadigma also: Wir nehmen immer mehr die Nahrung zu uns, die uns nicht von dem abschneidet, was wir eigentlich sind und was uns *wirklich* nährt! Oder positiv ausgedrückt: Essen wird zur kontemplativen Erfahrung der direkten Verbundenheit mit der Einen Lebensenergie. Die tägliche Nahrungsaufnahme wird zur stillen Meditation ...

Science says we are the body.
Psychology says we are the mind.
Religion says we are the soul.
But what are we - in reality?
We are Consciousness Itself![28]

Das »Smooth«-Prinzip

Das »Smooth-Prinzip« könnte auch flapsig das »Schmuseprinzip« genannt werden. Es trifft den Nagel so auf den Kopf, dass er perfekt in der Wand sitzt und das Bild unserer Vorstellung hält. Stellen Sie sich also vor, Sie schmusen mit Ihrem Liebsten oder Ihrer Liebsten. Den meisten macht diese Beschäftigung Spaß, weil sie wohltut, körperliche Nähe herstellt und (in der Regel) frei von Anstrengung ist. Es bedarf ebenfalls keiner besonderen Mühe, auf der Ernährungsebene über die grünen Smoothies den Zugang zu der unerschöpflichen Energiequelle des Nichtgetrennten Seins sowie der Unerschöpflichkeit, Fülle und Einheit herzustellen. Es wird einfach auf der bewusst fühlenden Ebene wieder die Verbindung hergestellt. Es geht weder darum, sich etwas zu erkämpfen, noch darum, sich zu irgendetwas zu zwingen. Auch geht es nicht um Tempo und schon gar nicht um das Erreichen hochgesteckter Ziele. Die erste Qualität des Smooth-Prinzips besteht darin, dass der Kopf mehr oder weniger ausgeschaltet ist. Zumindest in seinem Absolutheitsanspruch, alles bestimmen zu wollen. Der Kopf macht Stress, während das Herz entspannt bleibt, weil es immer schon die Verbindung spürt und sich nicht gegenüber anderen (die der Kopf durch seine getrennte Sichtweise erst herstellt) beweisen muss.

Da der grüne Smoothie über die Herzensebene wirkt, hat er nichts Forderndes und Bedrohliches. Er kann einfach ohne

Vorbedingungen in die bestehende Ernährungsweise Einzug halten. Wir spüren dann, wie »smooth« es sich anfühlt, Lichtenergie zu tanken. Sie durchströmt einen einfach. Ihre Auswirkungen sind Wohlbefinden, Klarheit und Fitness, aber diese Qualitäten stellen sich »wie von selbst« ein, wenn man dem wohligen Schauer der Energiedusche im Innern nachspürt. Es ist ein sanfter Vorgang, der den Körper durchlässiger und weicher macht, sodass die Lebensenergie immer freier im Körper zirkulieren kann und ihn auf diese Weise immer stärker mit der Einheitsebene verbindet.

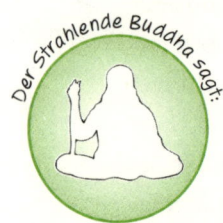

Der Strahlende Buddha sagt:

>»You become
what you meditate on.«

Genuss und Freude sind der Motor der Veränderung

Zum »Smooth-Prinzip« gehört außerdem, dass die Veränderung nicht durch unbeirrbaren Willen und ständigen Leidensdruck vonstattengehen *muss*, sondern mit Genuss und Freude geschehen *kann*. Bislang haben wir uns als Gattung eigentlich immer nur dann wirklich verändert, wenn wir keine andere Chance mehr hatten und wir einfach durch äußere Umstände dazu gezwungen waren, unser Verhalten zu korrigieren. Viele fühlen sich deshalb auch als Opfer der Veränderung und wollen daher lieber alles beim Alten lassen. Wenn wir jedoch wieder die Ungeteilte Energie der Einheitsebene in uns fühlen und wahrnehmen, erkennt unser System (wenn auch zuerst unbewusst), dass Energie immer fließt, neue Formen hervorbringt und sie wieder zerstört, ohne davon jemals in irgendeiner Weise beeinflusst zu werden. Die Eine Lebensenergie nimmt niemals ab und niemals zu. Sie *ist* einfach und »spielt« mit ihren inhärenten Möglichkeiten – nämlich zugleich Masse *und* Energie zu sein.

Dass wir nur das Teilchen *oder* die Energie beobachten können, stimmt für das beobachtende Gehirn, das glaubt, von seiner Beobachtung getrennt zu sein. Vom Herzen aus betrachtet, sieht die Sache jedoch ganz anders aus, denn *das Herz* ist in seiner fühlenden Eigenschaft niemals und von

Free Feeling Exercise   Nr. **6**

MASSE ODER ENERGIE?

Wenn wir unseren Körper mit offenen Augen betrachten, fühlt er sich an wie ein Körper: fest und schwer, hart und weich, groß oder klein und so weiter.

Wenn wir unseren Körper jedoch nicht betrachten, sondern einfach nur mit geschlossenen Augen grenzenlos fühlen, dann nehmen wir uns (im entspannten Zustand) als fühlende Energie wahr, als nichtlokales Bewusstsein.

Eine so einfache Bewegung wie das Öffnen und Schließen der Augen versetzt uns (wenn wir bewusst wahrnehmen, was wir tun) in einen anderen Seinszustand. Ist das nicht erstaunlich?

Quintessenz: Wir können in jedem Moment erfahren, dass wir Masse *und* Energie sind!

Machen Sie diese Übung immer wieder, damit Sie die gesamte, hundertprozentige Großartigkeit des Seins erfahren und nicht glauben, Sie wären eine »halbe Portion«.

nichts getrennt. *The heart is all inclusive!* Und unsere fühlende Wahrnehmung bestätigt es ja auch: Wir erleben uns sowohl als (augenscheinlich) manifester Körper wie auch als fühlende Energie. Was von beidem sich für uns in jedem Moment realisiert, hängt ganz von unserer Sichtweise und daher davon ab, auf was wir unsere Aufmerksamkeit richten.

Wer sein gesamtes Sein lebt, der lebt Veränderung. Genuss und Freude sind nicht länger kurze emotionale Erholungspausen in allgemeiner Trübsal und Depression, sondern sie sind eine innere Haltung, die *ja* zum Leben sagt. *Be smooth –* komm, schmus mit mir! Auch inmitten von Geborenwerden, ständiger Veränderung und Sterben ist es möglich, seinen Humor nicht zu verlieren.

Nr. **5**

Individueller Input

DER »GLÜCKSFAKTOR« DES GRÜNEN POWER-DRINKS

Seit zweieinhalb Jahren genieße ich mittlerweile schon grüne Smoothies. Fast täglich danke ich mir und allen daran Beteiligten, dieses einzigartige Getränk kennengelernt zu haben. Schon der erste Schluck nach einer Darmreinigungskur fühlte sich an, als würden meine Verdauungsorgane mit einer starken Taschenlampe durchleuchtet. Weil ich auch nach einigen Minuten durch ein leichtes Kribbeln unter der Schädeldecke die energetischen Auswirkungen des Genusses wahrnahm, war für mich eine Möglichkeit gefunden, das leichte und freudvolle Körpergefühl nach der Kur durch grüne Smoothies fortzuführen.

Bis heute hat sich diese Wahrnehmung gehalten und sogar noch erweitert. Durch dieses Getränk am Morgen haben sich meine Essgewohnheiten stark verändert, und mein Bewusstsein hat sich geweitet, sodass der Wunsch nach lebendiger Nahrung tagsüber meist an erster Stelle steht.

Durch das Entschlacken, das eine Begleiterscheinung beim Trinken des Wundertranks ist, habe ich anfangs sieben Kilogramm abgenommen. Das hat sich bis heute gehalten, und ich fühle mich beweglicher, leichter und voller Tatendrang.

Der morgendliche Gang, meist barfuß, zum Sammeln von Kräutern für den Smoothie ist inzwischen so eine Art Meditation geworden und hilft mir, eine freudige Verbindung zur Natur zu erhalten.

Für meinen Körper und mein Lebensgefühl ist der grüne Smoothie sowohl materiell als auch feinstofflich-energetisch eine glückliche Bereicherung.

.... ERWIN MISCHKIN, STARNBERG

Empfänglich werden für das, was immer schon da ist

Das »Smooth-Prinzip« besteht also letztlich darin, einfach zuzulassen, dass die *Wirklichkeit* das ist, was sie ist. Suche und Kampf sind dann zu Ende. Der »Krieg« mit der eigenen Existenz und den (vermeintlich) harten Lebensbedingungen ist vorbei. Statt verkrampftes Anstrengen einfach entspanntes Zulassen. Wenn wir mit der Lebensenergie kooperieren, müssen wir uns nichts und niemandem in den Weg stellen. Wir lassen einfach das geschehen, was von der Einheitsebene aus geschehen will. Und zwar als spielerischer Ausdruck und nicht als zielgerichtete Notwendigkeit, um ein »Endziel« in der Entwicklung der Welt zu erreichen.

Spiritueller Exkurs

DIE SINNLOSIGKEIT DER SUCHE

Die Suche nach besseren Bedingungen und nach Erfüllung ist völlig sinnlos. Vom Blickwinkel der Ungeteilten Wirklichkeit an sich aus betrachtet, ist alles immer schon alles. Nur wenn wir unsere Wahrnehmung von diesem Zustand abwenden und die Fülle nicht in jedem Moment erfahren, haben wir das Gefühl, dass uns etwas fehlt. Und dieses Gefühl motiviert uns dazu, das, was fehlt, zu erlangen oder besser: wiederzubekommen. Da wir in unserem wirklichen Wesen nichtgetrennt sind, haben wir natürlich auch in uns den Impuls nach Fülle, Nichtgetrenntheit und absolutem Glück. Aber anstatt zu suchen und niemals zu finden, können wir den Impuls zur Suche erkennen und durchschauen und uns an den liebe-glückseligen, nichtgetrennten Zustand erinnern, in dem wir immer schon existieren – auch in diesem Augenblick!

Destruktion und die Erfahrung von Leid können nur aus der Getrenntheit heraus entstehen, weil die getrennte Sichtweise (das »Ich«) den freien Fluss der Lebensenergie blockiert und für die eigenen Zwecke missbraucht. Alles hat seinen Preis. Wer sich selbst zum Schöpfer aufschwingt, den trifft es hinterher umso härter, wenn er zum Schluss beim Löffelabgeben nicht nur sein Essbesteck loswird.

Viele berichten, dass sie weniger vom »grünen Schlabber« (wie es einmal eine waschechte Berlinerin ausgedrückt hat) trinken, wenn sie unter großem körperlichem und emotionalem Stress stehen. Genau dann ist es aber wichtig, sich sozusagen »antizyklisch« zu verhalten und täglich an der grünen Zapfsäule vorzufahren. Da der grüne Smoothie unser Körpersystem als Ganzes harmonisiert, weil Licht-informationen in Form von Biophotonen und Vitalstoffen in alle Körperzellen gelangen, ist er ein genialer Trunk, um Schritt für Schritt die eigene Wahrnehmung zu sensibilisie-ren. Die grünen Blätter haben ein enormes Potenzial, uns wieder in unsere fühlende Mitte zu bringen, aus der heraus wir unser Leben klar betrachten können. Negativer Stress ist niemals zu rechtfertigen, denn er ist einfach nur unnötig und ein alarmierendes Anzeichen von akuter Abspaltung von der Ganzheitlichkeit des Seins. Positiver Stress ist ebenfalls nicht nötig, wenn Sie nur das tun, was Sie *wirklich* tun möch-ten. Und ein solch authentisches Leben zu führen ist unser aller Aufgabe. Das Leben ist manchmal leicht und manch-mal schwer, aber immer *ist* es. Und daher lässt es sich auch bequem in drei Wörtern zusammenfassen: *Es geht weiter ...*

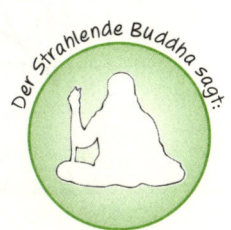

»Self-contraction is
your own activity.«

Das »Smooth-Prinzip« wirkt auf allen Ebenen

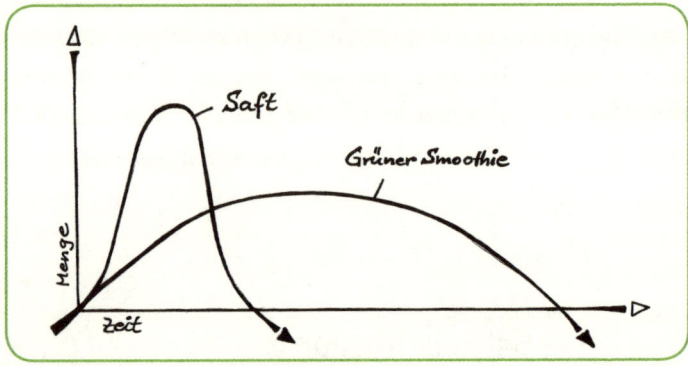

Beim Saft wird der Fruchtzucker schnell in Blutzucker und damit Energie umgewandelt. Die Kurve fällt dann auch schnell wieder. Beim grünen Smoothie wird der Fruchtzucker langsam in Blutzucker umgewandelt und fällt nicht rapide wieder ab. Die Energie steht dem Körper dadurch länger zur Verfügung.

Schauen wir uns nun an, wie das Prinzip der sanften Energie all unsere Widerstände weichspült. Das Ergebnis ist eine völlig andere psychische und physische Lebensgrundlage. So wie ich mich auf einem Planeten zu Hause fühle, der mich mit grünen Blättern versorgt, so fühle ich mich mit einem Nahrungsmittel verbunden, das mich wirklich nährt. Und zwar auf *allen* Ebenen des Seins.

Das Wesen des »Smooth-Prinzips« besteht darin, dass es nicht um kurzfristige Stimulation geht, sondern um langfristiges Wohlbefinden. Dies lässt sich an zwei Kurvenverläufen anschaulich machen (siehe Abbildung). Beim Saft wird die Fruktose schnell in Blutzucker umgewandelt. Die energetisierende Wirkung ist schnell und kurzfristig. Beim grünen Smoothie bewirken die Inhaltsstoffe der grünen Blätter, dass die Fruktose aus dem Obst langsam aufgenommen wird und daher länger energetisierend wirkt. Die Lichtenergie, die durch das Pflanzengrün in die Körperzellen gelangt, bewirkt außerdem, dass man im Tagesverlauf keine Energielöcher mehr hat, weil kein energetischer Mangelzustand mehr entstehen kann, wenn Sie (über den Tag verteilt) mindestens einen bis anderthalb Liter grüne Smoothies trinken oder löffeln.

Körperlich: Reinigung, Regeneration und Verjüngung

Der grüne Smoothie führt zu einer unmittelbaren zellulären Reinigung, weil er dem Körper die Lichtenergie und die Vitalstoffe zuführt, die dieser braucht, um seine Selbstheilungskräfte zu mobilisieren. Dabei geht es am Anfang ja noch nicht mal um Heilung, sondern mehr um einen ganz gewöhnlichen Hausputz. Viele Menschen glauben, sie vertrügen den grünen Power-Drink nicht, weil ihnen nach dem Trinken übel wird oder sie Kopfschmerzen oder Verdauungsprobleme bekämen. Meistens ist genau das Gegenteil der Fall: Sie vertragen und benötigen die grünen Blätter so stark, dass der Körper sofort anfängt, sich des »Mülls« zu entledigen, den er nur widerwillig eingelagert hatte. Der Energiepegel steigt und damit die Kraft, die körperfremden

Schadstoffe aus den Zellen zu befördern. Sie gelangen dann in die Blutbahn und können beim Abtransport Unwohlsein und Schwächegefühle auslösen. Sollte das bei Ihnen der Fall sein, dann empfehle ich Ihnen, am Anfang nur eine geringe Dosis zu sich zu nehmen und diese dann langsam zu steigern. Nicht zu empfehlen ist eine Art »Hardcore-Detox«, bei der gleich vollständig auf grüne Smoothies umgestellt wird. Auch in diesem Zusammenhang dürfen wir nicht das »Smooth«-Prinzip vergessen. Gehen Sie immer sanft mit sich um, und denken Sie zu jeder Zeit an Ihr ganzheitliches Wohlbefinden.

Feel-The-Pure-Energy   Nr. **10**

ARTERIENPUTZER

Zutaten: Sanddorn • Sanddornblätter • lebendiges Wasser (wenig)

Diese Kombination ergibt einen herb-fruchtigen »Kick«, den Sie sich regelmäßig setzen sollten, um Ihre Kapillaren zu pflegen. Am besten bereiten Sie 300 Milliliter von dem Arterienputzer zu, die Sie dann im Verlauf von drei Tagen trinken können. Trinken Sie nicht alles auf einmal, dazu ist diese Naturmedizin zu schade.

Das »Smooth-Prinzip« der Reinigung besteht darin, dass die reinigenden Energien des Körpers wieder in Fluss gebracht werden. So wie der Smoothie aus dem Glas fließt, fließt er auch durch unseren Körper und stärkt den allgemeinen Energiefluss in und zwischen den Zellen. Die Reinigung wird auf sanfte Weise angeregt und nicht durch harte Mittel erzwungen.

Wenn unser System gereinigt ist, kann es regenerieren und wieder seine ungestörte, von Natur aus vorbestimmte Funktion annehmen. Nur ein regenerierter Organismus ist in der Lage, tiefer und unbegrenzter zu fühlen. Alte Kräfte sind plötzlich wieder da, deren Nachlassen man schon mit dem zunehmenden Alter zu begründen versucht hatte. Aber das Alter ist keine Ausrede mehr! Wenn wir das leben, was uns wirklich nährt, bekommt unser Körpergefühl entweder Flügel oder wird richtig geerdet, je nach individuellem Bedarf. Was wir heute als »gesund« betrachten, ist ja noch lange nicht das Ende der Fahnenstange. Es wartet noch ein ganz anderes Wohlbefinden auf uns, wenn wir dem »Smooth-Prinzip« Raum in unserem Leben geben und dafür sorgen, dass unser Energieniveau auch mit zunehmendem Alter ansteigt, anstatt abzunehmen. Allerdings geht die Energie dann vielleicht nicht mehr primär in die Muskeln, sondern in die Intensität des Fühlens und die Qualität der geistigen Klarheit!

Wenn der Flow fließen kann und darf, kommt es auch automatisch zu einer Verjüngung. Menschen, die uns länger nicht gesehen haben, erkennen uns plötzlich nicht mehr wieder: Unsere Ausstrahlung und (nicht nur körperliche) Beweglichkeit nehmen zu, und wir gehen »weicher« mit den Dingen um, anstatt gegen jede Kante des Lebens zu laufen und uns neben blauen Flecken auch unablässig Falten zu holen.

Der grüne Smoothie ist daher auch das beste Anti-Aging-Mittel, das ich jedoch lieber »No-Fear-of-Age-Mittel« nennen möchte, denn eine Anti-Haltung ist nicht »smooth«. Die Energie wird blockiert und kann nicht fließen. Auf sanfte Weise energievoll zu altern ist schon okay, glauben Sie es mir!

Emotional: Entspannung, Fühlen, Balance

Sobald wir uns nicht *eins* mit allem fühlen, sind wir angespannt, haben wir Angst vor dem, was »von außen« auf uns zukommt. In der Ungeteilten Wirklichkeit ist *das Sein* aber entspannt, weil es einfach niemals bedroht werden kann. Es ist schlicht und einfach nichts anderes da, was bedrohen könnte. Kein Gegenüber existiert, um einem Angst einzujagen. Das »Smooth-Prinzip«, das durch die grünen Smoothies Einzug in unsere tägliche Ernährung hält, stärkt das entspannte Fühlen. Das Wirklich-genährt-Sein, das dadurch entsteht, dass unsere Zellen voller Licht sind, hat unmittelbar eine heilsame Wirkung auf unseren Irrglauben, dass wir nur *dann* glücklich und zufrieden wären, *wenn* wir das hätten oder erführen, was wir jetzt nicht haben oder erfahren. Ein solches Denken ist die perfekte Anleitung für einen schlechten Tag. Es ist unglaublich, wie uneingeschränkt wir für unsere eigenen Emotionen verantwortlich sind. Sie suchen uns nicht heim, wir sind keine Opfer. Kein anderer hat Schuld an unserer miesen Laune.

In der getrennten Sichtweise existiert immer das eine *und* das andere. Zwei entgegengesetzte Zustände wechseln sich ständig ab, und wir haben das Gefühl, unsere Erfahrung nicht kontrollieren zu können. Diese Erfahrung des Ausgeliefertseins schafft ein grundlegendes Ungleichgewicht in unserer Wahrnehmung. Erst wenn wir wieder zu einer Balance im körperlichen Empfinden kommen, etwa weil unsere Zellen mithilfe des grünen »Lichtbringers« randvoll mit Biophotonen sind, haben wir eine Chance, aus dem täglichen Hamsterrad abspringen zu können, weil wir halt nicht mehr unbewusst annehmen, dass es sich immer dre-

KEINE ANGST VORM FÜHLEN

Manche Menschen lassen nicht so gern Gefühle zu oder haben sich sogar gänzlich aus ihren Gefühlen zurückgezogen, weil sie in der Vergangenheit schmerzliche Erfahrungen gemacht haben und nicht wieder verletzt werden wollen. Wer sich über die Jahre als Prophylaxe einen Panzer zugelegt hat, der darf hoffen, diesen in der Gegenwart unnötigen Schutzschild ablegen zu können.

Wir üben jetzt, den Unterschied zwischen (begrenzten) Emotionen und (unbegrenztem) Fühlen zu erspüren, denn eigentlich sind es immer nur die Ängste vor den Emotionen, die Menschen dazu veranlassen, sich emotional abzuschotten.

Es gibt drei grundlegende Emotionen: *Wut, Angst* und *Trauer.* Die vierte Emotion, der *Ärger,* ist keine Gefühlsqualität, sondern lediglich eine mentale Reaktion. Wir beschränken uns also auf die drei »wahren« Emotionen:

- Auf wen oder was sind oder waren Sie *wütend?* Stellen Sie sich die Person oder die Situation vor, und fühlen Sie erneut Ihre Wut. Ja, steigern Sie sich richtig in sie hinein! Wunderbar! Wie fühlt sich Wut an? Ziemlich kraftvoll, nicht wahr? Sie ist eine ausgezeichnete natürliche Energiequelle, wenn es darum geht, sich zu behaupten oder etwas zu verändern.

- Fühlen: Vergessen Sie nun Ihre Wut, und atmen Sie ruhig ein und aus. Sie sind nicht mehr wütend. Was fühlen Sie jetzt, wo die Emotion verflogen ist? Sie fühlen einfach das Leben – oder genauer: Sie fühlen Ihren Körper und seine Umgebung. Gut! Heben Sie jetzt die vermeintliche Trennung auf, und fühlen Sie Ihren Körper und die Umgebung *gleichzeitig.* Spüren Sie den Unterschied im Fühlen? Wenn Sie Körper *und* Umgebung gleichzeitig fühlen (siehe auch Free Feeling Exercise Nr. 1), wird das Fühlen zu dem Medium, in dem Sie selbst und alle Dinge, die Ihre getrennte Wahrnehmung registriert, in Erscheinung treten.

- Dieses Fühlen ist das *Sein* an sich. Im Zustand des Bewussten Lichts wird es lediglich allumfassend, ohne von irgendeiner getrennten Wahrnehmung gestört und begrenzt zu werden.

Machen Sie diese Übung auch mit den Emotionen *Angst* und *Trauer*. Verfahren Sie dabei so wie für die Emotion *Wut* beschrieben. Schaffen Sie Raum für das Fühlen. Auch hier wirkt das »Smooth-Prinzip«: Das Leben fühlt sich weich an, wenn wir uns erlauben, es wirklich zu fühlen. Vergessen Sie also ruhig mal öfter Ihren Kopf – Sie müssen ihn dabei ja nicht gleich verlieren!

hen müsste und wir keine andere Chance hätten, als endlos zu strampeln.

Ich habe lange gebraucht, um diese Tatsache zu begreifen. Ich musste meinem stillen Fühlen mehr Raum geben und nicht reflexartig auf meinen laut schreienden Kopf hören, dessen Gedanken oft nur Verwirrung erzeugen, weil sie (schon von den Begriffen her) auf einem falschen – nämlich getrennten – Weltbild beruhen. Das wahre Sein ist »smooth«, und der grüne Smoothie erinnert uns jeden Tag daran, wenn wir ihn genussvoll die Kehle hinunterfließen lassen.

GEDANKENLOSE SAUFEREI

Machen Sie sich bei diesem Trunk keine Gedanken um die richtige Kombination der Zutaten. Nehmen Sie alle Obst-, Gemüse- und Salatreste aus dem Kühlschrank und stopfen Sie diese in den Mixbehälter. Gießen Sie den Rest aus Ihrer Wasserkaraffe hinzu. Pürieren Sie zuerst auf kleiner Stufe und dann mit höchster Drehzahl so lange, bis Sie einen schönen Mischmasch haben, der mit hoher Wahrscheinlichkeit nicht sehr appetitlich aussieht. Entweder Sie machen die Augen zu und konsumieren Ihr Resteessen tatsächlich, oder Sie gießen das Endprodukt Ihrer Kühlschrank-Ausräumaktion in vertretbarer Dosis als Vitalstoff-Powerdünger an besonders bedürftige Zimmerpflanzen. Schließlich ist es wichtig, den Pflanzen auch einmal dankend etwas zurückzugeben.

Geistig: Wahrnehmen, Erkennen und erweiterte Sicht

Auch auf dieser Ebene wirkt das Prinzip des »Smooth Operator«, um an dieser Stelle mal den Titel eines Hits aus dem Jahr 1984 zu bemühen, den wir Älteren noch gut in Erinnerung haben. Eine Wahrnehmung, die über die Identifikation getrennter Subjekte und Objekte hinausgeht, wird fließend, weich, verliert ihre scharfen Kanten. Ich nehme den »Smooth Operator« als eine Art Weichspüler wahr, der die Dinge in ihrem richtigen, weil auf der Ungeteilten Wirklichkeit beruhenden Licht wahrnimmt. Es ist nicht das Licht, das von Oberflächen zurückgeworfen wird und unser herkömmliches Sehen erzeugt. In der Wirklichkeit an sich brauchen wir keine Augen. Sie sind ein biologischer Mechanismus, um Getrenntheit wahrzunehmen. Die Nichtgetrennte Einheit wird im Bewusstsein wahrgenommen, gänzlich ohne Anstrengung. Den scharfen Blick haben wir uns nur mit unseren physischen Sehorganen angewöhnt. Er wird im Gegensatz zum tiefen Blick jedoch von den Oberflächen zurückgeworfen und sieht immer nur sich selbst. Und obendrein noch so, wie er sich selbst sehen will. Wir sind wie Narziss in unser eigenes Selbstbild verliebt und werden auch sein Schicksal erleiden, wenn wir nicht unseren Blick vom funkelnden Teich abwenden.

Nr. **6**

....

Spiritueller Exkurs

DAS »ICH« IST EINE SPRACHLICHE KONVENTION

Wenn wir unsere Sprache näher untersuchen, dann wird schnell klar, dass das, was wir »ich« nennen, nur eine sprachliche Übereinkunft darstellt, die von Generation zu Generation weitergegeben wird. Indem wir »ich« zu uns sagen, trennen wir uns immer wieder aufs Neue vom »Du«. Unsere Sprache spielt also eine wesentliche Rolle, um die getrennte Sichtweise im Prozess des Sprechenlernens zu etablieren und zeitlebens aufrechtzuerhalten.

Adi Da Samraj spricht in diesem Zusammenhang von der ersten »künstlichen Intelligenz«, die der Mensch erschaffen hat. Und er hat recht. Mit unserer Sprache richten wir die Wirklichkeit in jedem Moment auf uns aus und »vergessen« dadurch die immer schon bestehende Einheit des Lebens. Die Lebensvorgänge werden zu unserer »eigenen Erfahrung«. Wir erhalten dadurch ein Gefühl von Macht und Schöpferkraft, aber die Realität, die wir dadurch erzeugen und wahrnehmen, ist eine selbstfabrizierte und kollektiv unterstützte Illusion, denn die »anderen« benutzen ja die gleiche Sprache und verhalten sich genauso wie wir selbst. Und der Preis, den wir für diese temporäre Illusion von Raum und Zeit zahlen, ist hoch, weil wir uns aktiv mit einer Vergänglichkeit identifizieren, die uns *niemals* zufriedenstellen oder gar glücklich machen kann.

Vor diesem Hintergrund würde uns also nur eine Sprache wirklich nähren, die nicht auf der getrennten Sichtweise beruht. Wäre das möglich? Ich glaube, nicht. Der Verstand des Kopfes scheint nicht die Aufgabe zu haben und von daher auch nicht die Fähigkeit zu besitzen, die Ungeteilte Wirklichkeit an sich zu erkennen. Wie wir noch sehen werden, geht nur das Unbegrenzte Fühlen über alle Begrenzungen und Trennungen hinaus.

• •

Der grüne Smoothie hilft uns auf der Ernährungsschiene, statt eines »scharfen« Blicks einen immer tieferen Einblick zu bekommen. Je höher unser energetischer Zustand ist, weil wir mit Licht und Wahrheit genährt sind, desto mehr können wir die Lebensenergie leiten, die uns in die Tiefe des Seins zieht, sozusagen unter die spiegelnde Oberfläche, die jeden von uns als Narziss immer wieder in ihren faszinierenden Bann schlägt.

Es ist nicht leicht, durch die funkelnde Oberfläche in die Tiefe zu blicken. Die Ablenkung durch die Lichterscheinungen der Welt ist enorm. Unser ganzes Körpersystem hat sich auf die Wahrnehmung von Samsara[29] ausgerichtet, sodass alle fälschlich glauben, die Illusion sei das Reale. Nun, wenn wir eifrig grüne Smoothies trinken und dabei bedenken, dass nur die Wahrheit das perfekte Nahrungsmittel ist, dann wird unser System immer mehr aufgeweicht, sodass die Wahrheit der Ungeteilten Wirklichkeit des Bewussten Lichts sich mehr und mehr in uns verankern kann. Oder anders ausgedrückt:

Das Bewusste Licht »versteckt sich« in den grünen Blättern und nimmt so den direkten Weg bis in unsere Körperzellen, von wo aus es unsere Wahrnehmung zum wahren, fühlenden Erkennen der Nichtgetrenntheit des Seins führt. Die Energiebahnen zur Einheitsebene, die die getrennte Sichtweise gekappt hat, werden Schritt für Schritt – oder besser: Schluck für Schluck – repariert.

Es ist ein sanfter Weg zur Erleuchtung, auf dem wir so mit Licht erfüllt werden, dass wir irgendwann nur noch strahlen. Alles geschieht *smoothly* und mit Liebe. Niemand wird dabei überwältigt und fremdbestimmt. Wer nicht will, isst weiterhin leere Kalorien. Die Leere, die dadurch erreicht werden kann, hat jedoch nichts mit der Leere des Nirwanas zu tun. Gutes Stichwort, um an dieser Stelle noch mal auf einen weitverbreiteten Irrtum hinzuweisen: Die Leere, die dem Nirwana als Eigenschaft zugeschrieben wird, bezieht sich auf das Nichtvorhandensein von getrennten Erscheinungen in der vollständig mit Bewusstem Licht erfüllten Wahrnehmung. Das Nirwana ist deshalb nicht leer (und von daher nicht besonders attraktiv), sondern randvoll mit Göttlicher Liebe – Glückseligkeit und folglich sehr anziehend!

Spirituell: Überwindung der getrennten Wahrnehmung

Womit wir auf der spirituellen Ebene angekommen wären. Ich bin der Meinung, dass der grüne Smoothie eine *spirituelle* Rohkostmahlzeit darstellt. Allein schon durch die offensichtliche Tatsache, dass der Mixer alle Formen fein püriert und somit unkenntlich macht. Ich sehe da die direkte Verbindung. Der Smoothie erzielt seine besondere Wirkung ja dadurch, dass seine Inhaltsstoffe auf eine neue, einzigartige

Weise zusammenwirken. Der grüne Power-Drink wirkt als Summe anders als seine einzelnen Bestandteile. Durch das Pürieren werden die (unverdaulichen) Zellulosewände aufgebrochen, sodass sich der Inhalt der Pflanzenzellen (von Obst und Blattgrün) neu vermischen kann. Der synergetische Effekt der neuen Vitalstoffkombinationen ist enorm, ganz zu schweigen von der energetischen Wirkung, die deshalb so stark ist, weil die frische Lebensenergie auch tatsächlich in den Zellen ankommt und nicht auf dem Verarbeitungsweg der Nahrung verloren geht. Wenn sie aus dem Mixer kommen, sind die Zutaten nicht mehr getrennt, sondern zu einer homogenen Masse geworden. Jede Nahrung ist eigentlich dazu bestimmt, von unseren Kauwerkzeugen so zermahlen zu werden, dass sich alle festen Bestandteile verflüssigt haben. Aber wie gesagt: Wer hat heute noch das Zahnmaterial und die Kaukraft, um die Nahrung für die Aufnahme in unseren Körper optimal vorzubereiten? Statt Kaukraft besitzen wir heutzutage höchstens Kaufkraft, aber die nutzt uns in diesem Zusammenhang wenig.

Feel-The-Pure-Energy   Nr. **12**

SMOOTHER THAN SMOOTH

Zutaten: Himbeeren · Heidelbeeren · Brombeeren · Johannisbeeren und die Blätter dieser Beeren

Ohne Wasser wird daraus ein leckerer brauner Nicht-Schokolade-Pudding, der einen Hauch von Grün erhält, wenn Sie ihn mit Moringapulver bestäuben.

Das »Smooth-Prinzip« in der Nahrung bewirkt also, dass die wichtigsten Nahrungsbestandteile, nämlich Licht (in Form von Biophotonen) und Vitalstoffe, in noch nie da gewesener Menge und Reinheit in unseren Dünndarm gelangen und dort ohne großen Verdauungsaufwand die Darmzotten passieren. Die grüne Natur schmuggelt sich auf diese Weise in unseren Körper und stellt dort wieder den natürlichen Nichtgetrennten Zustand her. Unsere Zähne haben dabei keine Chance, den Energiefluss zu blockieren, indem sie die Nahrung im Mund nur unvollkommen zerkleinern. Eine nicht richtig aufgeschlossene Nahrung verursacht mehr Verdauungsprobleme, als sie realen Nährwert bringt. Und wenn 50 Prozent der Energie in die Verdauung fließen, kocht unser Wohlbefinden nur auf halber Flamme. Was immer dann zutrifft, wenn gekochte Nahrung mit im Spiel ist.

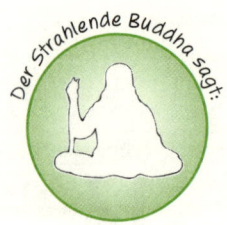

Der Strahlende Buddha sagt:

»Above the clouds there is always the sun.«

Energetische Fülle statt Mangel

Der Paradigmenwechsel, den der grüne Smoothie wie kein anderes Nahrungsmittel einleitet, besteht darin, dass unser Körper etwas kennenlernen darf, was er bislang nicht kannte. Der Zustand der energetischen Fülle, den die Biophotonen in den Zellen herstellen, führt zu dem Gefühl, eine aufgeladene Batterie zu sein, die den Körper befähigt, seine optimale Leistungsfähigkeit abzurufen. Und dies gilt auch, wenn es um »Leistung« in Form von Abschalten und Entspannen geht. Der grüne Smoothie wirkt halt hundertprozentig ausbalancierend: 50 Prozent aktiv und 50 Prozent passiv. Mit seiner 100-Prozent-Wirkung transzendiert er das dualistische Weltbild und erweist sich auch in diesem Zusammenhang als ein Mittel der Einheit.

Aber bleiben wir noch auf der aktiven Seite: Kaum etwas ist schlimmer als leere Batterien, wenn man Energie braucht. Und die Dinger geben immer dann ihren Geist auf, wenn man sie besonders benötigt. Mit unserem Körper ist es nicht anders. Wie viele Chancen müssen wir verstreichen lassen, weil wir müde und nicht mehr fit sind? Der ganze Tagesablauf, die Arbeitsfähigkeit und der soziale Kontakt sind in der Regel darauf abgestimmt, einen energetischen Mangel zu verwalten. Im Mangelzustand kann man nicht das leben, was man leben will, denn dazu braucht es Energie und Selbstvertrauen und Beständigkeit. Ein ständiges Auf und Ab zwischen voll und leer hat starke psychologische Auswirkungen, weil wir dadurch unbewusst unseren Radius beschränken und unsere Wünsche nicht kraftvoll in die Tat umsetzen.

Auf der anderen, der passiven Seite, fördert der grüne Smoothie Entspannung, Schlaf und Regeneration. Körper und Geist können besser abschalten und den natürlichen Tag-Nacht-Rhythmus leben, wenn die Energie konstant bleibt und nicht immer (unerwartet und oft unvorhersehbar) verpufft. Fülle umfasst immer beide Seiten des Pendels. Ihr Klang ertönt jenseits vom monotonen Bimbam.

GEISTESBLITZ NR. 4

... und das Verstehen donnert!

Energie ist nicht einseitig mit Aktivität verbunden, obwohl unser Sprachgebrauch in diese Richtung geht. Auch die Fähigkeit zum passiven Zustand, zur Ruhe, ist eine Angelegenheit, die der vollen Energie bedarf. Nur wenn Körper und Geist energetisch voll und dadurch im Gleichgewicht sind, leben wir unser volles aktives *und* passives Potenzial.

Das Erleben von Fülle, von Versorgt-und-wirklich-genährt-Sein, hat eine starke positive Auswirkung auf unser Selbstbild und auf die Art und Weise, wie wir die Welt und andere Menschen und Wesen sehen. Fülle verbindet uns zudem mit der Einheitsebene und verstärkt das Gefühl des Einsseins. Kurz: Durch Fülle wird alles anders, also so, wie es eigentlich schon immer ist – nicht getrennt und mangelhaft, sondern proppenvoll und »eins Komma null«!

Vitalstoff-Tankstelle Grüne Smoothies

Tja, die Vitalstoffe! Welche Bedeutung haben sie noch, wenn wir doch festgestellt haben, dass es in erster Linie die Lichtinformationen auf der Einheitsebene sind, die die Lebensvorgänge im Einklang mit dem Ungeteilten Sein steuern? Erinnern wir uns ein weiteres Mal, dass ein Teilchen in der Ungeteilten Wirklichkeit an sich immer gleichzeitig Masse *und* Energie ist und nicht ausschließend entweder das eine oder das andere. Auf der manifesten Ebene scheinbarer Getrenntheit von Raum und Zeit existieren die Vitalstoffe als materielle Bausteine der physikalischen Illusion einer Welt, die unsere getrennte Wahrnehmung erzeugt und aufrechterhält.

Nirgendwo sind die Vitalstoffe in einer solchen Fülle, Menge und Verfügbarkeit enthalten wie im grünen Smoothie. Seit ich das weiß und in der Auswirkung körperlich erlebe, bin ich viel freier und entspannter. So wie ich voller Zuversicht mit dem Auto nach Barcelona fahre, weil mir bewusst ist, dass ich unterwegs tanken kann, so entspannt »fahre« ich durch den Alltag meiner Woche, weil ich die unmittelbare Erfahrung gemacht habe, dass ich meinen Körper jeden Tag mit dem versorgen kann, was er an vitalen Stoffen braucht, um so zu funktionieren, dass ich mich in ihm wohlfühle. Viele vernachlässigen ihren Körper, weil sie insgeheim sauer sind, dass er so verletzlich ist und nicht ewig hält. Die energetische Fülle, die über den grünen Smoothie erfahren werden kann, bewirkt zum Beispiel bei mir, dass ich keine (unbewussten) Vorbehalte mehr gegenüber meiner physischen Inkarnation habe, weil ich *spürbar* erfahre, dass auch im vermeintlich getrennten Zustand des Körpers die intuitive Wahrnehmung von Fülle, Einssein, Liebe und

Glück möglich ist. Der Körper ist kein Gefängnis, sondern ich bin in jedem Moment frei, die Dinge (mich selbst eingeschlossen) so zu sehen, wie sie *wirklich* sind.

Vitalstoffe haben also nicht nur eine gesunde körperliche Wirkung, sondern erlauben ein tieferes Fühlen, weil sie uns aus dem Mangelzustand der herkömmlichen Ernährung befreien. Ich fühle mich lebendiger und sicherer, weil ich weiß, dass ich nur vor meine Haustür gehen muss und grüne Blätter in Hülle und Fülle finde. Ich kann mich eigenverantwortlich mit frischer Lebensenergie versorgen. Auf diese Weise nehme ich aktiv am großen Kreislauf des Seins teil und nähre mich von den Geschenken der Natur, die ich dankbar annehme.

Entfesselte Selbstheilungskräfte

Bei der Selbstheilung des Körpers spielen Lebensenergie und Vitalstoffe die entscheidende Rolle. Krankheit ist ja im Wesentlichen eine Störung im gesunden Energiefeld des Körpers. Der freie Fluss vitaler Energie ist blockiert. Deswegen besteht die beste Gesundheitsvorsorge darin, den Körper täglich mit ausreichender Energie und einem großen Spektrum an Vitalstoffen zu versorgen. Erst wenn Mangel entsteht, kann die ganzheitliche Funktionsweise unseres Körpers nicht mehr wie von der Natur geplant ablaufen. Es kommt zu Ungleichgewichten, zu einer Unterversorgung oder Überbelastung einzelner Organe. Das allgemeine Energieniveau nimmt ab, und wir fühlen uns nicht mehr so fit wie sonst. Die Grüne-Smoothies-»Medizin« hat dabei den Vorteil, dass sie sozusagen »flächendeckend« arbeitet und besonders ausgleichend in den Körperregionen wirkt, in denen die Energie nicht mehr fließt. Das Licht in den grünen Blättern steigert die elektrische Schwingung des Körpers, wodurch die Stoffwechselvorgänge schneller und gezielter ablaufen können.

Individueller Input

DER GRÜNE SMOOTHIE VERÄNDERT DAS BEWUSSTSEIN

Der grüne Smoothie ist mehr als eine Nahrungsergänzung oder ein Medikament. Er ist der Träger einer neuen Bewusstheits- und Gesundheitsära. Diese Erfahrung kann jeder machen, der sich darauf einlässt, grüne Smoothies regelmäßig in seine Ernährung zu integrieren. Als Arzt stelle ich in der Arbeit mit meinen Patienten und Patientinnen fest, dass der grüne Smoothie eine faszinierende Hilfe in der Bekämpfung der sogenannten Zivilisationserkrankungen darstellt. Die Fülle an schützenden und heilsamen sekundären Pflanzenstoffen, die durch ihn täglich in den Organismus gelangen, bietet einen starken Schutz vor Herz-Kreislauf-Erkrankungen, chronischen Entzündungen, Demenz, Krebs und anderen degenerativen Erkrankungen. Dazu kommen all die Vitamine, Mineralien, Spurenelemente, Ballaststoffe und Nahrungsenzyme, die uns der grüne Smoothie liefert.

Besonders bedeutsam erscheint mir beim grünen Smoothie, dass er nicht nur gezielt vor bestimmten Erkrankungen schützt. Er verändert auch das Bewusstsein des Menschen. Manche meiner chronisch kranken Patienten, die sich dem grünen Smoothie verschrieben haben, machen eine interessante Entwicklung durch. Ihr Fokus geht weg vom leidenden Körper und richtet sich auf die positive Energie der grünen Pflanzen. Es kommt vor, dass diese Menschen, während sie die Blätter aus dem Garten sorgfältig auswählen, ihre Beschwerden quasi vergessen oder sogar bewusst wertvolle »Heilenergie« für sich sammeln. Das mentale Verlassen des »Erkrankungs-modus« setzt eine psychovegetative Bewegung in Gang, die nach heutigem Wissensstand (Epigenetik) von enormer Bedeutung ist. Sie greift in den genetischen Prozess des Körpers ein, unterdrückt schäd-liche Genexpressionen und fördert die Bildung heilsamer Eiweiß-moleküle an wichtigen Schnittstellen. So erlebe ich immer wieder, dass kranke Menschen, denen es gelingt, auf diese Weise das »Feu-er der Selbstheilung« in sich zu entfachen, einen wesentlich milde-ren Krankheitsverlauf erleben als solche, denen das nicht gelingt. Somit dürfte der grüne Smoothie durch sein bewusstseinsbilden-des Potenzial besonders wirkungsvoll eine »Selbstheilung« (vermut-lich durch epigenetische Vorgänge) initiieren. In Verbindung mit der Fülle an biologischen Heilstoffen, die er enthält, und der ener-getischen Ladung (Biophotonen) ist der grüne Smoothie für mich eine Innovation, die der alten Weisheit *Medicus curat, natura sanat* (»Der Arzt behandelt, die Natur heilt«) ganz besondere Bedeutung verleiht.

DR. MED. CHRISTIAN GUTH, WIEN

Neben der allgemeinen Vitalstoffprophylaxe kann der grü-ne Smoothie auch gezielt Beschwerden lindern. Ich kenne viele Menschen, die von den wunderbarsten »Heilerfolgen« berichten. Der pürierte Wundertrank ist dabei kein Konkur-rent für herkömmliche Arzneimittel, weil er grundsätzlich anders wirkt. Seine Lichtenergie und seine Vitalstoffe wirken immer auf das ganze System *gleichzeitig* ein, während Medi-kamente eingesetzt werden, um bestimmte Abläufe im Kör-per gezielt zu beeinflussen. Die ganzheitliche Wirkung der flüssigen grünen Nahrung kommt dadurch zustande, dass der Körper sich die Energie und Substanzen holt, die er dort braucht, wo Mangel herrscht. Das kann an einer ganz ande-ren Stelle sein als an der, wo die Beschwerden auftreten. Die

Körperintelligenz weiß, was zu tun ist, wenn wir sie durch unsere Ernährungsweise mit genügend Energie versorgen, um aktiv werden zu können. Wir müssen nur mit dem aufhören, was krank macht – was die Lebensenergie blockiert und dadurch Mangelzustände erzeugt.

Aber Ernährung ist nicht alles. Selbstheilung findet auch dann spontan statt, wenn wir den Körper wieder an die natürlichen Rhythmen des Seins koppeln. Wir denken, wir können dem Körper unseren Willen aufzwingen und ihn zu einem Werkzeug unserer spontanen Bedürfnisse machen. Aber weit gefehlt. Der Körper wird von Einflüssen gesteuert, die größeren Rhythmen und Kreisläufen unterliegen, über die man sich in der Regel keine Gedanken macht. So gibt es zum Beispiel für die Nahrung einen festen 24-Stunden-Biorhythmus für Aufnahme, Verdauung und Ausscheidung.

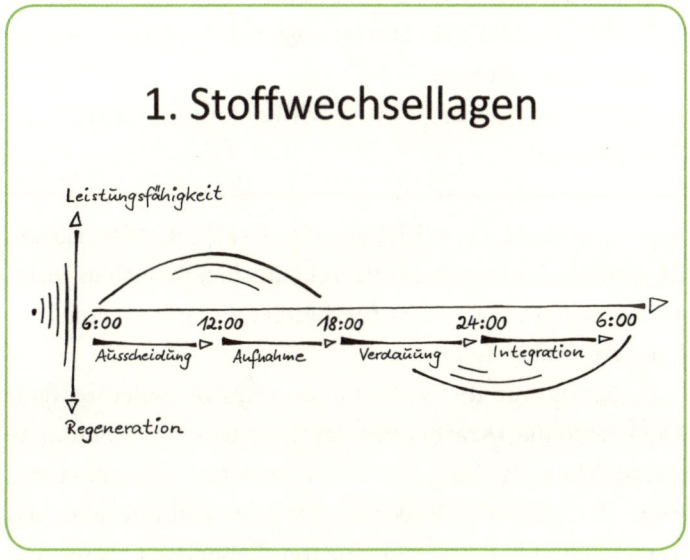

Für die Nahrung gibt es einen festen 24-Stunden-Biorhythmus für Aufnahme, Verdauung, Integration und Ausscheidung.

Der Körper ist – vor allem in jungen Jahren – sehr anpassungsfähig und macht es sogar mit, wenn wir jahrzehntelang gegen diesen Rhythmus verstoßen. Wenn allerdings die ersten gesundheitlichen Warnzeichen aufleuchten, sollten wir uns daran erinnern, dass wir besser nicht weiterhin gegen die Natur arbeiten, in die wir eingebettet sind. Es macht übrigens großen Spaß, mit der Natur zu kooperieren. Die Zusammenarbeit mit dem, was uns am Leben erhält, ist viel besser als der einsame Kampf der Nichtkooperation gegen die sich immerwährend drehenden Windmühlen.

Ein anderer natürlicher Rhythmus besteht darin, dass sich auch die Jahreszeiten im Tagesablauf widerspiegeln:

- 4.00 bis 10.00 Uhr: Frühjahr – planen, Ideen spinnen, Ziele setzen, sich vorbereiten, meditieren.
- 10.00 bis 16.00 Uhr: Sommer – aktiv sein, handeln, Vorhaben konkret umsetzen, die Lebensenergie fließen lassen.
- 16.00 bis 22.00 Uhr: Herbst – ernten, genießen, sich am Erreichten erfreuen.
- 22.00 bis 4.00 Uhr: Winter – Stille, Ruhe, Entspannung, Auftanken.

Wie im Großen, so im Kleinen. Das Gesetz des natürlichen Rhythmus, das in vielen unterschiedlichen Bereichen wirkt, ist sozusagen ein »Beweis« für die alles durchdringende Wirkung der Einheitsebene.

In Bezug auf die Selbstheilungskräfte bedeutet dies: Es muss keine »Kraft« eingesetzt werden, um Heilung zu ermöglichen. Heilung tritt dann spontan von selbst ein, wenn der Körper in Einklang gebracht wird mit dem, was immer schon heil ist, und von frei fließender Lebensenergie durchströmt wird. Es gibt eine Lebensweise, die kompatibel mit der wirklichen, ungeteilten Beschaffenheit des

Seins ist. Wenn unsere Sichtweise wieder frei von der falschen Annahme der Getrenntheit wird, ist unsere Wahrnehmung entfesselt und kann die Dinge so sehen, wie sie *wirklich* sind. Und eins ist sicher: Sie sehen nicht so aus, wie sie jetzt zu sein scheinen.

»You don't know what anything i<u>s</u>.«

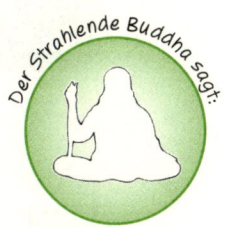

Teil 4

Der Lernprozess für alle: Akzeptanz der freien Lebensenergie!

Wie wir gesehen haben, sind wir dann am besten genährt, wenn wir durch einen möglichst hohen Anteil naturbelassener Nahrung möglichst viel Lichtenergie aufnehmen, die die Lebensprozesse in unserem Körper von der Einheitsebene aus steuert. Gesundheit und Wohlbefinden erfahren wir dann, wenn wir in den natürlichen Ablauf der Dinge eingebettet sind. Unsere gegenwärtige Lebensweise ist nicht darauf ausgerichtet, mit der Universellen Lebensenergie zum Wohle aller zu kooperieren, sondern im Gegenteil: Wir missachten und missbrauchen sie für unsere eigenen Zwecke. Unsere individuelle und kollektive Lernaufgabe besteht deshalb darin, sich nicht länger dem Leben als einem ganzheitlichen, alles einbeziehenden Prozess zu widersetzen, sondern sich ihm anzuvertrauen. Um dies zu können, müssen wir als Erstes lernen, in der Lebensenergie eine »Partnerin« zu sehen, die uns dabei hilft, wirklich lebendig zu sein. Wir sind es nämlich noch lange nicht oder schon lange nicht mehr. Wir glauben, wir sind nur dann glücklich, wenn wir unsere »eigenen Bedürfnisse« erkennen und definieren und alles daransetzen, sie erfüllt zu bekommen. Das Resultat ist eine Selbstfixiertheit, die niemals erfüllend sein kann, weil das Ich nie und nimmer ein isolierter Vorgang ist, der zu einem dauerhaften Ziel oder Erfolg führen *kann*. Jede isolierte Betrachtungsweise ist eine künstliche Manipulation der immer schon bestehenden Ganzheit!

In diesem Teil des Buches geht es darum, die geistige Vorstellung und die sinnliche Erfahrung fühlend zuzulassen, dass wir »gelebt werden«, ohne dadurch abhängig und fremdbestimmt zu sein. Im Ozean muss sich kein Wassertropfen abtrennen und als Individuum behaupten, er kann einfach die Unermesslichkeit des Wassers fühlen und sich an seiner Fülle ergötzen.

Ich hoffe daher, Sie haben genug grüne Smoothies getrunken und sind bereit, verhärtete Denkweisen immer mehr aufweichen zu lassen. Werfen wir einen Blick unter die glitzernde Oberfläche! Das ist nicht schwer, denn wir sind keine Tröpfchen, die im Sonnenlicht auf der Wasseroberfläche tanzen, sondern der tiefe Ozean selbst. Sind Sie bereit, mir in Ihre eigene Tiefe zu folgen? Dann holen Sie bitte auf dem leeren Rest der Seite tief Luft, und lesen Sie beim Ausatmen die nächste Überschrift.

Wie die Wirklichkeit wirklich ist

Wir wissen es längst: Die Wirklichkeit ist unteilbar. Die Wirklichkeit ist eins. Die Wirklichkeit ist mehr, als wir wahrnehmen. Die Wirklichkeit ist *gleichzeitig* Bewusstsein *und* Licht. Es gibt nur Bewusstes Licht.

So viel dazu. Über die Wirklichkeit an sich brauchen wir keine Worte mehr zu verlieren. Sie ist einfach der Fall als Einheit, als Quelle und als der Seinszustand, in dem alles in Erscheinung tritt – losgelöst davon, was wir als Menschen tun, denken oder fühlen. Die entscheidende Frage lautet daher: Warum nehmen wir die Wirklichkeit nicht so wahr, wie sie *wirklich* ist?

Schauen wir uns dazu erst einmal an, welche Wahrnehmungsinstrumente uns überhaupt zur Verfügung stehen. In der folgenden Auflistung ist bei manchen Instrumenten stichwortartig notiert, wovon sie beeinträchtigt beziehungsweise beeinflusst werden:

- eigene Erfahrung (abhängig von Sinnesorganen, karmisch/ödipal belastet);
- die Erfahrung anderer (jeder erlebt die Dinge anders, Machtverhältnis zu den Personen, Kommunikationsprobleme);
- religiöse/spirituelle Erklärungen der Welt (eigene fein-

stoffliche Erfahrungen, individuelle Interpretation des Erlebten, Fähigkeit zur übersinnlichen Wahrnehmung, Übernahme von Glaubenssystemen);

- wissenschaftliche Untersuchungen.

Zum letzten Punkt ist hinzuzufügen, dass die herrschende Wissenschaft nicht die Wirklichkeit untersucht, wie sie *wirklich* ist. Sie hält die getrennte Sichtweise aufrecht und klammert bestimmte Lebens- und Erfahrungsbereiche aus. Wissenschaftliche »Beweise« lassen sich fälschen und »Experten« kaufen. Freie wissenschaftliche Forschung ohne Machtinteresse ist selten, aber sehr inspirativ.

In der neu erfahrenen Ganzheit jedoch ist jeder sein eigener »Experte«. Uns nährt wirklich, wenn wir unsere Meinung vertreten, die auf *eigener* Erfahrung beruht. Glauben Sie an sich, aber gehen Sie sich nicht selbst auf den Leim.

Nr. **5**
. . . .

Historischer Exkurs

WISSENSCHAFTLICHER MATERIALISMUS

Der wissenschaftliche Materialismus ist eine Weltanschauung, die mit der wissenschaftlichen Forschung nichts gemein hat. Die Wissenschaft ist ursprünglich eine freie Untersuchung der Welt, in der wir leben. Im Idealfall beobachtet der Wissenschaftler die Abläufe in der Natur, weil er wissen will, wie die Welt funktioniert. Jeder Mensch, der sich für das Leben interessiert, ist in diesem Sinne jemand, der sich Wissen schafft über Dinge, die ihn ansprechen und neugierig machen. Unvoreingenommenheit und Staunen sind Grundtugenden, die bei der vorurteilsfreien Erforschung sehr hilfreich sind. Das Forschungsergebnis steht vorher noch nicht fest, denn der freie

Wissenschaftler will etwas Neues entdecken und nicht seine eigenen Vermutungen bestätigen. Natürlich steht ein Wissenschaftler der Welt in ihrer immensen Komplexität ziemlich hilflos gegenüber, sodass er immer versucht ist, die lebendige Fülle zu begrenzen und zu definieren. Die Erfindung der Wiederholung zeigt das Bemühen, die Dinge wiedererkennen, kontrollieren und für sich nutzen zu wollen. In Wirklichkeit gibt es niemals auch nur eine einzige Wiederholung. Der Tanz von Masse und Energie ist immer einzigartig und wiederholt sich nie.

Der wissenschaftliche Materialist hat sich geistig so stark eingeengt, dass er nur noch das als »Realität« anerkennt, was sich mit seinen Methoden und Geräten »nachweisen« lassen kann. Er will sich mit seiner »wissenschaftlichen« Tätigkeit immer nur in dem bestätigen, was er eigentlich schon weiß oder vermutet. Und der Gegenstand seiner Forschung ist immer schon zweckgebunden, denn sein Tun muss einen Nutzen haben und letztlich einen Vorteil oder finanziellen Gewinn einbringen. Das Sein wird philosophisch auf die Oberfläche reduziert, und alles, was nicht materiell nachweisbar ist, existiert schlicht und einfach nicht. Diese Vorgehensweise gibt dem wissenschaftlich argumentierenden Materialisten das Gefühl, die Natur zu beherrschen, und seine (kurzfristigen) technischen Erfolge bestätigen ihn in seiner Ignoranz.

Der wissenschaftliche Materialismus steht als Weltbild im diametralen Widerspruch zum freien Fließen der Universellen Lebensenergie. Er kooperiert nicht mit dem Leben, sondern strebt nach einer dauerhaften Alternative zur Natur. Der wissenschaftliche Materialist glaubt, er könne der Natur ihre Geheimnisse entreißen und dann mit dem gewonnenen Wissen eine eigene Welt, ein eigenes Utopia bauen, in dem all das ausgemerzt ist, was den materialistischen Denker an der Natur so sehr stört: ihre unberechenbare Lebendigkeit!

Die reduktionistische Sichtweise aufgeben

Die Philosophie des wissenschaftlichen Materialismus, die wir im historischen Exkurs kennengelernt haben, ist eine reduktionistische Sichtweise, die statt Einheit nur Trennung sieht und diese immer wieder aufs Neue erzeugt. Sie ist geprägt von einer Angst vor dem Leben, die kompensiert wird mit dem neurotischen Verlangen, möglichst absolute Macht über das Leben zu erlangen. Es ist ein Jammer, wie sich diese falsche Sicht der Dinge so stark verbreiten und das Schicksal dieses Planeten so sehr bestimmen konnte. Und wären ihre Vertreter nicht so aggressiv gewalttätig, hätten sie es auch niemals geschafft, ihre Weltsicht allen anderen aufzuzwingen.

Nun, die Zeiten ändern sich: Das Licht ist wieder da! Der Planet erinnert uns daran, dass wir in den grünen Blättern starke Verbündete haben, die uns helfen, wieder in den direkten Kontakt mit der Lebensenergie zu kommen, die alles durchdringt, erschafft und *ist*.

Ich bin kein Akademiker, und ich schreibe keine wissenschaftliche Abhandlung. Ich bin frei und habe weder die Lust noch die Fähigkeit, *lege artis* zu argumentieren. In Zeiten des wissenschaftlichen Materialismus gibt es zu jeder Studie eine Gegenstudie – es kommt darauf an, wer mehr Geld hat und ein stärkeres Interesse, seine auf sich selbst bezogenen Ziele durchzusetzen. Letztlich ist Wissenschaftsgläubigkeit nur mangelndes Selbstvertrauen und der Unwille, frei und selbstbestimmt zu leben. Jede Erfahrung ist einzigartig. Wiederholung und Kontrollierbarkeit sind eine Illusion. Experten sind lediglich Experten darin, anderen Menschen ihre Erklärung einzureden und sie dadurch von sich abhängig zu machen. Und wer abhängig ist, kann leicht ausgebeutet werden. Aber das ist alles Schnee von gestern. Der Karren, gefüllt mit den besten Argumenten für und wider, ist längst gegen die Wand gefahren. Es ist an der Zeit, sich wieder dem richtigen Leben zuzuwenden und es in sich zuzulassen. Wir erheben den grünen Smoothie und stoßen darauf an!

... und das Verstehen donnert!

Das Licht der grünen Blätter wird schon im Mund absorbiert. Vielleicht sogar bereits beim Pflücken oder beim Einkauf. Möglicherweise reicht der bloße Anblick, denn in dem Moment spüren wir schon den Energietransfer.

Das Licht braucht auf jeden Fall keinen Magen, um vom Körper aufgeschlossen und absorbiert zu werden. Es geht einfach mit den Lichtschwingungen des Körpers und des Geistes in Resonanz und erhöht das Schwingungsniveau der Zellen. Auf diese Weise verstärken sich die Lichtimpulse, welche die Stoffwechselvorgänge steuern. Das Sonnenlicht wirkt auch immer schon auf den gesamten Körper ein und bedarf keiner besonderen Rezeptoren oder Verdauungswege.

Das Gegenteil zu »wissenschaftlich« ist nicht »unwissenschaftlich«, denn was unwissenschaftlich ist, bestimmt ja immer noch die materialistische Wissenschaft. Eine Wissenschaft, die nicht die künstliche Welt untersucht, die auf der Illusion der getrennten Sichtweise beruht, sondern die davon ausgeht, dass die transzendente (also jenseits der Annahme der Trennung erfahrene) Wirklichkeit nicht getrennt, eins und immer schon vollkommen ist, ist gar keine Wissenschaft mehr. Wo alles Wissen jederzeit und überall allen zur Verfügung steht, hat die Wissenschaft ausgedient. Es muss kein Wissen mehr geschaffen werden, weil es immer schon in Hülle und Fülle da ist.

Auf dieser Erkenntnisgrundlage nenne ich meine Argumentation »transwissenschaftlich«. Sie ist nicht mehr abhängig von einem begrenzten Wissen und auch nicht widerlegbar oder erweiterbar durch neues Wissen, neue Methoden und neue Apparate. In der Tiefe des Seins kann das tanzende Sonnenlicht auf der Oberfläche die Sinne nicht mehr irritieren. In der Nichtgetrennten Tiefe des Seins ist alles miteinander verbunden, und es gibt keine Unterschiede mehr. Niemand weiß mehr als der andere. Niemand will mehr wissen als der andere. Jeder ist schlau, weil alles Wissen überall zur Verfügung steht. Die Wahrnehmung läuft weniger stark über den Intellekt, sondern mehr über das Fühlen. Das Herz wird zur Lebensgrundlage. Sprache ist eine künstliche Intelligenz, die eigene Welten schafft. Und der Kopf hat komische Ideen, wenn man ihn lässt. Der Kopf weiß nicht, was er essen will. Der Magen weiß es. Das Gehirn ist lediglich der Zulieferer, der dem Magen das beschafft, was er in sich auflösen und dem Darm als flüssige Nahrung zur Verfügung stellen möchte.

Wir sind immer schon vollkommen genährt

Die Frage, »was uns wirklich nährt«, geht schon von der getrennten Position aus. Wir würden nicht existieren, wenn wir nicht immer schon von der Einheitsebene aus gelebt, das heißt »wirklich genährt« würden. Es ist anmaßend, den Körper, der nur dadurch existieren kann, weil er ein untrennbarer Bestandteil der natürlichen Abläufe ist, für seine eigenen Zwecke zu manipulieren. Jeder missbraucht sich immer schon selbst. Jeder vernachlässigt sträflich sein wahres Potenzial. Und dann wird darüber geklagt, wie missraten diese Welt ist, die man sich selbst und für andere mit erschaffen hat.

Wir sehen den Wald vor lauter Bäumen nicht. Und wir machen dort Probleme, wo keine sind. Unser Körper funktioniert auch ohne unser Zutun: Je weniger wir in seine natürlichen Abläufe eingreifen, desto besser geht es uns. Die Menschen, die am längsten leben, haben unter anderem gemein, dass sie weniger essen als andere und tendenziell ein wenig unterversorgt sind. Vollkommen genährt zu sein bedeutet nicht, ständig alles im Überfluss zu haben oder sich einer Art von Nonstop-Völlerei hinzugeben. Vollkommen genährt zu sein ist einfach der Grundzustand des Nichtgeteilten Seins. Das Bewusste Licht kann uns durchströmen, und das Fühlen im Herzen ist grenzenlos. Die Nährung durch das Licht und durch das Herz findet immer schon statt, ohne dass wir überhaupt essen müssen. Rudolf Steiner wies in diesem Zusammenhang darauf hin, dass der Mensch isst, um eine Anregung zu haben, damit sich die kosmischen Geisteskräfte für ihn gestalten.

Grüne Smoothies und grüne Frischnahrung aktivieren demnach den Vorgang der Lichtübertragung, aber sie setzen ihn nicht ursächlich in Gang. Er findet immer schon statt, egal, was wir tun. Durch Trinken oder Kauen partizipieren wir lediglich sinnlich an einem Prozess, der in jedem Moment akausal und nichtgetrennt abläuft, ob wir es wollen oder nicht. Erst unser Wollen schafft Ursache und Wirkung, weil wir den Fluss des Seins unterbrechen und dem Lauf der Dinge unsere Bedürfnisse in den Weg stellen. Auf der Einheitsebene gibt es keinen Anfang und kein Ende.

Die freie Lebensenergie versorgt und verbindet alle Ebenen des Seins

Seltsamerweise bricht sich das Ungebrochene Licht in gebrochenes Licht und erzeugt – wie auch immer – die verschiedenen Ebenen des Seins, die wir wahrnehmen. Klassisch ausgedrückt sind es die Bereiche Körper, Geist und Seele. Die Bereiche funktionieren vollkommen unterschiedlich, aber wir integrieren alle zu einer Ich-Wahrnehmung. Und das allein ist schon ein ungeheurer Vorgang. Der Körper, den wir weder erschaffen haben noch steuern, ist plötzlich »unser« Körper. Unsere Gedanken, die wir weder erschaffen haben noch steuern, sind plötzlich »unsere« Gedanken. Und das Fühlen, das alles durchdringen kann und so leicht beeinflussbar ist, bekommt ebenfalls den Stempel »mein Gefühl« oder »meine Emotion«.

Bei näherer Betrachtung ist das doch alles sehr, sehr merkwürdig. Wir benehmen uns wie Gerichtsvollzieher, die ununterbrochen auf alles ihren Kuckuck kleben. Dabei hält das »Ich« einer wirklichen Betrachtung nicht stand. Es ist und bleibt eine Fiktion, eine selbstbezogene Interpretation der Wirklichkeit, ein verzweifelter Versuch, aus dieser Existenz einen Sinn zu machen. Und natürlich wird das »Ich« zu einem starken, sich ständig wiederholenden und dadurch bestär-

kenden Muster, das real zu sein scheint. Scheint! Die Wortwahl ist perfekt. Das Scheinen des Ichs kommt nicht vom
Ich, sondern vom Ungebrochenen Licht, das alles umgibt
und durchleuchtet. Ich hoffe, ich drücke mich jetzt nicht
zu kompliziert aus, aber für mich liegen die Dinge auf der
Hand – und zwar auf der offenen Hand (auf einer geschlossenen Faust können sie auch nicht gut liegen). Das Sein ist
mysteriös und frei und drückt sich auf vielfältige Weise positiv und negativ aus, da müssen wir nicht mit einem »Ich«
dazwischenfunken und alles eng und klein und problema-
tisch machen. Warum nicht einfach als das Bewusste Licht
verharren, das wir immer schon sind, *bevor* wir die getrennte
Wahrnehmung aktivieren und die Aufmerksamkeit auf uns
selbst kollabiert? In welchem Film sind wir hier eigentlich?
Wie kann man in so einer falschen Realität gesund, fit und
wirklich genährt sein? Doch nur indem man komplett aus-
steigt, oder? Legen Sie den Schalter um – steigen Sie aus
der falschen Sichtweise aus, und steigen Sie in die richtige
Sichtweise ein! Fühlen Sie einfach das Ungebrochene Licht
und das Ungebrochene Herz! Identifizieren Sie sich *nicht* mit
Gebrochenem, sondern mit dem Heilen, mit dem Ganzen.
Das ist die grüne Botschaft:

Be free and full and happy and one!

Leb das Herz! Lass dich vom Strahlenden Licht durchflu-
ten! Der Mixer zerschreddert nicht nur unsere alten Ernährungsgewohnheiten, wie es mein Freund Olaf auf Seite 45 im
GU-Gesundheitsratgeber *Grüne Smoothies* ausdrückt. Nein,
der Power-Mixer zerschreddert sinnbildlich unsere ganze
falsche Vorstellung vom Sein. Deswegen kann er für mich
auch nicht laut genug lärmen. Im Gegensatz zu Shakespeare
macht der Mixer nämlich »viel Lärm um alles«! Alle getrenn-

ten Zutaten lösen sich im Smoothie auf und werden eins –
also »alles« und gleichzeitig »nichts«. – Da fällt mir eine gute
Übung ein ...

Fully Ecstatic Exercise Nr. **1**

MACHEN SIE MAL ETWAS VERRÜCKTES!

Füllen Sie Ihren Mixer zur Hälfte mit Wasser. Das Wasser erinnert
Sie an die Tiefe, in die Sie gleich abtauchen werden. Schalten Sie
den Pflanzenzellen-Terminator ein, und drehen Sie ihn genüsslich auf die höchste Drehzahl. Wenn der Motor seine größte Laut-
stärke erreicht hat, können Sie versuchen, den Lärm noch durch die
eigene Stimme zu übertönen. »Singen« Sie in der gleichen Tonlage,
in der Ihr Mixer schwingt. Die Silbe »OM« eignet sich vorzüglich
zum Duett mit dem rotierenden Messerblock.

Hinweis: Machen Sie diese Übung bitte nur, wenn Sie vorher
sichergestellt haben, dass Sie keine Nachbarn stören.

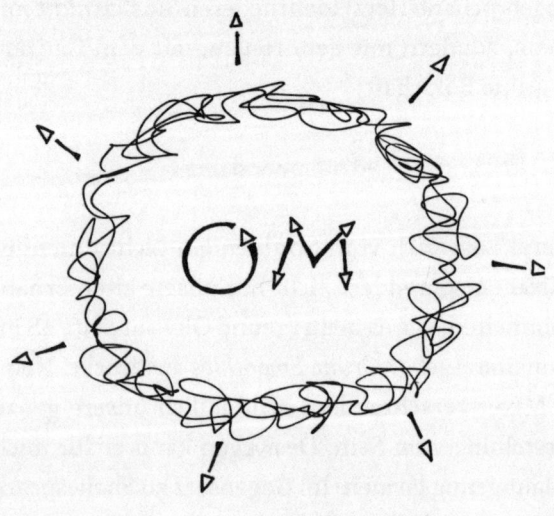

Wachen, Träumen, Schlafen

Die drei Seinszustände Wachen, Träumen und Schlafen erleben wir als voneinander getrennt, aber sie sind eins. Unsere eigene kontinuierliche Tag-und-Nacht-Existenz ist sozusagen der Beweis. Wir überleben im 24-Stunden-Rhythmus jeden dieser Zustände, die unterschiedlicher nicht sein könnten. Und es ist erstaunlich, dass unsere Wahrnehmung hauptsächlich auf den Wachzustand fokussiert ist, obwohl wir ohne die Phasen des Traums und des Tiefschlafs nicht lebensfähig wären.

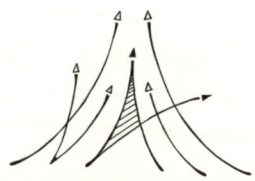

Der Wachzustand entspricht dem Körper und dem Tagesbewusstsein. Wir sind ausgerichtet auf die Welt der scheinbar getrennten Wesen, Dinge und Abläufe, die unsere auf sich selbst verkrampfte Wahrnehmung als voneinander getrennt interpretiert. Unsere Gehirnaktivität reagiert auf das, was im Außen und im Inneren geschieht, und versucht, beide Erfahrungsbereiche zu synchronisieren.

Der normale Wachzustand ist der Zustand der größten Illusion, der größten »Abweichung« von der Nichtgetrennten

Wahrheit der Wirklichkeit an sich. In dieser Hinsicht »schlafen« wir im Wachzustand am meisten.

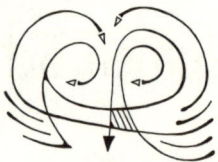

Der Traumzustand entspricht den Gefühlen und dem Traumbewusstsein. Die Welt, die im Traum wahrgenommen wird, ist nicht mehr »fest« und »eindeutig«, sondern eher fließend und überraschend. Raum und Zeit verschwimmen ineinander und laufen nicht mehr linear ab. Größenordnungen verschieben sich, und es ist nicht immer leicht, sich zu orientieren und zu orten. Selbst die eigene Identität ist im Fluss und kann sich sprunghaft verändern. Genauso ist es mit dem Fühlen. Es ist sprunghaft, expansiv und verschwommen, aber auch konzentriert, klar und ekstatisch. Im Traumzustand werden die festen, klar umrissenen Formen des Wachzustands flüssiger und unmittelbarer. Die Erfahrung, mit allem verbunden zu sein und von allem beeinflusst zu werden, ist stärker.

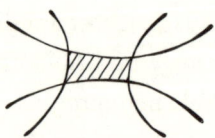

Der Tiefschlaf entspricht unserem Sein, wenn keine psychophysische Wahrnehmung mehr aktiv ist. Nichts ist da, um die Erfahrung aufzuspalten und das, was in Erscheinung tritt,

Akzeptanz der freien Lebensenergie!

falsch zu interpretieren. Im Tiefschlaf haben wir kein Bewusstsein, aber wir sind nicht bewusstlos. Alle körperlichen Prozesse laufen weiter, bei manchen Organen (wie zum Beispiel der Leber) wird erst im Schlaf die höchste Aktivität erzielt.

Gleichzeitig ist der Tiefschlaf die Phase, in der wir uns am meisten erholen. Experimente haben ergeben, dass wir ohne Tiefschlaf sehr schnell nicht mehr lebensfähig sind. Wenn wir tief schlafen und nicht träumen, ziehen wir uns auf die Einheitsebene zurück und tauchen sozusagen in den ungeborenen Zustand ein. In ihm zu verweilen hat zur Folge, dass unsere am Vortag verbrauchte Energie wieder erneuert wird, das Ungebrochene Licht uns wieder so durchströmt, dass die Prozesse in unseren Zellen wieder richtig ausgerichtet und koordiniert werden, sodass wir erfrischt und ausgeschlafen erwachen. Selbst die Gedanken von gestern erstrahlen buchstäblich in einem neuen Licht. Dies ist auch der Grund, warum viele Menschen wichtige Entscheidungen erst einmal überschlafen. Wenn die nächtliche »Reset-Taste« gedrückt worden ist, sehen, hören, riechen und schmecken wir die Dinge wieder klarer und intensiver. Indem wir in den ungeteilten Seinszustand eintauchen, findet eine Art Heilung statt. Das, was sich tagsüber verstreut hat, wird wieder zusammengesetzt.

Unser natürlicher Rhythmus durchläuft also jeden Tag »die ganze Palette« des Seins: von maximaler Getrenntheit und daher maximalem Energieverbrauch im Wachzustand bis zum maximalen Einssein mit der lichtvollen Energie, die den Körper ohne sein Zutun und ohne dass er etwas mitbekommt, wieder auffüllt. Selbst wir pendeln also täglich zwischen Masse (Wachzustand) *und* Energie (Tiefschlaf) hin und her und durchqueren dabei in beiden Richtungen stets das Traummeer, das beide Aggregatzustände des Seins miteinander verbindet. Im Verlauf von nur 24 Stunden pulsiert unser Leben zwischen geballter Faust (Abtrennung) und offener Hand (Einssein).

Allein diese Tatsache unserer dreigliedrigen Struktur zeigt schon, wie unangebracht es ist, den natürlichen Ablauf zu stören und den Wachzustand mit seinem Hang zur materialistischen Betrachtungsweise zum allein »wirklichen« Zustand zu erklären, indem wir »wir« sind. Unser ganzes falsches Leben mit all seinen falschen Vorstellungen basiert auf einem massiven Ungleichgewicht, einer massiven Störung der inhärenten Einheit aller Lebensvorgänge.

Der grüne Smoothie harmonisiert den natürlichen Ablauf Wachen, Träumen und Schlafen, weil er uns aufweicht und wieder in Fluss bringt (man denke an das »Smooth-Prinzip«). Alle Wirkungen, die wir nach dem Genuss von püriertem Pflanzengrün im Körper wahrnehmen, basieren darauf, dass das Licht auch im Wachzustand wieder in uns zu pulsieren beginnt und alle Blockaden, Störungen und falschen Annahmen über die Wirklichkeit überstrahlt.

Nr. 7

Individueller Input

WIE MEIN TAGESRHYTHMUS IMMER HARMONISCHER WIRD

Das Einpegeln eines förderlichen Tagesrhythmus war und ist eine der größten Herausforderungen für die Verbesserung meines Wohlbefindens und Energielevels. Es ist wohl allgemein bekannt, dass ausreichender Schlaf – am besten vor Mitternacht – sehr wichtig ist, aber es gibt noch einige weitere interessante Zusammenhänge.

Kurz zu meinen Herausforderungen: Als typischer Nachtmensch wollte ich schon als Kind »abends nicht rein und morgens nicht raus«. Diese Neigung hat sich natürlich noch verstärkt, als ich meinen Tagesrhythmus selbst gestalten konnte – aber die ständige Abend- bis Nachtaktivität hat ihren Tribut gefordert. Ich musste lernen, meinen Rhythmus neu einzupegeln und stetig nachzujustieren. Hier meine wichtigsten Erkenntnisse zum gesunden Tagesrhythmus:

Körper und Gehirn entgiften im Schlaf. Während der Schlafphase werden Stoffwechselschlacken aus dem Bindegewebe (wo sie tagsüber zwischengelagert werden) gespült und können ausgeschieden werden. Eine hohe Körpertemperatur ist der Entschlackung förderlich. Dass einige Menschen nachts scheinbar »glühen« oder verstärkt schwitzen, ist also leicht zu erklären. Der Entgiftungsprozess, den man tagsüber körperlich durch Bewegung, ausreichend Wasser und Wärmebäder unterstützen kann, funktioniert so nicht für das Gehirn, da es kein Lymphsystem besitzt. Erst im Schlaf sind die Zellzwischenräume groß genug, um Schlackenstoffe auszuspülen.

Wir sind Genussmenschen. Was immer wir brauchen, um zufrieden mit uns und unserem Leben zu sein, sollten wir tagsüber erledigen beziehungsweise erfahren. Ist unser Zufriedenheitssoll am Tage nicht erfüllt, holt sich das Unterbewusstsein am Abend die (Ersatz-)Befriedigung. Ist dann keine natürliche Befriedigung unserer stärksten Triebkraft und Genussquelle – der Sexualität – in Sicht, dann sind ein opulentes Abendessen, späte Arbeit und Unterhaltung (auch Internet) sowie Schmökerei der häufigste Notnagel. Wer sich diesem Genuss verweigert, dem bleibt unruhiger Schlaf oder der Griff zum Schlafmittel, um die nervenden Bedürfnisse und kreisenden Gedanken zu betäuben: ein Teufelskreis.

In der Nacht brauchen wir den Fastenmodus. Tagsüber ist die Verdauung stark, nachts die Reinigung. Unser Körper erneuert in jeder Sekunde Millionen von Zellen. Die Hauptaufgabe des Immunsystems besteht in der Entsorgung alter Materialien. Das geschieht am besten im nächtlichen Abbaumodus. Wenn wir abends leicht essen, also grüne Smoothies oder Salate mit pflanzlichen Eiweißen und gesunden Fetten, dann können wir mit leerem Magen zu Bett gehen und haben maximale Regenerationschancen.

Mein optimaler Tagesrhythmus sieht folgendermaßen aus: Ich stehe morgens mit den ersten Sonnenstrahlen auf und mache kurze Dehn-, Atem- und Kräftigungsübungen, um den Kreislauf in Schwung zu bringen. Ich habe es mir angewöhnt, morgens als Erstes in die Natur zu schauen. Am liebsten trete ich barfuß in den Garten und atme tief, aber auch wenn es kalt ist oder ich unterwegs bin, schaue ich zumindest aus dem Fenster, betrachte die Umgebung (etwas Himmel ist immer zu sehen, und jede Jahreszeit beziehungsweise Wetterlage hat ihre Schönheit) und danke der Natur für diesen Tag.

Reines Wasser ist das Erste, was ich zu mir nehme – das ist ein Gesetz! Falls Übungen und Wasser nicht ausreichen, um mich in Schwung zu bringen, nutze ich Grüntee, Kakao oder notfalls Kaffee am Morgen. Die Hauptsache ist, dass ich tagsüber aktiv bin, keinen Mittagsschlaf oder spätere Stimulation brauche – die würde meine Müdigkeit am Abend und die Schlafqualität zu sehr stören und meinen Rhythmus zwangsläufig verschieben.

Das Wasser und die Übungen unterstützen auch den Reinigungsmodus, der sich bis in den Mittag ziehen kann. Echter Hunger (Magenknurren und starker Appetit) ist das Zeichen für die erste Nahrungsaufnahme. Ich starte gern mit Gemüsesaft oder grünen Smoothies, gefolgt von Obst und Gemüse nach Bedarf und abends einer deftigen Rohzubereitung.

.... STEFAN KUTTER, BERLIN

So wie unsere »falsche Identität« im Traum vorbei ist, wenn wir aufwachen, so erlischt unsere falsche Identität, die wir im Wachzustand annehmen, wenn wir in den Tiefschlaf fallen. Und was wir weiter oben festgestellt haben, gilt auch hier: Das wahre Leben spielt sich in der Tiefe ab!

Wenn wir alle drei Seinszustände bewusst, ohne Unterbrechung und in jedem Moment parallel erleben, sind wir angekommen in der Wirklichkeit, wie sie *wirklich* ist.

Wir sind immer schon mehr, als wir denken und annehmen

Der grüne Smoothie ernährt das Herz bei jedem Schluck mit Licht. Manche Menschen sind vom grünen Zaubertrank und seiner energetisierenden Wirkung sofort begeistert, aber dann hören sie plötzlich auf und stellen den gerade erst gekauften Power-Mixer wieder in die Ecke. Lange konnte ich mir keinen Reim aus diesem Verhalten machen. Inzwischen glaube ich, dass einfach nur Angst im Spiel ist. Angst lässt uns die merkwürdigsten Dinge tun, die im angstfreien Zustand überhaupt keinen Sinn ergeben. Je mehr wir die Wirkung des grünen Smoothies wahrnehmen, desto mehr ahnt unser System, dass ein großer Hausputz ansteht und dass es gilt, sich von liebgewonnenen Gewohnheiten und Gedanken zu befreien. Die Angst vor der Veränderung kann uns manchmal daran hindern, das loszulassen, was uns am meisten schadet. Vielleicht räumen diese Menschen den Mixer deshalb wieder von der Küchenplatte, weil der Raum, der sich in ihnen auftut, einfach zu groß ist. Die Freiheit ruft, aber man bleibt lieber bei dem, was man kennt, auch wenn man dadurch vollkommen unfrei geworden ist. Unfreiheit soll ja wenigstens Sicherheit geben, aber lohnt es sich, deswegen keine Veränderung zuzulassen?

Nun, das ganze Buch ist ein Plädoyer für das Zulassen von Veränderung. Angst ist in diesem Zusammenhang völlig fehl am Platz. Wir verändern uns ja nicht ins Ungewisse, und wir tun nichts, was wir später vielleicht bereuen. Wir lassen ja nur das zu, *was immer schon ist!* Und das macht den Unterschied.

Es geht in Wahrheit um eine »umgekehrte Wahrnehmung«, die immer schon von der bereits bestehenden Einheit ausgeht. Unter diesem Blickwinkel führt Veränderung nicht auf unbekanntes Terrain, sondern nach Hause. Je mehr wir das Fühlen der Einheitsebene zulassen, desto mehr Ängste fallen von uns ab. Angst hat man nur dann, wenn man daran glaubt, dass etwas außerhalb von einem selbst existiert. Und alles, was als Nicht-Selbst wahrgenommen wird, ist eine potenzielle Bedrohung. Diese psychologische Konstruktion ist jedoch reine Illusion. Allein schon die Vorstellung von selbstständigen und unabhängigen »Teilen« ist irreal. Nur das Ganze existiert, auch wenn wir es in seiner immensen Komplexität nicht von außen beobachten und als Nichtgetrennte Einheit identifizieren können. Dieses Wiedererkennen geschieht erst dann, wenn wir statt Trennung nur noch Einssein wahrnehmen.

Eine Menschheit. Ein Interesse. Ein Fühlen. Der vermeintlich andere ist nicht fremd, in ihm laufen die gleichen Prozesse ab, er ist vom gleichen Licht erfüllt und fühlt das gleiche Herz. Kein Grund also, Angst vor ihm zu haben und ihn abzulehnen. Angst erzeugt Angst. Liebe erzeugt Liebe. Wir haben in jedem Moment die Wahl.

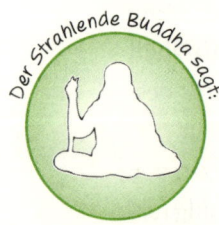

Der Strahlende Buddha sagt:

»Only the lover is lovable.«

Spiritueller Exkurs

ZWEIFACHE DESILLUSIONIERUNG

Dieser Begriff geht ebenfalls auf Adi Da Samraj zurück. Er empfiehlt, dass es im Leben zu einer »positiven Desillusionierung« kommen sollte. Ich stimme dieser Empfehlung zu. Das manifeste Dasein ist kein Zuckerschlecken. Die Natur ist kein Paradies. Was in Erscheinung tritt, verschwindet auch wieder. Auf Freude folgt Leid. Positive und negative Erfahrungen wechseln sich ständig ab. Die meisten arrangieren sich damit, fallen in eine geistige Duldungsstarre und versuchen einfach nur, das Beste aus dem Leben zu machen – was allerdings nur sehr wenigen auch tatsächlich gelingt. Anstatt das Leben einfach nur in der vorgegebenen Weise zu leben, können wir natürlich auch seine Lektionen empfangen und aufwachen. Da die menschliche Existenz eine Illusion der Getrenntheit ist, ist also eine Desillusionierung nötig. Sie kann auf zwei Ebenen geschehen:

- Ich erkenne, dass mich das Leben als getrennte Sichtweise niemals glücklich machen wird, und höre auf, mein Glück in anderen Wesen und Dingen finden zu wollen.
- Ich erkenne, dass in mir der Wunsch nach wirklichem Glück und wirklicher Freiheit immer schon angelegt ist und dass ich in Wahrheit nicht getrennt, sondern immer schon mit allem und allen von Natur aus verbunden bin.

Beide Erkenntnisschienen können sich gegenseitig befruchten. Ich höre immer mehr auf, mich als getrenntes Wesen zu begreifen und noch mehr individuelle Erfahrungen zu suchen, sondern lasse es zu, dass die transzendente Wahrnehmung des Einsseins immer mehr von mir Besitz ergreift (siehe auch das Kapitel »Transzendenz als Sinn des Lebens«).

Let the flow flow!

Was wir in unserer täglichen Erfahrung erleben, ist uns einerseits als sich wiederholende Gewohnheit vertraut und andererseits als unwiederholbare Einmaligkeit der Ereignisse völlig unvertraut.

Alles ist Masse *und* Energie. Als »Masse« bezeichne ich dabei das, was wir erkennen, und als »Energie« das, was nicht erkennbar ist, weil es noch nicht zur Form geworden ist.

Es gibt keine Wiederholungen. Nichts lässt sich festhalten. *Panta rhei* – »Alles fließt«, das wusste ja schon Heraklit! Alles ist ein gigantischer Prozess des ständigen Wandels. Alle Formen und Abläufe sind lediglich unnötige Modifikationen des Einen Ungeteilten Seins. Keine Form ist nötig, damit das Sein ist. Wiedererkennbarkeit ist ein Trick der Wahrnehmung, die nicht genau genug hinschaut, um zu erkennen, dass die Lebensenergie schon weitergeflossen ist. Energie hält an nichts fest. Licht hält an nichts fest. Liebe hält an nichts fest. Von daher tun auch wir gut daran, an nichts festzuhalten. Und schon gar nicht an dem Bild, das wir von uns selbst haben. Das Ungeteilte Sein braucht nichts zu sein, um zu sein. Dies sind keine philosophischen Überlegungen, sondern praktische Lebenshilfen. Wir können nicht gesund sein, wenn wir »kranke« Vorstellungen über die Natur der Wirklichkeit haben. Only truth is perfect food. Wenn wir nicht erkennen, in welchem Labyrinth wir uns geistig verlaufen haben, können wir noch so viele grüne Smoothies trinken und noch so sehr auf eine gescheite Ernährung achten – wir werden niemals gesund und glücklich sein. In einem Labyrinth ohne den Weg nach draußen lebt es sich nun mal nicht gesund und glücklich. Haben Sie Ihren grünen Ariadnefaden eingesteckt? Das sollten Sie tun, denn der grüne Smoothie bleibt selbst dann nicht wirkungslos, wenn wir die wahre Natur der Wirklichkeit, in der wir leben, nicht erkennen. Im Gegenteil: Der grüne Smoothie umspült so lange die Sandburgen unserer getrennten Weltanschauung, bis sich diese quasi im Mixer auflösen.

Ich würde diese Gedanken hier nicht zu Papier bringen können, wenn ich nicht schon fünf Jahre am grünen Tropf hinge. Sie sehen also, der grüne Smoothie bewirkt die körperliche, emotionale und geistige Konzentration auf das Wesentliche. Wenn Sie dranbleiben, wird auch Ihnen das Licht aufgehen, das die grünen Blätter in jede Ihrer Zellen transportieren.

Feel-The-Pure-Energy   Nr. **13**

ICH HÄNG SO GERN AM GRÜNEN TROPF!

Zutaten: egal • Hauptsache, es schmeckt

Füllen Sie den frisch zubereiteten Smoothie in ein neues, unbenutztes Klistier. Hängen Sie es mit einem Bindfaden höher als Ihr Kopf auf, und lassen Sie den lichtvollen grünen Nektar über den Schlauch genussvoll in Ihren Mund fließen. Fühlen Sie sich wie ein Baby an der nie versiegenden Brust von Mutter Natur.

Let the flow flow!   203

Wann bin »ich«
authentisch?

Spontan würde ich antworten: »Wir sind dann authentisch, wenn uns das grüne Licht vom Ende des letzten Kapitels freie Fahrt gegeben hat!« Da es aber in einer Ungeteilten Wirklichkeit kein räumlich und zeitlich getrenntes »Wenn, dann« gibt, sind wir natürlich immer schon authentisch als Bewusstes Licht existent, auch wenn wir alles unternehmen, um diese Wahrheit vor uns selbst zu verbergen. Wir sind in dem Moment authentisch, in dem wir unser »Ich« als Trennungsfilter zur Seite klappen und das Licht und das Herz frei strömen dürfen.

Wir erleben einen Menschen als authentisch, wenn er echt ist und das lebt, was zu ihm passt; wenn wir sein Herz spüren, seine Leidenschaft, seine Verzweiflung, niemand anders sein zu können als er selbst. Authentizität ist gewinnend und in bestimmten Branchen sogar verkaufsfördernd. Aber der letzte Satz führt uns auf die falsche Fährte, denn es geht nicht um Sympathie und Glaubwürdigkeit. In diesem Kapitel darf es etwas mehr sein. Wir wollen immerhin zur Quelle vorstoßen und sehen, wo und womit alles anfängt. In diesem Sinne einer freien und radikalen, zwar nicht wissenschaftlichen, aber dennoch Wissen schaffenden Untersuchung des Eingemachten gelange ich zu dem Schluss, dass wir nur dann authentisch sind, wenn wir das transportieren, was nicht vom Ich und seiner getrennten Wahrnehmung okkupiert wird – wenn wir durchlässig sind für Energie und Licht und Liebe. Wahre Echtheit ist ansteckend, weil sich durch sie die Einheitsebene offenbart, auf der alles echt (nämlich *wirklich* wirklich) ist und Betrachter und Betrachtetes eins sind.

Wie werde ich aufnahmefähig für die Ungeteilte Energie der Einheitsebene?

Die Frage ist schon in sich ein Paradox. Wie sollen Sie für etwas aufnahmefähig werden, das Sie immer schon sind? Schließlich werden auch Sie von der Ungeteilten Energie der Einheitsebene gelebt. »Aufnahmefähig« werden bedeutet nichts anderes, als bewusst an der Wirklichkeit zu partizipieren. Die Wirklichkeit hat nichts davon, Sie dafür aber umso mehr. Sie sind dann kein Spielball mehr von Ereignissen, die Sie nicht verstehen und kontrollieren können, sondern Sie erfahren Ihr eigenes Leben in einem größeren Kontext. Alles darf sein, nichts muss sein. Reaktive Emotionen, die sich wie kleine Strudel aus dem Lebensfluss abgesondert haben, lösen sich wieder auf und vereinen sich mit dem Einen Strom des Grenzenlosen Fühlens. Ich finde die Vorstellung ungemein befreiend, dass die eigene Existenz als (scheinbar) getrenntes Wesen überhaupt keinen Sinn hat und völlig unnötig ist. Wir müssen weder etwas darstellen noch etwas erreichen noch etwas überwinden. Wir brauchen lediglich eine andere Sichtweise anzunehmen und die Ungeteilte Wirklichkeit geschehen zu lassen. Leichter gesagt als getan? Manche Dinge sind auch leichter getan als gesagt. Die Entscheidung liegt bei Ihnen.

Um aufnahmefähig für die Universelle Lebensenergie zu werden, sollten wir uns zuerst daran erinnern, dass wir zu dem werden, auf das wir unsere fühlende Aufmerksamkeit richten. Richten wir sie auf die Einheit des Seins, dann wird sich diese Einheit für uns manifestieren.

Ich empfehle vier konkrete Schritte, um wieder aus dem geistigen Schneckenhaus herauszukommen, in das man sich möglicherweise verkrochen hat.

- Schritt 1 (körperlich): Sichtweise erkennen und verändern!
- Schritt 2 (geistig): die Hand öffnen!
- Schritt 3 (emotional): grenzenloses Fühlen zulassen!
- Schritt 4 (spirituell): sich so nähren, dass Sie sich auf der körperlichen Ebene nicht von der Energie, dem Licht und der Liebe abschneiden und nur immer auf sich selbst meditieren!

Der grüne Smoothie ist dabei der Katalysator. Er durchflutet den Körper mit Licht, ob wir es wollen oder nicht. Wir haben immer weniger Appetit auf Ungesundes und werden immer sensibler für den Inhalt und die Wirkung unserer Nahrung. Wenn wir dann auch die anderen Bereiche integrieren, die uns wirklich nähren (siehe zum Beispiel im Kapitel »Nicht vergessen: Was uns sonst noch alles wirklich nährt« im Teil 5), steht unserer Heilung nichts mehr im Wege.

DIE GRÜNE DUNKELKAMMER

Trinken Sie Ihren grünen Smoothie zum Spaß einmal in völliger Dunkelheit. Verdunkeln Sie zu diesem Zweck Ihren Raum (wenn dies technisch möglich ist), oder nutzen Sie die natürliche dunkle Tageszeit. Notfalls brauchen Sie auch einfach nur die Augen zu schließen, aber der Effekt ist dann nicht so stark fühlbar.

Trinken Sie also Ihren Smoothie in einer Umgebung, in der Sie die Hand nicht mehr vor den Augen sehen. Behalten Sie die einzelnen Schlucke lange im Mund, und schlucken Sie dann ganz langsam. Fühlen Sie! Wenn nichts im Außen Sie ablenkt und Sie sich voll auf das Fühlen konzentrieren, dann bekommen Sie eine spürbare Ahnung davon, dass Sie *tatsächlich* Licht trinken. Die schwarze Wahrnehmung erhellt sich. Alle drei Seinszustände (Körper, Geist und Seele) werden energetisch angehoben: Wohlbefinden, Entspannung, Klarheit, Vertrauen und Intuition treten stärker ins Bewusstsein. Ist es nicht schön, einfach nur zu sein? Ist es nicht schön, einfach nur *das Sein* zu fühlen?

Apropos: Sie sollten öfter Raum in Ihrem Leben schaffen, um einfach nur zu sein …

Es ist interessant: Wenn Sie anfangen, auf die »Einheitsebene« zu meditieren, tritt dieser nichtgetrennte Seinszustand immer mehr in Ihre fühlende Aufmerksamkeit. Er offenbart sich Ihnen quasi von selbst. Zur Einheit geht es nicht durch Anstrengung, sondern durch Loslassen. Der Krampf der auf sich selbst implodierten Wahrnehmung löst sich durch die Energie, die immer schon da ist – wir müssen sie nur einladen. Obwohl die Universelle Lebensenergie übermächtig ist, zwingt sie uns zu nichts. Liebe ist das machtvollste Naturgesetz.

Wie überwinde ich die Angst vor dem Licht, das alles durchdringt?

Adi Da Samraj hat dafür ein schönes Bild geschaffen. Er vergleicht den Körper mit einem tiefen Brunnen. In seiner Dunkelheit hockt so manches furchterregende Getier, das unsere Ängste verkörpert. Sobald das Sonnenlicht in den Brunnenschacht fällt, fangen diese Kreaturen an, sich zu bewegen und vor dem Licht zu verstecken. Wenn die Sonne senkrecht über dem Brunnen steht, ist alles ausgeleuchtet, und den Geschöpfen bleibt nichts anderes übrig, nach oben zu klettern und sich außerhalb des Brunnens eine neue dunkle Bleibe zu suchen.

Feel-The-Pure-Energy **Nr. 14**

DAS LICHT FÄLLT TIEF IN DEN BRUNNEN

Zutaten: Äpfel • Apfelbaumblätter •
Brunnenwasser (wenn verfügbar)

Wie gewohnt im Power-Mixer zubereiten und als »Energiekick« genießen. Vielleicht können Sie ja aus dem Apfelbaum, in dem Sie die Zutaten sammeln, in den Brunnen schauen. Dunkelheit ist nur dort, wo kein Lichtblick hinfällt.

Wo beleuchtet wird, werden Dinge sichtbar. Das ist unvermeidlich. Angst vor dem Licht zu haben macht uns unfrei. Warum nicht alles ans Tageslicht kommen lassen? Was haben wir zu verlieren außer unserer Angst? Der erste Schritt aus der Dunkelheit besteht also darin, keine Angst mehr haben zu wollen, sich nicht mehr von ihr kontrollieren zu lassen.

Der zweite Schritt besteht darin, dass wir keine Angst haben, unser Selbstbild zu verändern und – wenn nötig – sogar das Gesicht zu verlieren. Es geht nicht darum, den falschen Anschein des sozialen Gesichts zu wahren. Der Preis, den wir für eine vermeintliche soziale Sicherheit zahlen, ist viel zu hoch. Keine Masken und Rollen mehr. Keine Geheimnisse und Hintertüren.

Bekommen Sie ein Gefühl dafür, dass Dunkelheit, Abschotten, Immunsein zu einem Leben führen, das Sie eher traurig erleiden als freudig leben. Nirgendwo steht geschrieben, dass wir leiden müssen. Wenn der Karren bereits im Dreck steckt, besitzt das Leid lediglich einen Erkenntniswert. Wir erkennen, um nicht mehr zu leiden. Jeder Erkenntnisprozess bringt Licht in unser System. Es lohnt sich, die zentralen Muster zu verstehen, mit denen wir uns identifizieren und aus denen wir zu bestehen scheinen. Weil Muster nichts als Muster sind, lassen sie sich durchschauen und verändern. Nicht durch Anstrengung und Kampf, sondern durch Hinwendung zum Licht. Das Licht bewirkt dann von ganz allein, dass die Viecher in unserem Brunnen das Weite suchen.

Das ist ein gutes Stichwort. Wir sollten immer »das Weite« nicht suchen, sondern finden. Die Welt ist immer schon weit. Irgendwann ist jeder so weit, dies zu erkennen und aus seinem Schneckenhaus herauszukommen.

LICHTATMUNG

- *Schritt 1:* Atmen Sie strahlend helles Licht durch die Haut und die Zellwände ein.

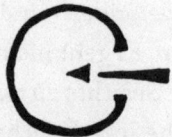

Die Organe und Zellen richten sich dabei kohärent aus, sodass das Licht frei strömen kann. Wenn das Licht frei strömt, fühlen wir uns auch frei! Und wenn wir wahre Freiheit fühlen, sind wir glücklich. Das Licht erzeugt dabei nicht das Gefühl der Freiheit, das Licht ist das Fühlen von Freiheit. Anders ausgedrückt: Freiheit liegt nicht im Zustand der »Faust«. Sie ist kein Gefühl, das wir selbst »machen« oder sogar willentlich erzwingen könnten. Es muss auch nicht erst hergestellt werden, weil das freie, ungebrochene, kohärente Licht immer schon in jedem Punkt des Universums vorhanden ist.

- *Schritt 2:* Atmen Sie das eigene Licht aus, und erleuchten Sie mit ihm das Umfeld.

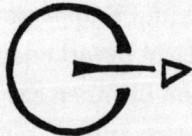

Wir sollten anerkennen, dass wir selbst eine Lichtquelle für andere und unsere Umgebung sind. Wir haben kein Recht, unser Licht mental abzudunkeln oder für uns behalten zu wollen. Die Filme, die damit von unserem Kopfkino von innen an die Schädeldecke geworfen werden, sind nur Filme, aber nicht das *wirkliche* Leben.

- *Schritt 3:* Harmonisieren Sie die Lichtenergie zwischen innen und außen (auf »Herzhöhe« bringen), und lassen Sie sie strahlen.

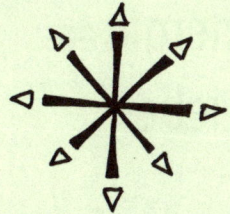

Geben Sie alle körperlichen, emotionalen, geistigen und seelischen (spirituellen) Widerstände auf und atmen Sie durch alles, was sich Ihnen in den Weg stellen will, hindurch. Lassen Sie sich von strahlend hellem Licht »überstrahlen«, bis keine Blockaden und Hindernisse mehr wahrnehmbar sind.

Die Angst vor dem Licht entsteht, wenn wir uns (bewusst oder unbewusst) vom Licht abwenden. Sobald wir uns dem Licht zuwenden und uns von ihm durchströmen lassen, vertreibt das Licht die Angst. Wir haben so viele Ängste, dass wir glauben, es koste zu viel Zeit und Energie, sie loszuwerden. Aber das ist eine Illusion. Angst kann nur in der Dunkelheit existieren. Sie verschwindet sofort, wenn das Licht der Erkenntnis uns trifft. Wenn die Ängste verschwunden sind, müssen wir unseren Brunnen natürlich sorgfältig abdecken, denn sonst kommen die Kreaturen zurück und machen es sich wieder gemütlich. Wirksames Abdeckmaterial sind beispielsweise Affirmationen, die das Licht im Denken verankern. Eine sehr wirkungsvolle Affirmation lautet:

»Ich bestehe aus Lebensenergie = Licht = Liebe!«

Lebensenergie =
Licht = Liebe

Bereits im Kapitel über die Steuerungsfunktion der Einheitsebene habe ich die untrennbaren Drillinge Lebensenergie = Licht = Liebe das erste Mal erwähnt. Aber erst jetzt können wir die Bedeutung dieser Gleichung richtig ermessen. Und zwar aus folgendem Grund: Weil Lebensenergie und Licht und Liebe *eins* sind, ist es möglich, die Trennung von Körper (Lebensenergie), Geist (Licht) und Seele (Liebe) zu überwinden. In der Wirklichkeit, wie sie *wirklich* ist, ist die-

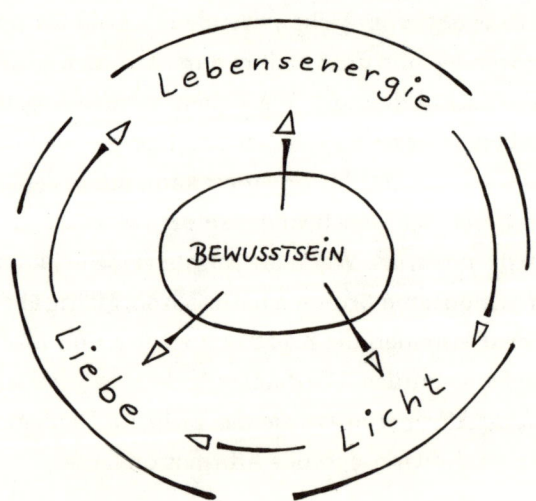

Die Einheit des Nichtgetrennten Seins

Akzeptanz der freien Lebensenergie!

se Trennung ja ohnehin nicht existent. Auf der Ebene der Lebensenergie wird die Aktivität in den Zellen durch kohärente Lichtimpulse (Biophotonen) gesteuert. Auf der Ebene des Geistes wird das Gestalten (Erkennen) durch die kreative, schöpferische Kraft der Liebe bewirkt. Auf der Ebene der Liebe manifestiert sich die ungeteilte Herzkraft als Lebensenergie, die von Natur aus nicht getrennt ist, die wir jedoch aus unserem getrennten Blickwinkel heraus als das Universum des gebrochenen Lichts, der vielen Farben und Formen wahrnehmen.

Die Einheit des Nichtgetrennten Seins operiert selbstorganisierend. Damit will ich sagen, dass alles, was geschieht, als ein großer Prozess abläuft, in dem alles nicht nur miteinander verbunden ist, sondern alles auch tatsächlich *alles* ist, weil es keinen »Ort« gibt, an dem die universelle Fülle des Seins, sein vollständiger »Gesamtinformationsgehalt« nicht vorhanden wäre.

Lebensenergie = Licht = Liebe ist immer schon bewusst. Nur weil Lebensenergie = Licht = Liebe immer schon *vollkommen* bewusst ist, steuern Lebensenergie, Licht und Liebe alle Vorgänge, die die getrennte Wahrnehmung wahrnimmt. Außerhalb der getrennten Wahrnehmung gibt es nur Bewusstes Licht, das aufgrund seiner eigenen Selbstnatur immer schon glücklich und frei ist.

»Conscious Light is
the source of all being.«

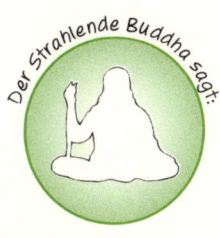
Der Strahlende Buddha sagt:

Der grüne Smoothie sensibilisiert die Wahrnehmung für die »Gleichschaltung der Erfahrungszustände«. Die Lichtenergie der feinpürierten grünen Blätter fördert das freie Fließen der Lebensenergie im Körper. Wachen, Träumen und Schlafen – Körper, Geist und Seele – sind eins, sind das Eine Wahre Herz.

Nun denn, hoch die grünen Gläser und volle Herzkraft voraus!

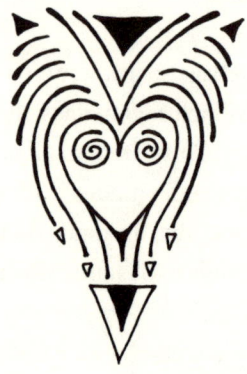

Eintauchen in den Einen Nichtgetrennten Prozess des Lebens und ihn nicht blockieren

Dive into the Deep! Tauchen Sie hinab in die Tiefe! Lassen Sie sich vom Pflanzengrün tief im Herzen bewegen! Fühlen Sie die Einheit des Seins, die nicht erst hergestellt werden muss! *Be free and full and happy!*

Ich werde immer sensibler dafür, wann ich den Lebensfluss blockiere und dem Lauf der Dinge nicht vertraue. Aber es ist auch nicht schlimm, wenn ich »auf mich kollabiere«, weil ich schon oft erlebt habe, dass die Blockaden immer nur kurzfristig bestehen (und selbst wenn sie – im Härtefall – ein ganzes Leben dauern, ist das in Anbetracht der Ewigkeit immer noch »kurzfristig«). Was lebensfeindlich ist im Sinne von »nicht einheitstauglich«, wird wieder weggespült. Deshalb sterben wir auch. Der Tod löscht nur die (scheinbar) getrennte Form aus. Nur was in die Getrenntheit geboren wird, muss auch wieder sterben. Aus dem gleichen Grund können sich keine Zivilisationen halten. Künstlichkeit ist eine Eintagsfliege. Man kann »es mal machen«, muss aber immer zur Natürlichkeit und ihrem inhärenten Einssein zurückkehren. Die Wirklichkeit bleibt immer die Wirklichkeit, sosehr man sie auch kurzfristig verzerren kann.

Aber warum überhaupt etwas verzerren? Warum nicht

einfach das Leben selbst sein, in seiner unermesslichen Totalität? Zu diesem Zwecke müssen wir die getrennte Wahrnehmung und damit falsche Interpretation der Wirklichkeit abstreifen und eine neue Haut bekommen, die so durchlässig ist, dass sie nicht mehr innen von außen trennt. Ich vertraue dem Bewussten Licht, dass es meine Illusionen überstrahlen und mich aus dem Labyrinth meiner Ich-Vorstellungen befreien möge. Ich lasse den grünen Ariadnefaden nicht mehr los. Ich lerne immer mehr, die Geschenke der Natur anzunehmen und mich an DAS hinzugeben, WAS bereits vollkommen (weil eins und nicht getrennt) IST.

Free Feeling Exercise   Nr. **10**

WIE FÜHLE ICH MICH IN DIESEM MOMENT?

Gehen Sie nicht achtlos über Ihre Stimmung hinweg. Gehen Sie stattdessen radikal nach Ihrem gegenwärtigen Gefühl, und tun Sie nichts, was sich nicht gut anfühlt. Tun Sie gleichzeitig alles, was sich gut anfühlt. Ihr Verstand wird ganz schön ins Schleudern geraten. Sie müssen niemals Erwartungen erfüllen (auch nicht Ihre eigenen).

Sie sind in jedem Moment frei, sich *frei* zu fühlen.

Das Ungebrochene Licht ist immer überall. Jede Situation kann *jetzt* klar sein. Jeder Moment kann sich gut anfühlen, weil alles schon gut ist und nicht erst gut werden muss.

Der Mensch ist ein Schmetterling, stets flatterhaft. Fragen Sie sich also: Zu welcher Blüte trägt mich die fühlende Intuition heute? Alles blüht und duftet und leuchtet. Es ist egal, welche Wahl Sie treffen, denn es gibt keine falsche Entscheidung.

Psychologischer Exkurs

DER WILLE

Willenskraft ist machtlos. Der Wille ist der Appendix des Seins. Nutzlos und unnötig. Er führt zu Schmerzen, wenn man ihn überanstrengt. Wenn die Wahrnehmung nicht in der vollkommenen Gegenwart bleibt, wird der Geist auf der Zeitachse zur Erinnerung und zum Willen. Beides blockiert die gegenwärtige fühlende Hingabe an das Eine Ungeteilte Sein.

Ja, Hingabe ist auch etwas, was uns wirklich nährt, weil sie uns vom Bewussten Licht durchströmen lässt. Wir gehen dann mit unserem Dickkopf quasi aus dem Weg und machen uns dünner als dünn. Ohne Hingabe zu leben bedeutet, in der Hybris gefangen zu sein, den Lauf der Dinge beeinflussen oder sogar anhalten zu können. Uns nähren daher auch Gedanken, die uns hingebungsvoll mit der Einheitsebene der immer schon bestehenden Einen Wirklichkeit verbinden.

Ich bin gespannt, welche Dinge sich vor der letzten Seite noch zeigen werden, die uns wirklich nähren. Auf jeden Fall werde ich sie zum Schluss noch einmal alle auflisten, denn darum geht es ja: zu erkennen, was nötig ist und geschehen muss oder nicht, damit wir in der Wahrheit leben und nicht im falschen Film herumlaufen.

Ich bin du: Mitgefühl, Kooperation und Toleranz als universelle Lebensgrundlage

Gute Gesellschaft ist ebenfalls etwas, was uns wirklich nährt. Ohne Menschen, die uns wahrhaft fühlen und liebevoll begleiten, sind wir nicht genährt, so viele grüne Smoothies auch unsere Kehle passieren mögen.

Da es in der Wirklichkeit an sich ja keine Trennung gibt, bin »ich« tatsächlich »du«. Das ist nicht weiter schlimm, denn »du« bist im Gegenzug auch »ich«. Die ganzen willkürlichen Einteilungen sacken in sich zusammen. Da hilft auch keine Lebensenergie, sie wieder zum Leben zu erwecken. Niemand muss zum Leben erweckt werden, weil das Leben immer lebt und alle vergänglichen Formen überlebt, die die getrennte Sichtweise erzeugt. Narziss spiegelt sich an der Oberfläche und erkennt nicht, dass er sich selbst sieht.

Wenn er es jedoch tut – und er sollte es um seiner selbst willen schleunigst tun –, dann wird die ganze Welt zum eigenen Körper. Und warum sollte man sich selbst schlecht behandeln, ausbeuten und bekriegen? Nur wenn wir spirituell in unserem Verstehen der Wirklichkeit wachsen, können wir aus unserem Irrtum erwachen. Deshalb ist es so wichtig zu verstehen, was uns wirklich nährt, und dabei nicht bei der Ernährung stehen zu bleiben. Uns nährt nur »das ganze Paket« wirklich. Es gab noch nie ein richtiges Leben im falschen. Wenn wir aber die wahre Natur der Natur erkennen und akzeptieren, geht die Hand auf, und wir können uns anfassen. Fäuste können sich nicht an der Hand nehmen. Kooperation und Toleranz werden dann zur selbstverständlichen Lebensgrundlage, wenn unser Fühlen auch als Mitgefühl grenzenlos wird. Und warum sollten wir kein Mitgefühl mit all dem haben, von dem wir in Wahrheit nicht getrennt sind?

Je mehr Lebensenergie und Licht und Liebe wir täglich über unsere Nahrung aufnehmen, desto mehr stärken wir das Herz. *And only the Heart knows.*

Indem der grüne Zaubertrank uns mit Licht erfüllt, macht er uns auf geheimnisvolle Weise so »schlau«, dass wir zu merken beginnen, was überhaupt alles falsch läuft. Wir bekommen dadurch ein Gefühl dafür, wie es richtig laufen müsste. Vielleicht gibt es eine Lebensweise, die kompromisslos authentisch, pur und echt ist, weil wir im Einklang mit dem Einen Klang des Einen Seins leben? Oder sind wir nur Vertriebene, bestraft damit, auf einem Planeten geboren zu werden, auf dem alle mit dem Finger auf alle zeigen und sagen: »Ich bin nicht du!«? Mag sein, dass die Erde eine spiegelverkehrte Welt ist, in der das, was wahr ist, unwahr wird. Aber wenn das der Fall sein sollte, dann sollte es auch möglich sein, dem Labyrinth mit Ariadnes grünem Faden zu entkommen. Und zwar augenblicklich, das heißt in dem Augenblick, in dem das Herz sich öffnet, erkennt und fühlt.

Spiritueller Exkurs

DAS GURU-PRINZIP

Das Wort »Guru« stammt aus dem Sanskrit und bedeutet: »Vertreiber *(gu)* der Dunkelheit *(ru)*«. Der Knoten der kollabierten Selbstwahrnehmung kann sich niemals aus eigener Kraft vollständig auflösen. Dazu braucht es Hilfe »von außen«. Nur der wahre Guru nährt uns wirklich, denn er befindet sich auf »der anderen Seite« und überträgt seinen nichtgetrennten Zustand auf uns. Seit alters waren und sind wahre Gurus die Quellen der Weisheit und der Zugang zu unserem eigenen wahren Zustand. Wenn man genau hinschaut, wurden uns *alle* Inhalte von wahrer Spiritualität und Religion von echten Meistern, Yogis, Gurus und Religionsstiftern offenbart.

Mein spiritueller Lehrer Adi Da Samraj beschreibt seine Guru-Funktion wie folgt: »Ich bin das Sonnenlicht am Morgen, das immer heller wird, bis du schließlich aufwachst. Bis das Licht dich aufweckt … träumst du weiter und versuchst im Traum zu überleben. Aber alles, was du im Traum tust, führt nicht dazu, dass du erwachst. Diejenigen, die zur Wahrheit erwachen, fangen an, etwas zu bemerken … Sie erkennen schließlich, dass sie träumen, und nehmen etwas sehr Ungewöhnliches an mir wahr. Ich bin deine Wahre Selbst-Natur, die in deinem Traum erscheint, um dich aufzuwecken. Ich bin dein Aufwachen und der Zustand, in dem du immer schon vollkommen bewusst bist.«[30]

Wenn wir wirklich genährt sind, leben wir auf der Grundlage von Mitgefühl, Kooperation und Toleranz. Die Welt wird nicht länger in »selbst« und »nichtselbst« eingeteilt und die eine Hälfte der Wahrnehmung damit ausgeklammert. Mitgefühl, Kooperation und Toleranz sind der natürliche Zustand, in dem wir Menschen uns befinden, wenn Lebensenergie = Licht = Liebe uns frei durchströmt. Und wenn wir noch Blockaden haben und die Einheit des Seins nicht in unserer Erfahrung zulassen können, dann führen mitfühlende Kooperation und verständnisvolle Toleranz erst recht dazu, dass wir uns als Menschen in unserem Menschsein wirklich genährt fühlen. Wir haben als Personen zwar unterschiedliche Erfahrungen, Gewohnheitsmuster und Erwartungen, aber als Menschen sind wir von der körperlichen, emotionalen, geistigen und seelischen Anlage her *identisch*. Ja, *identisch!* Körperliche Empfindungen, Gefühle, Gedanken und intuitive Visionen machen *nicht* an der eigenen Körpergrenze halt. Es handelt sich *immer* um einheitliche Felder, die vom Ungebrochenen Licht durchdrungen sind und »nur« auf verschiedenem Niveau schwingen. Je mehr die Universelle Lebensenergie geblockt wird, desto niedriger wird sie scheinbar, und desto mehr verfestigt sie sich zu unterschiedlichen Dichtegraden der Materie. Die Formen, die dadurch entstehen, sind jedoch nur temporäre Erscheinungen im Rahmen einer Wahrnehmung, die sich bereits abgekapselt hat und die Energie der Einheitsebene nicht mehr leiten kann oder will. Auf diese Weise entstehen ganze Welten, die einem dann vorgaukeln, echt, authentisch und wahr zu sein. Aber sie sind es nicht, und das ist gut so. Anderenfalls wäre es nämlich unmöglich, aus der Scheinwelt wieder herauszutreten und sich von wahren Gurus aus der Dunkelheit ins Licht führen zu lassen.

DIE BLINDE KUH KANN PLÖTZLICH WIEDER SEHEN

Gehen Sie einen geraden, ebenen Weg, denn Sie gut kennen, und setzen Sie sich dabei eine Schlafbrille auf, die Ihr Gesichtsfeld vollkommen verdunkelt. Ihre Erinnerung liefert Ihnen jetzt alle Daten, die Ihnen sonst über die Augen zufließen. Sie können sich relativ gut orientieren.

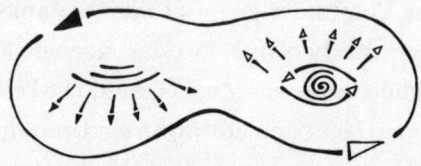

Stellen Sie sich vor, Sie befinden sich mit der Schlafbrille im normalen Wachzustand. Bedecken Sie Ihre Augen so lange, bis Sie sich an diesen dunklen, durch Ihre geistige Vorstellung erleuchteten »Raum« gewöhnt haben. Atmen Sie ruhig ein und aus. Gehen Sie ein paar Schritte, bleiben Sie stehen, und fühlen Sie, wie die Eindrücke, die Ihnen Ihr Geist einspielt, ineinanderfließen und wie Ihr Wille sie beeinflusst.

Nehmen Sie nach circa zehn Minuten, die Sie in diesem Zustand verbracht haben, die Schlafbrille ab. Stellen Sie sich vor, Sie seien aus dem Wachzustand erwacht. Strahlendes Licht umgibt Sie, und die Farben haben eine nie gekannte Intensität.

Natürlich können wir nicht wissen, wie es ist, wenn wir aus dem Wachzustand erwachen, und von daher ist die Übung nur ein Spiel. Sie kann jedoch ein Gefühl dafür vermitteln, dass es notwendig und wünschenswert ist, aus der normalen Wahrnehmung des Tagesbewusstseins zu erwachen.

Transzendenz als Sinn des Lebens

Man braucht keine Angst vor dem Wort »Transzendenz« zu haben. Es bezeichnet nicht den Zustand, in den Wolken zu schweben und den Bodenkontakt verloren zu haben. Fakt ist nur, dass das Leben aus sich selbst heraus keinen Sinn macht. Wir werden geboren, und wenn wir dann so alt sind, dass wir uns eigenständige Gedanken darüber machen können, warum wir auf der Welt sind, haben wir vergessen, warum wir uns zur Geburt entschlossen haben. Wir sterben, ohne zu wissen, wann und wie und warum – und wo wir nach dem Tod landen und ob wir das Leben in der Zeit, die auf unserem Grabstein steht, auch richtig genutzt haben. Es ist also offensichtlich, dass sich das individuelle Leben nicht aus sich selbst heraus erklären kann. Auch unsere Existenz zwischen Geburt und Tod muss von der Einheitsebene aus betrachtet werden, wenn sie einen Sinn ergeben soll. Aber muss sie überhaupt einen Sinn ergeben? Oder anders: *Kann* sie überhaupt einen Sinn haben?

PHILOSOPHISCHER DREIER
(MIT HAPPY END)

Die Grundhaltung der getrennten Sichtweise
Die Welt ist nicht okay, und *ich* muss sie in Ordnung bringen oder wenigstens so gestalten, dass *ich* mich wohlfühle und den meisten Nutzen habe.

Der Höhepunkt der Anmaßung
Das Ich kämpft mit Gott darum, wem die bessere Schöpfung gelingt.

Die ultimative Rache
Weil ich sterben muss, mache ich eine Schöpfung kaputt, in der ich nicht unsterblich bin und kein unbegrenztes Entwicklungspotenzial habe.

Happy End
»Ich« erkenne und realisiere durch Hingabe an die spirituelle Übertragung des Guru, dass ich als Bewusstes Licht existiere und deshalb immer bereits *frei* und *glücklich* bin!

Wir haben gesehen, dass die getrennte Sichtweise ein »Fehler« im natürlichen System ist. Sie ist nicht wirklich real und tritt nur temporär in Erscheinung. Da sie nicht im Eins-sein – im Bewussten Licht – wurzelt, erzeugt sie die Vergangenheit durch die Erinnerung und die Zukunft durch den Willen. Erinnerung und Wille existieren jedoch nur in einem künstlich erzeugten Szenario, das dadurch gekennzeichnet

Akzeptanz der freien Lebensenergie!

ist, dass es von der Ungeteilten Universellen Lebensenergie abgespalten ist. Es ist unsere Welt, die wir uns kollektiv als Lebensbühne gezimmert haben und in jedem Moment aufs Neue erschaffen. Nur wenn wir bereit sind, diesen individuellen »Weltschöpfungsprozess« loszulassen, kommen wir wieder aus der Illusion des getrennten Seins heraus. Unter »Transzendenz« verstehe ich nicht mehr und nicht weniger, als das eigene Leben im wirklichen (ewigen und nicht an Raum und Zeit gebundenen) Kontext zu betrachten. Ich bin mir bewusst, dass ich damit dem Begriff »Transzendenz« eine neue Bedeutung gebe. Ich halte es für notwendig, diese Bedeutung einzuführen, denn im Lichte der Ungeteilten Wirklichkeit an sich gibt es keine Trennung zwischen »diesseits« und »jenseits«, zwischen »irdisch« und »himmlisch«. Alles ist eins. Hier. Jetzt. Hier. Jetzt. Hier. Jetzt ... Wobei es den Kern eher treffen würde, wenn »Hier« und »Jetzt« in Anführungsstrichen stünden. Das »Hier« und das »Jetzt« gibt es in Wirklichkeit nicht, weil es auf der Einheitsebene keine Lokalität oder Singularität gibt. Deswegen kann man auch nicht mit beiden Beinen auf dem Boden der Realität stehen, weil es in der realen, Nichtgetrennten Wirklichkeit keine »Beine« und keinen »Boden« gibt! Wiedererkennbare Formen und sich (scheinbar) wiederholende Vorgänge gibt es *nur* in der Illusion der Getrenntheit. Aber auch hier gilt: Es gibt kein richtiges Leben im falschen. Wir können nicht glauben, die Probleme unserer persönlichen und kollektiven Existenz zu lösen, wenn wir gar nicht verstehen, warum alles so ist, wie es ist. Und wer versteht, warum alles so ist, wie es ist, der versteht, dass alles nicht so ist, wie es ist (besser: zu sein scheint). Das Paradox lässt wieder grüßen. Es ist immens wichtig, dass wir unseren »Schöpfertrip« transzendieren und aufhören, Gott zu spielen. Lebensenergie = Licht = Liebe braucht uns nicht, um Lebensenergie =

Licht = Liebe zu sein. Wir machen das Eine Ungeteilte Sein nicht »besser« durch unsere Existenz, sondern immer nur »schlechter«. Diese Wertungen stehen deshalb in Anführungszeichen, weil auch Wertmaßstäbe ihren Ausgangspunkt und ihre Berechtigung *nur* innerhalb der getrennten Sichtweise haben. Transzendenz ist für diejenigen interessant und erstrebenswert, die erwachen wollen, die frei sein wollen, die es satt sind, in einer Scheinwelt zu existieren, die voller Leid ist und in der sich Freude und Schmerz wie Tag und Nacht abwechseln.

Wir können das Geschenk des grünen Smoothies annehmen oder ablehnen. Und genau das geschieht auch. Der eine trinkt sich frei, und der andere beißt weiter auf angstverseuchten Tierkadavern herum. In der Illusion der Getrenntheit hat jeder seine eigene Version vom Glück. Nur hat ein solches »Glück« nichts mit der Liebe und Glückseligkeit des Bewussten Lichts zu tun. Muss es auch nicht.

Denn wir existieren ja im wahrsten Sinne des Wortes nur in unserer Einbildung. Mein Vater pflegte zu sagen: »Einbildung ist auch 'ne Bildung.« Ich sehe das nicht so. Einbildung ist keine Bildung, sondern eine Verblendung oder – wertungsfrei ausgedrückt – eine Fehlinterpretation. Und wenn wir in der Schule alles falsch machen, müssen wir die Klasse wiederholen. Wenn wir im Leben alles falsch machen, werden wir wiedergeboren. So einfach ist das.

Wer wirklich *frei* sein will, muss verstehen, was er in jedem Moment tut. Und jeder schneidet sich in jedem Moment aktiv von der Universellen Lebensenergie, dem Ungebrochenen Licht und der Bedingungslosen Liebe ab. Okay, *anything goes,* solange wir bereit sind, den Preis dafür zu zahlen. Ich bin nicht mehr bereit, und ich danke den grünen Blättern, dass sie mir die frohe Botschaft aus einem Jenseits gebracht haben, das noch jenseits vom »Jenseits« ist, also aus der

Ungeteilten Wirklichkeit an sich stammt und nicht aus dem »Jenseits«, wie wir es uns in und mit unserer getrennten Wahrnehmung vorstellen.

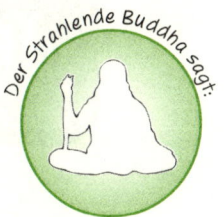

Der Strahlende Buddha sagt:

»Conscious Light is love-bliss.«

Es geht darum, den Schalter umzulegen und alles, was wir tun (und nicht tun), aus der nichtgetrennten »Perspektive« der Einheit heraus zu betrachten. Sonst bekommen wir weder unser privates noch unser öffentliches Leben dauerhaft und »gesund« geregelt. Die Erde und die Menschheit sind holistische Kategorien der Ganzheit. Mit einem nach getrennten Kategorien operierenden Verstand sind wir nicht in der Lage, dem ganzen planetaren Lebenssystem gerecht zu werden und seine ganzheitlichen Steuerungsfunktionen nicht zu behindern oder gar zu blockieren. Erinnern wir uns: Die Einheitsebene ist in jedem Moment aktiv. Alle Informationen sind jederzeit überall vorhanden. Es ist daher immer möglich, im Bewusstsein der Einheit zu handeln.

Teil 5

Unbegrenztes Fühlen: Eine neue Dimension der Wahrnehmung

Da unser Verstand in dualistischen Begriffen denkt, ist er nicht das geeignete Werkzeug, mit dem wir die Einheit intuitiv erfahren oder erst einmal fühlend erahnen können. Im Gegenteil: Der Verstand trennt und lässt pausenlos Argument auf Gegenargument prallen. Unsere heutige Welt ist zu einseitig verstandesorientiert. Deswegen ist es wichtig, Körper, Geist und Seele über die Ernährung zu harmonisieren, damit das Dreiergespann Lebensenergie = Licht = Liebe möglichst ungehindert durch uns hindurchströmen kann. Die Pflanzen sind in dieser Hinsicht unsere Partner und großen Vorbilder. Das Pflanzenreich befindet sich noch im Einklang mit dem großen Kreislauf des Seins. Wenn wir die grünen Blätter im Smoothie in einer Menge zu uns nehmen, die uns bisher nicht möglich war, nähren wir unsere ganzheitliche Wahrnehmung und ermöglichen es ihr immer mehr, sich ebenfalls auf den großen Kreislauf des Seins auszurichten.

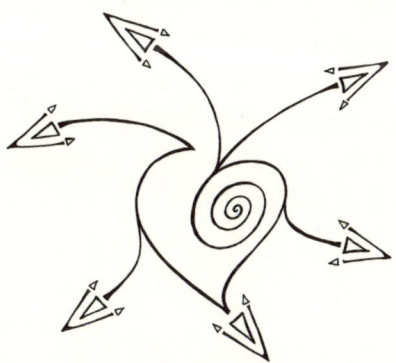

Unbegrenztes Fühlen

Die Ausweitung unseres Horizonts in Richtung Einheit erfolgt über das Fühlen. Das Fühlen ist immer schon unbegrenzt und von Natur aus mit dem Transzendenten Einen Herz verbunden. Der Begriff »von Natur aus« passt eigentlich nicht mehr, denn die Natur – so, wie wir sie wahrnehmen – ist ja eine Schöpfung der getrennten Sichtweise. Besser müsste es heißen: »in der Wirklichkeit an sich«. Wenn wir über unsere in jedem Moment stattfindende Aktivität der Trennung hinausgehen wollen, müssen wir sehr darauf achten, welche Worte und Begriffe wir benutzen. Was aber nicht heißen soll, dass wir unseren Verstand wieder überstrapazieren. Nein, wenn wir das Eine Herz fühlen, weist uns das Eine Herz den Weg, und wir kommen immer mehr aus unseren Sackgassen heraus.

GEISTESBLITZ NR. **6**
....

... und das Verstehen donnert!

Wenn wir dem Wirken der Einheitsebene Platz in unserem Leben einräumen, dann organisiert sie unser Leben im Einklang mit sich selbst. Nur ein offenes Herz und echte Hingabe sind notwendig. Das Ich-Bewusstsein kann mit seiner getrennten Sichtweise keine Einheit denken und planen und im Alltag umsetzen. Für diese Aufgabe ist eine andere Kraft notwendig, mit der wir lediglich fühlend kooperieren können und müssen.

....

Unbegrenztes Fühlen hat nichts mit Emotionen zu tun

In der Regel haben wir deswegen Angst vor Gefühlen, weil wir das Fühlen mit Emotionen verwechseln. Emotionen sind schwer zu kontrollieren und werden scheinbar stark von anderen Personen und äußeren Umständen beeinflusst. Deshalb ziehen sich viele in den Kopf zurück. Seine dicken Schädelmauern suggerieren sogar ein Gefühl der Sicherheit.

Der Preis für diese Strategie ist jedoch hoch, denn wir berauben uns damit unseres besten Wahrnehmungsorgans. Das Fühlen kombiniert alle Sinnesorgane. Wenn die Lebensenergie frei fließen kann, fließen die Informationen von den Sinnesorganen zum Herzen und nicht zum Kopf. Das Herz entscheidet, und der Kopf hilft dabei, die Entscheidung umzusetzen. So lautet die richtige Reihenfolge. Grundlegende Emotionen wie Wut, Angst und Trauer stören den Informationsfluss zum Herzen nicht nur, sondern leiten ihn nach oben unter die Schädeldecke. Dort haben unsere Eindrücke jedoch nichts zu suchen. Von der Einheitsebene aus betrachtet, gibt es nur ein Wahrnehmungsorgan, das uns mit dem Einssein verbindet: *das Herz!* Wenn wir nicht vom Herzen aus leben, haben wir die Wirklichkeit, wie sie *wirklich* ist, schon verlassen. Wir bewegen uns dann bereits im

Niemandsland der Fehlinterpretation des Seins. Und dieses »Niemandsland« ist bevölkert mit unzähligen getrennten Wesen und Dingen, und niemand weiß, was eigentlich Trumpf ist. Hin und wieder erscheint ein authentischer Guru in dieser Scheinwelt und weist den Weg, aber die meisten erkennen ihn nicht und ziehen es vor, weiter an der Scheinbar zu hocken und sich mit Illusionen abzufüllen.

Die meisten Menschen bearbeiten ihre Emotionen, anstatt einfach nur zu fühlen. Je mehr wir an unseren Emotionen herumdoktern, desto hartnäckiger suchen sie uns heim, denn wir werden zu dem, auf was wir unsere Aufmerksamkeit lenken. Wenn wir einfach im Fühlen bleiben, sind Emotionen lediglich wiederkehrende Wellen, die sanft am Strand des Herzens auslaufen. Gefühle sind wie Gezeiten dazu da, rhythmisch im großen Rhythmus des Seins zu schwingen. Es ist okay, wenn sie kommen; es ist okay, wenn sie gehen. Was sich innerhalb der getrennten Wahrnehmung ereignet, ist nicht nötig und sollte von daher auch niemals überbewertet werden.

Fühlen ist seinem ureigensten Wesen nach unbegrenzt: Es ist die »subjektive«, noch auf der Ebene der getrennten Sichtweise erfolgende Wahrnehmung von Lebensenergie = Licht = Liebe. Und wenn *das Fühlen* wirklich unbegrenzt und vollkommen frei geworden ist, ist es nichts anderes als die Liebe und Glückseligkeit des Bewussten Lichts.

Lernen, nicht immer nur auf unsere Emotionen zu reagieren

Freiheit und Lebensfreude haben etwas damit zu tun, dass wir nicht von unseren Emotionen hin und her gerissen werden. Selbstbestimmung und Ausgeglichenheit sind nur möglich, wenn wir im Fühlen verankert bleiben. Stellen Sie sich immer vor, Sie sind das Wasser und niemals nur die Welle auf der Oberfläche. Niemand ist jemals auch nur eine Sekunde lang ein Opfer. Solange Sie das tiefe Wasser sind, kann der Wind die Oberfläche kräuseln (Trauer) oder gar aufwühlen (Wut), wie er will. Emotionen dürfen sein, denn es gilt nicht, gegenüber Gefühlen immun zu werden. Emotionen sind Teil des Unbegrenzten Fühlens, nämlich der Teil, den das sich selbst als getrennt denkende Subjekt als Resultat

Free Feeling Exercise   Nr. **11**

IM HERZEN RUHEN

Sobald Sie mit heftigen Emotionen konfrontiert sind, sollten Sie sich daran erinnern, tief durchzuatmen. Der Atem ist der manifeste »Körper« des Unbegrenzten Fühlens. Bleiben Sie dabei in der Situation, und seien Sie ruhig kurz wütend. Reagieren Sie nur kurz angemessen auf die Situation, aber nehmen Sie die Wut nicht mit ins Herz. Schützen Sie das Herz. Das Herz nimmt alles, was in es eindringt, mit in seine immer schon bestehende Tiefe. Es braucht dann seine Zeit, bis die Emotion wieder nach oben kommt und ausgeschieden werden kann.

Nehmen Sie sich im Tagesverlauf immer wieder die Zeit, ruhig und tief durchzuatmen. Fühlen Sie dabei, wie die Lebensenergie auf der Vorderseite nach unten und auf dem Rücken nach oben strömt. Stellen Sie sich dabei den ununterbrochenen Kreislauf des Fühlens vertikal und horizontal vor.

Werden Sie sich immer mehr bewusst, dass das unbegrenzt fühlende Atmen die wichtigste Aktivität ist, durch die Sie mit der immer schon bestehenden Einheit des Seins verbunden sind. Es ist im wahrsten Sinne des Wortes Ihr Lebensatem.

der Getrenntheit wahrnimmt. Deshalb scheinen Emotionen auch immer von außen getriggert zu werden. Da hilft es nur, sich durch sie nicht an die Oberfläche ziehen und in das Geplänkel der Wellen verstricken zu lassen.

Eine fühlende Ausgeglichenheit ist sehr wichtig, denn starke Emotionen verbrauchen viel Energie und erzeugen Löcher, die wir dann wieder mit ungesunder Nahrung stopfen wollen, so wie wir es in emotionalen Krisen gewohnt sind. Innere Ausgeglichenheit ist eine große Stärke. Mithilfe des »Lebensatems« (siehe Free Feeling Exercise Nr. 10) können Sie sich immer wieder nicht in sich, sondern im Nichtgetrennten Sein zentrieren. Beide »Seiten« bedingen sich dabei gegenseitig: Erst wenn das Fühlen (mittels Lebensatem) ein kontinuierlicher Strom geworden ist, wird die Wahrnehmung frei für die Intuition der Einheit des Seins. Und wenn Sie dann auf der Basis dieser Intuition leben, können die Emotionen kommen und gehen. Sie nehmen sie wahr und sind gleichzeitig frei davon.

Über das Universum hinausatmen

Das Unbegrenzte Fühlen macht nicht am Rande des Universums halt.

Für mit ist das »Universum« die Gesamtsumme aller manifesten Erscheinungen grobstofflicher, feinstofflicher und kausaler Natur. Wir erinnern uns: Diese drei Seinszustände durchlaufen wir jeden Tag im Wachzustand, im Traumzustand und im Tiefschlaf. Der »Rand« des Universums läge demnach sowohl im »Außen« als auch im »Innen«. Wo hört das Größte und wo das Kleinste auf? Möglicherweise gar nicht, weil alles sowieso unendlich ist, da alle scheinbar getrennten Manifestationen in der Ungeteilten Wirklichkeit an sich in Erscheinung treten. Die nicht mit räumlichen und zeitlichen Begriffen zu definierende Einheitsebene »kristallisiert« sozusagen im Filter der getrennten Sichtweise zu dem, was wir »das beobachtbare Universum« nennen. Der Atem kehrt immer zum Nichtgetrennten Ursprung zurück, wenn wir ihn lassen. Er ist daher auch ein guter Ariadnefaden, der uns mit dem Einen Ungeteilten Sein verbindet.

Vielleicht ist das Universum nur eine Stecknadel. Es gibt keine absoluten Größenverhältnisse. Es gibt den unendlichen Atem nach »innen« und den unendlichen Atem nach »außen«. Beide umfassen den endlosen Kreislauf des Seins. Äußerer Rand und innerer Rand sind gleich. Räumliche und zeitliche Vorstellungen verlieren ihre Anwendbarkeit. Das wahre Sein, dessen Lebensenergie und Licht und Liebe uns in jedem Moment leben, ist unbekannt. Öffnen Sie sich für das *für immer Unbenennbare und auf ewig Mysteriöse!* Wahres und dauerhaftes Glück beginnt jenseits des Definierbaren und Kontrollierbaren. Alle Erscheinungen entstehen, dauern eine Zeit lang an und vergehen wieder. Nur was *nicht* in Erscheinung tritt, *ist* wirklich. Wir sind nicht das, was als »wir« in Erscheinung tritt. Wir sind das, was »Erscheinungen« erst ermöglicht.

GEISTESBLITZ NR. **7**

… und das Verstehen donnert!

Die Ungeteilte Wirklichkeit an sich, der »Bereich« des Bewussten Lichts, ist eine Sphäre, ein mehrdimensionaler Raum, in dem an jedem »Punkt« das Größte mit dem Kleinsten verbunden ist. Das Universum »schwingt« und manifestiert sich (für den dualistischen Blick) zwischen diesen beiden Polen.

Lebendiges Wasser, das ideale Medium für Lichtinformationen

Der grüne Smoothie besteht wie unser Körper zu fast 70 Prozent aus Wasser. Und Wasser ist ein ganz besonderer Stoff. Mit seinen drei Aggregatzuständen Eis, Flüssigkeit und Dampf durchdringt er die gesamte Natur mit einer Feuchtigkeit, die alles miteinander verbindet und belebt. Ohne Wasser gibt es kein Leben. Und warum nicht? Weil Wasser das Ungebrochene Licht leitet! Erst im wässrigen Medium können die Lichtimpulse ihre Steuerungsfunktion im Sinne der Einheitsebene erfüllen. Weil sich im Wasser die Lichtinformationen spontan »kristallisieren«, lohnt es sich, diese omnipräsente »Substanz« einmal näher unter die lebensenergetische Lupe zu nehmen. Wasser ist nämlich nicht gleich Wasser. Wasser kann lebendig sein und uns wirklich nähren oder uns als tote Flüssigkeit eher Schaden zufügen.

Wann ist Wasser lebendig?

Wasser ist dann lebendig, wenn es frei fließt. Wasser fließt dann frei, wenn es seine natürlichen Wirbel bilden darf. Sobald es unter Druck durch Rohre und Leitungen gepumpt

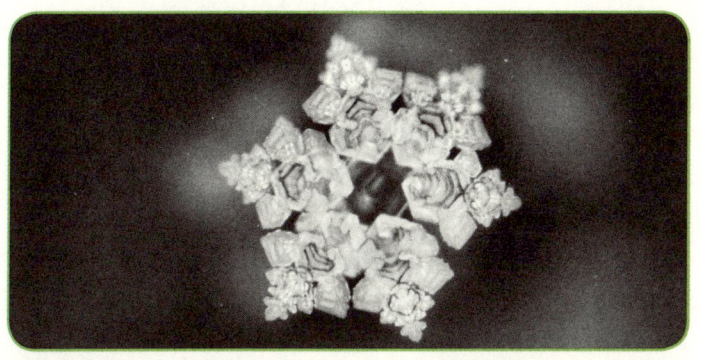

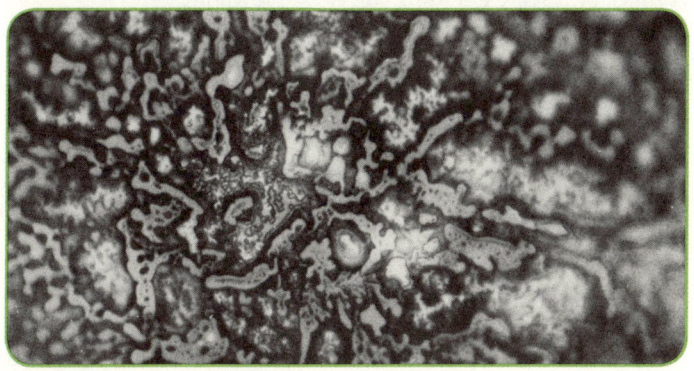

Gefrorene Wasserkristalle von Masaru Emoto: lebendiges Wasser mit klarer Kristallbildung (oben) und totes Wasser ohne kristalline Struktur (unten)[31]

wird, verliert es wie gesagt seine Lebendigkeit, weil seine innere Struktur (ab 2,5 bar) mechanisch zerstört wird. Dies lässt sich sehr leicht nachprüfen, wenn man sich unter dem Mikroskop die Cluster anschaut, die sich im Wasser bilden (siehe die Wasserkristalle von Masaru Emoto). In einem lebendigen Wasser sind diese Stoffansammlungen sehr klein und gut verteilt. Im toten Wasser zeigen sich große Zusammenballungen, und die Verteilung ist sehr inhomogen. Totes Wasser ist dadurch nicht mehr gut in der Lage, unsere Stoffwechsel-Abfallprodukte aus den Zellen zu transportieren.

BIS ZUR QUELLE!

1. Finden Sie Bachläufe in Ihrer Gegend, wo Sie dem Bach bis zur Quelle folgen können. Trinken Sie frisches Quellwasser, so oft es geht, direkt dort, wo es aus der Erde kommt. Nehmen Sie seinen Geschmack und seine energetische Wirkung wahr.
2. Besuchen Sie die Quellen von großen Flüssen und schöpfen Sie deren Quellwasser. Schmeckt es anders als das Quellwasser von Bächen? Wie ist die energetische Wirkung hier? Spüren Sie einen Unterschied zum Bach?

Lebendiges Wasser schwingt mit einer hohen Frequenz, die dadurch entsteht, dass das »Wirbelprinzip« uneingeschränkt wirkt. Im natürlichen Flussbett wirbelt das Wasser in der Vorwärtsbewegung ständig links und rechts herum, wodurch sich die Polaritäten aufheben. Dieser Zustand des lebendigen Wassers wird »kolloidal«[32] genannt. In kolloidalen Flüssigkeiten (zu denen auch Blut und Pflanzensäfte gehören) finden keine Reaktionen mehr statt. Kolloidales Wasser ist gesättigt und in sich harmonisch. Nur in diesem Zustand kann es seine Funktion für den Stoffwechsel optimal erfüllen. Wenn die Wassermoleküle zusammenklumpen, können sie nicht mehr die Zellmembran passieren. Die im Wasser gelösten Nährstoffe gelangen dann nicht mehr in die Zelle. Auch die durch das Wasser vermittelten Lichtimpulse der Universellen Lebensenergie können dann ihrer Steuerungsfunktion nur teilweise nachkommen. Auf allen Ebenen ist es daher wichtig, den Fluss der Energie nicht zu blockieren. Einheit »funktioniert« nur dann als Einheit, wenn wir das Eine Feld des Ungebrochenen Lichts nicht durch ichbezogenes Handeln, Denken und Fühlen stören und unterbrechen.

... und das Verstehen donnert!

Der Wirbel ist ein grundlegendes Werkzeug der Natur. Linksdrehende Wirbel sind weiblich und nähren. Rechtsdrehende Wirbel sind männlich, sie reinigen und erneuern. Unser Blut fließt in den Arterien linksdrehend und in den Venen rechtsdrehend. Die Lemniskate (∞) ist das Symbol, das beide Wirbel miteinander verbindet. Sie repräsentiert das ganzheitliche Grundprinzip des Wassers und seiner überragenden Rolle in der Natur.

Wenn der grüne Smoothie ebenfalls mit Quellwasser hergestellt wird, handelt es sich bei ihm um eine Art »kolloidales« Lebensmittel, das sehr gut in der Lage ist, Körper, Geist und Seele optimal zu versorgen und zu reinigen. Die Lichtinformationen aus den lebendigen Zutaten gelangen direkt in die Zelle. Machen Sie daher auch beim Wasser keine Kompromisse. Was nutzen die besten Biozutaten, wenn die Qualität des Wassers ihre Wirkung zunichtemacht, weil verklumptes totes Wasser nicht mehr richtig in die Zellen eindringen kann?

Auch das Einweichen erscheint in diesem Zusammenhang in einem neuen Licht. Wenn wir lebendiges Wasser verwenden, beleben wir die eingeweichten Substanzen noch stärker, vor allem die Energie anreichernden Keimprozesse in den Samen und Kernen. Die Zellen von Nüssen, Samen oder Trockenfrüchten speichern das Einweichwasser und transportieren die lebendige Energie in der eigenen Zellstruktur direkt an den Bestimmungsort in unserem Körper. Je weniger unser Körper selbst Energie aufwenden muss, um seine Nahrung aufzubrechen und verfügbar zu machen, desto energiereicher ist ein Lebensmittel. Wir fühlen einen Energieschub nach dem Essen nämlich nur dann, wenn unterm Strich – also abzüglich des Verdauungsaufwands – eine überschüssige Energie entsteht, die der Körper zur Steigerung von Fitness und Wohlbefinden benutzen kann.

Feel-The-Pure-Energy   Nr. **15**

GRÜNES KAUGUMMI

Dieses Mal rühren Sie den Mixer nicht an, sondern zermahlen das Pflanzengrün ausschließlich mit Ihren zweiten oder dritten Zähnen. Diese sind zwar nicht so scharf und schnell wie das Messer des Mixers, aber für unsere Zwecke reicht es.

Zutaten: 1 Grüner-Smoothie-Würfel von Josefa Bucher[33], bestehend aus Moringapulver (40 Prozent), Datteln, Aprikosen.

Spüren Sie, wie Ihr Körper Nährstoffe und Lichtinformationen mit Hilfe des Wassers (Speichel) in sich hineinspült.

GEFRIERGETROCKNETE ZUTATEN

Gefriergetrocknete Zutaten, denen das Wasser entzogen wurde, eignen sich hervorragend für den Winter, wenn draußen nicht mehr so viele Wildkräuter sprießen, oder für den besonderen Kick, wenn man mal nicht genug frisches Pflanzengrün im Kühlschrank hat. Ich benutze und empfehle die folgenden Lebensmittel.

Moringa

Man nennt ihn auch den »Wunderbaum«. Schon aufgrund dieser Bezeichnung passt er gut zum Zaubertrank. Moringa hat den höchsten jemals gemessenen Chlorophyllwert. Auch der ORAC-Wert (siehe Teil 1 im Kapitel »Zellschutz durch einen hohen ORAC-Wert«) ist gigantisch und geht weit über die Vergleichszahlen anderer Superfoods hinaus. Die Moringablätter verfügen darüber hinaus über eine hohe Salvestrole-Konzentration. Salvestrole sind Stoffe, mit deren Hilfe sich Pflanzen gegen Schädlinge behaupten (siehe Historischer Exkurs Nr. 6). Und als ob es damit noch nicht genug des Guten wäre, verfügt Moringa über einen weiteren »Zauberstoff«, der in diesem Baum in solchen Mengen vorkommt wie in keiner anderen Pflanze. Es ist das Pflanzenhormon Zeatin, das bei der Aufnahme von Vitalstoffen in der Zelle eine Schlüsselrolle spielt. Es bringt Vitamine, Mineralien, Aminosäuren, Spurenelemente und so weiter genau dorthin, wo sie im Körper gebraucht werden, und vervielfacht damit deren Wirksamkeit – im Durchschnitt um das bis zu Sechsfache, weil es dafür sorgt, dass die Zellen ihre »Türen« für die Vitalstoffe öffnen.[34]

Algen

Algen sind ebenfalls hochpotente Nahrungsmittel. Es gibt sie als Flocken (zum Beispiel Spirulina, Chlorella, Rotalge) oder als Presslinge (etwa Afa-Algen). Sie sind reich an Chlorophyll und verstärken damit die grüne Power im Winter-Smoothie. Afa-Algen besitzen zwanzig Aminosäuren (insgesamt gibt es 22) und sind daher unter anderem ein sehr guter Lieferant von pflanzlichem Eiweiß. Ich habe die Erfahrung gemacht, dass ich es erst über den Smoothie wirklich kontinuierlich zu mir nehme. Manchmal landen Algen auch, wie zum Beispiel die leicht salzige Rotalge, als Würzmittel in meinem Power-Drink. Lassen Sie sich nicht vom relativ hohen Preis abschrecken. Algen sind konzentrierte Nahrungsmittel, und die Mengen reichen auch bei regelmäßigem Verzehr eine gefühlte »Ewigkeit«.

Getrocknete Kräuter

Wildkräuter können Sie entweder selbst trocknen oder gefriergetrocknet kaufen. Manche frieren die Kräuter auch ein, wodurch noch mehr Nährstoffe erhalten bleiben. Die gefriergetrockneten »Pülverchen« sind natürlich sehr praktisch in der Lagerung und Dosierung. Neue Anbieter erscheinen auf dem Markt, die immer mehr Kräuterpulver anbieten, zum Beispiel inzwischen auch Spinat, Löwenzahn und Brennnessel. Die klassischen Pulver sind immer noch Weizen-, Gersten- und Dinkelgras. Diese Gräser sind ebenfalls ein guter Ersatz im Winter für die abgefallenen und nicht mehr grünen Blätter.[35]

Historischer Exkurs

SALVESTROLE

Salvestrole sind eine Klasse von Schutzstoffen, die manche Pflanzen bilden, um sich gegen Fraßfeinde und Krankheiten zur Wehr zu setzen. Genau diese Substanzen, so belegten die Wissenschaftler, sorgen für eine Rückbildung von Krebstumoren. Salvestrole waren vor 150 Jahren in ursprünglichen Obst- und Gemüsesorten, die sich ja noch gegen allerlei Feinde zur Wehr setzen mussten, reichlich vorhanden. In modernem Obst und Gemüse, das auf sterilen Plantagen mit Kunstdünger hochgezüchtet wird und sich gegen nichts mehr selbst verteidigen muss (weil das von den Spritzgiften & Co. erledigt wird), sind jedoch kaum mehr Salvestrole enthalten. Vor 150 Jahren waren noch fünf- bis sechsmal so viele Salvestrole in Obst und Gemüse vorhanden wie heute. Moringa-Blätter sind reich an Salvestrolen und allein schon deshalb zu empfehlen.

Unbegrenztes Fühlen ist nur auf Tauchstation möglich

Da nur lebendiges Wasser uns wirklich nährt und alle Lichtinformationen auch in die Zelle transportieren kann, sollten Sie Ihren grünen Smoothie nicht mit totem Leitungswasser herstellen. Wenn es Probleme mit der Aufnahme fein pürierter Zutaten gibt, sollten wir in Zukunft auch immer auf die Wasserqualität achten, denn schlechtes Wasser stört aufgrund seiner übermäßigen Clusterbildung die Aufnahme der Vitalstoffe im Dünndarm.

Investieren Sie in einen Wasserfilter mit Aktivkohle oder in einen Bio-Quellwassergenerator. Beide Geräte können Sie bequem bei sich in der Küche anschließen. Als willkommener Nebeneffekt müssen Sie dann keine Wasserkisten mehr schleppen.

Am wichtigsten ist jedoch die Wasserqualität für unser Blut. Unser Blut ist nur dann lebendig, wenn sein Wasser lebendig ist. Unser Stoffwechsel kann nur dann reibungslos ablaufen, wenn die Nährstoffe auch tatsächlich in die Zellen gelangen und die Abfallprodukte auch tatsächlich mit einem »lebendigen« Urin ausgeschieden werden. Die Qualität des Blutes ist von entscheidender Bedeutung für die Qualität unseres Fühlens. Unser physisches Herz ist keine »Pumpe«, sondern ein Wahrnehmungsorgan (Rudolf Steiner), das die Vorgänge im Körper bei jedem »Schlag« registriert. Ohne unser Herz und unser Blut wären wir nicht in der Lage, uns überhaupt selbst zu fühlen. Unser Herzblut schenkt uns also quasi ein Gefühl unserer Existenz.

Das Fühlen, mit dem wir die Welt »innerhalb« und »außerhalb« unser selbst wahrnehmen, kann eng und ängstlich oder weit und frei sein. Je unbegrenzter es wird, desto lebendiger werden wir, auch wenn in diesem Prozess die starre Identifikation mit dem »eigenen« Körper-Geist immer mehr »aufgeweicht« wird, um durch diese Wortwahl einmal bewusst im Bild zu bleiben. Lebendiges Wasser ist daher das wichtigste Nahrungsmittel, das wir täglich zu uns nehmen sollten. Wenn das Wasser, das wir trinken, in seiner Struktur nicht grenzenlos ist und frei fließt, ist alles andere, was wir sonst noch (mit Wasser) zu uns nehmen und was uns auch auf anderen Ebenen noch wirklich nähren soll, von vornherein beeinträchtigt und in seinem Wirkungsgrad beschränkt. Dabei müssen wir uns mal wieder nur eine einfache Gleichung merken:

Lebendiges Wasser = lebendiges Blut = lebendiges Herz = lebendiges Fühlen (bis tief hinein in die unendliche Einheit der Ungeteilten Wirklichkeit)!

Wussten Sie schon, dass Wasser ein großes fühlendes Organ ist? Durch seine drei Aggregatzustände ist es immer miteinander verbunden. In der Biosphäre gibt es keinen Bereich, in dem kein Wasser in einem dieser drei Zustände vorhanden wäre. Der gesamte Lebensraum des Planeten ist feucht. Über die Luftfeuchtigkeit ist alles Wasser miteinander verbunden.

River of Life

True Water is running in my veins
True Water purifies my mind
True Water has got no surface
True Water is the deep of the world[36]

Nr. **8**

Individueller Input

DIE QUALITÄT DES LEBENDIGEN

Ich war schon immer daran interessiert, »lebendige« Getränke zu entwickeln, weil ich um die Techniken und Methoden wusste, wie industriell hergestellte Lebensmittel behandelt wurden und was man da alles kaputt macht. Die feinsten Strukturen, die die Natur in unseren Lebensmitteln einfängt und konserviert, sind Lichtstrukturen, kleine Leuchteffekte, die durch Prof. Popp in seiner Biophotonenforschung lediglich bestätigt wurden. Ich wusste das aber weit vorher schon durch die Weisen der alten Zeit, die da sagten: »Nahrung ist Licht«!

Ich bin 1987 mit einem philippinischen Geistheiler in Kontakt gekommen, der mir Kombucha[37] empfohlen hatte, um meine Nerven im rechten Fuß wieder zu aktivieren, die durch einen Unfall degeneriert waren, nach dem ich sechs Wochen in Gips durch die Gegend gehumpelt war. Nach erfolgreicher Behandlung mit Kombucha wurde ich im Lauf der Zeit zum Getränkeentwickler, der sich aber hauptsächlich mit Wasser beschäftigte, denn Getränke ohne gutes Wasser sind keine guten Getränke. Um mein Brauwasser hochwertiger zu machen und dadurch die Qualität meiner Getränke zu steigern, baute ich mir mit Hilfe eines befreundeten Geomanten eine Kopie aus der Natur zusammen. Meine »Brauwasser-Optimierungsanlage« besaß eine Kohlefilterung zur Vorreinigung, eine siebenfache nacheinander geschaltete Verwirbelung von konisch gewickelten Spiralen, die parallel auf natürliche Weise nach links (weiblich) und nach rechts (männlich) verwirbelten, einen Kristallwasserfall, der wie ein kleiner Tempel aussah und mit Lichtleiterkabeln versehen war, die nach draußen führten und mit Sammellinsen versehen waren, die in die Ostsonne zeigten. Nach dem Wasserfall kam ein Bachbett aus einem fast 50 Kilogramm schweren blauen Marmorstein, in den der Geomant eine mäandernde Vertiefung eingemeißelt und den er mit Ursymbolik versehen hatte. Danach folgte noch ein mit wellenförmigem schwarzem Glas hergestelltes Flussbett, und zum Schluss floss das Wasser dann ohne Pumpen ins Fass.

Um herauszufinden, welche Qualität mein Kombucha hatte, ließ ich ihn bei Professor Popp testen. Um das Testergebnis noch klarer zu bekommen, beließ ich ein weiteres Lichtleiterkabel (1 Millimeter Durchmesser) in einem aktiven Braufass und war nicht überrascht, dass gerade dieser Kombucha durch die vielen Lichtphotonen besonders gut wuchs.

Jahre später traf ich dann Herrn Popp wieder, und wir tauschten uns aus. Er erzählte von einem Mann in Wien, der in der Lage war, die Biophotonenspeicherung im Wasser zu mehren, worauf ich erwiderte, dass wir beide das doch schon 1995 mit unserem Großversuch bewiesen hatten, was ihm aber nicht in Erinnerung geblieben war. Er fand meine Rückmeldung immerhin so spannend, dass wir beschlossen, bei ihm weitere Versuche zu machen, bei denen es darum gehen sollte, Licht ins Wasser einzuspeichern. Dies kann optimal jedoch nur mit einem »lebendigen Wasser« geschehen, also mit einem Wasser, das einen natürlichen Prozess durchlaufen hat, bei dem die Wassermoleküle große Oberflächen gebildet haben. Informationen, und damit auch Lichtinformation, werden nur dadurch merklich gespeichert, dass große Oberflächen im Wasser existieren (ein Holzklotz wird zum Buch mit leeren Seiten). Fläche im Wasser entsteht in der Natur grundsätzlich nur durch ein harmonisches Verwirbeln, wobei das Wasser – wie in der Natur auch – parallel durch Links- und Rechtsverwirbelung läuft, das heißt energetisch eine männliche und weibliche Gleichverteilung aufweist und damit ein harmonisches Wasser darstellt.

Leider war der Sommer, der durch die Sonnenaktivität besonders prädestiniert ist, sehr verregnet, sodass wir über die erste Vorversuchsserie nicht hinauskamen. Jetzt aber weiß ich wenigstens, wie der Versuch ablaufen muss, um die Einlagerung von Licht im Wasser zu ermöglichen.

NADEEN ALTHOFF, OWINGEN

Noch einmal:
DAS WAS IST ist immer
bereits der Fall

Diese Wahrheit über die Natur der Wirklichkeit, die von Adi Da Samraj offenbart wurde, stellt unser Weltbild völlig auf den Kopf. Für mich ist es eine befreiende Erkenntnis, die uns hilft, uns von unseren Trugbildern und falschen Interpretationen der Realität zu verabschieden. Jenseits unserer Wahrnehmung ist alles immer bereits vollkommen. Wir müssen also »nur« die getrennte Wahrnehmung überwinden.

Adi Da Samraj lehrte, dass sie eine Aktivität ist, die wir der Wirklichkeit »überstülpen«, weil wir nicht erkennen, dass es keinen Unterschied zwischen »selbst« und »nicht selbst« gibt. Wir machen eine Trennung zwischen Bewusstsein und Licht und denken, dass der Wahrnehmer vom Wahrgenommenen getrennt ist. Das ist der Kern der »Fehlinterpretation«, auf die man immer wieder hinweisen muss. Selbst die Quantenphysik hat bewiesen, dass keine Trennung zwischen beiden »Seiten« existiert. Und weil keine Trennung existiert, gibt es in Wirklichkeit auch keine Entwicklung, sondern nur die Illusion von Raum und Zeit und ständiger Veränderung.

Warum gibt es überhaupt »Veränderung«? Weil unsere getrennte Welt nur durch die getrennte Sichtweise entsteht! Alles, was aus der Trennung und *als* Trennung erzeugt wird, verschwindet auch wieder. Nur DAS, WAS immer schon nichtgetrennt IST, verändert sich nie. Die Vorstellung, dass wir uns verändern müssen, um freier, glücklicher und vollkommener zu werden, entspringt wie gesagt der Fehlinterpretation, sich für ein getrenntes Wesen zu halten.

Feel-The-Pure-Energy   Nr. **16**

RAUM (FRÜCHTE) UND ZEIT (PFLANZENGRÜN) SIND EINS!

Zutaten: ???

Haben Sie eine Ahnung, wie solche nichtgetrennten Zutaten aussehen könnten? Für erkenntnisdienliche Hinweise wäre ich Ihnen sehr dankbar.

Ich habe wiederholt beschrieben, dass die Einheitsebene *immer* als Einheit operiert. Von daher brauchen keine Informationen von A nach B transportiert zu werden. Bewusstsein und Licht sind immer überall vorhanden und nicht durch ein »und« getrennt. Das Bewusste Licht ist die Substanz, aus der alles besteht. Die vielfältigen Wesen und Dinge sind nach Adi Da Samraj nur »unnötige Modifikationen« des Bewussten Lichts.

Das Adjektiv »unnötig« hat es dabei in sich. Es besagt nicht mehr und nicht weniger, als dass die getrennte Sichtweise weder einen Mehr- noch einen Nährwert hat. Sie trägt nichts zur Wirklichkeit an sich bei. Es gibt also keine Rechtfertigung für den begrenzten Blickwinkel, aus dem heraus wir die Welt auf unsere Kragenweite reduzieren. Wir machen damit nur uns selbst das Leben schwer, indem wir davon überzeugt sind, dass wir von A nach B kommen müssen, also nicht schon in diesem Moment unser Ziel erreicht haben und damit potenziell vollkommen sind. »Vollkommenheit« ist aber nicht etwas, was die getrennte Sichtweise erreichen könnte, ohne sich selbst zu transzendieren. Trennung kann sich nur dadurch aufheben, dass sie als trennende Aktivität nicht mehr aktiv ist. Wenn wir die Lebensenergie nicht blockieren, durchströmen uns Licht und Liebe. Wenn wir das Licht in unserer Nahrung nicht durch Kochen, Braten, Backen, Dünsten und Grillen zerstören, haben denaturierte Stoffe keine Chance, sich in unserem Körper einzunisten und ihn zu entsensibilisieren. Nur wo Licht ist, kann das Körpersystem ganzheitlich funktionieren und gesund sein, weil Licht *immer* als einheitliches Feld wirkt, in dem *immer* alles mit allem verbunden ist. Die Natur des Lichts ist Nichtgetrenntheit. Das gebrochene Licht, das sich scheinbar von A nach B bewegt und all die getrennten Formen »vorgaukelt«, ist immer bereits untrennbar mit dem Ungebrochenen Bewussten Licht verbunden. Entscheidend ist, was wir wie wahrnehmen, interpretieren und definieren. Die Welt ist wie gesagt psychophysisch: »You become what you meditate on.«

Darum ist es von enormer Wichtigkeit, DAS WAS IST als Lebensgrundlage zu denken, zu fühlen und zu sein. So wie Kopf und Bauch nicht getrennt sind, sind auch Lebensphilosophie und Lebenspraxis eins. Nur wer glaubt, getrennt zu sein, ist es auch. Wer stattdessen auf der Basis der immer schon bestehenden Einheit lebt, ist immer schon im Herzen genährt und badet immer schon im strahlend hellen Licht der Nichtgetrennten Existenz.

Niemand braucht
ein Utopia

Auch wenn ich von »Ernährungsinnovation« spreche und begeistert die »Einheitsebene« und das »Unbegrenzte Fühlen« propagiere, geht es mir nicht um »eine bessere Welt«. Jenseits der getrennten Wahrnehmung ist die Welt immer schon perfekt. Und zwar nicht »perfekt«, wie es sich die getrennte Sichtweise vorstellt, sondern *perfekt* im Sinne von »vollkommen nichtgetrennt«. Wie eine solche »Welt« aussieht, vermag die getrennte Sichtweise weder zu sagen noch zu erahnen.

Die Feststellung, dass jenseits der getrennten Sichtweise alles immer schon perfekt ist, hat größere Auswirkungen, als man vielleicht denkt. Wer die Einheit als Ergebnis einer Suche in einem zukünftigen Utopia anstrebt, macht einen großen Fehler: Er leugnet, dass die Einheit immer bereits besteht. Er sieht den Wald vor lauter Bäumen nicht. Und damit rechtfertigt er natürlich die getrennte Sichtweise. Er weist ihr sogar eine wichtige Rolle in der Evolution zu, indem er sie zu der Kraft erklärt, die in der Lage sei, Einssein herzustellen. Einssein kann jedoch niemals hergestellt werden, weil es in Wirklichkeit nichts gibt, was nicht schon jetzt in der Einheit ist.

In dem Ausmaß, in dem uns lebendige Nahrung mit Licht erfüllt, verschwindet das Gefühl von Mangel und der dadurch erzeugte Druck, diesen Mangel überwinden zu müssen. Es muss nichts überwunden und erreicht werden. Keine

Anstrengung ist nötig. Erkennen, Verstehen und Zulassen sind nötig. Stressfreie Hingabe an den großen Prozess des Lebens ist nötig, der unser Dasein *sofort* richtig ausrichtet, wenn wir aufhören, angestrengt an uns selbst zu arbeiten.

Der Wunsch, die Welt zu verändern und eine bessere Version zu schaffen, könnte anmaßender nicht sein. Wer entscheidet denn, wie das Utopia aussehen soll? Wie können sich Menschen einigen, die ihren wahren Zustand nicht kennen, sondern angespannt an ihrer getrennten Sichtweise festhalten und im Anderen etwas Getrenntes sehen, das unsicher und angespannt macht? Jedes getrennte Subjekt denkt doch auf diese Weise und will den Anderen so verändern, dass er in die eigenen Vorstellungen passt, kontrollierbar wird und somit keine Angst mehr macht.

Erinnern wir uns an die Weisheit aus den Upanischaden: »Sobald es einen Anderen gibt, entsteht Angst.« Dieser »Andere« ist jedoch ein Produkt der getrennten Sichtweise. Wenn die trennende Aktivität in der menschlichen Wahrnehmung nicht aktiv ist, existiert gar kein Anderer! Es existiert nichts, was als »nichtselbst« definiert wird. Nichts muss vereinheitlicht werden, weil in Wahrheit nichts getrennt ist. Die Menschheit muss nicht erst zu einer Einheit werden, sie ist immer schon eine »in der Wirklichkeit bestehende« Einheit. Als solche wird sie sich ihrer selbst als untrennbare Einheit bewusst und denkt, fühlt und handelt so, dass die Lebensinteressen aller berücksichtigt werden.

Das einzige »Utopia«, das sinnvoll ist, ist das Utopia der immer schon bestehenden Einheit. Ein solches »Utopia« ist jedoch kein Utopia, sondern der reale Zustand, der bereits existiert. Wenn wir diesen Zusammenhang wirklich verstehen und die Konsequenz im alltäglichen Zusammenleben umsetzen, werden wir buchstäblich im Licht wandeln. Ob wir dann noch »wir« sind, darf allerdings bezweifelt werden.

So werden Sie sensibel für die Ungeteilte Wirklichkeit

Der erste Schritt besteht natürlich darin, dass Sie meiner Argumentation folgen und für sich fühlend und rational nachvollziehen können, dass die Welt nicht so ist, wie es Ihnen Ihre getrennte Sichtweise perfekt vorgaukelt. Vielleicht trinken Sie ja auch schon länger grüne Smoothies und merken, wie das vermehrte Licht in Ihren Körperzellen dazu führt, dass sich Ihre fühlende Wahrnehmung intensiviert und ausweitet. Lassen Sie diesen Prozess zu, und versuchen Sie nicht, ihn in eine bestimmte Richtung zu lenken. Vertrauen Sie dem Fluss der Lebensenergie in Ihrem System. Im Grunde genommen müssen Sie nämlich nur mehr Licht über Ihre Nahrung aufnehmen und es gleichzeitig zulassen, dass die grünen Blätter die blockierte Lebensenergie auch in anderen Lebensbereichen Schritt für Schritt aktivieren (siehe das Kapitel »Energie ist immer in Bewegung«).

Der Anstieg der Lichtinformation in Körper, Geist und Seele stärkt zudem Ihre fühlende Intuition, über die Sie immer schon mit der Einheitsebene verbunden sind. Lassen Sie sich nicht von den Ängsten des Kopfes leiten, sondern verstehen Sie Ihre Ängste mit dem Herzen und überwinden Sie Ihre Blockaden dadurch, dass Sie eingefahrene Gewohnheitsmuster bewusst durchbrechen und mutig anders handeln.

Das entscheidende Medium ist jedoch das Fühlen. Ich schlage Ihnen in diesem Buch zahlreiche Übungen vor, mit deren Hilfe Sie Ihre fühlende Wahrnehmung und Ihr bewusstes Verstehen stärken können. Vielleicht haben Sie auch eigene Rituale, die Ihnen helfen, sich zu entspannen und auf eine tiefere Ebene des Seins zu sinken. Schaffen Sie sich täglich Raum für die Wahrnehmung und Kultivierung der wesentlichen Dinge des Lebens, sodass Sie nicht immer nur Ihren Alltag abspulen. »Slave To The Rhythm« war ein großer Hit in den Achtzigern, aber das ist dreißig Jahre her. Jetzt geht es darum, so stark wie möglich mit Lebensenergie = Licht = Liebe zu kooperieren:

- Fühlen Sie, dass Sie von der Ungeteilten Lebensenergie gelebt werden.
- Fühlen Sie, dass sich nichts wiederholt.
- Fühlen Sie, dass Sie an nichts festhalten können.
- Fühlen Sie, dass morgen heute schon gestern ist.
- Fühlen Sie, dass Sie nicht Ihre Erfahrungen sind.
- Fühlen Sie, dass Ihre Erinnerungen Schnee von gestern sind.
- Fühlen Sie, dass Sie in diesem Moment andere Entscheidungen treffen können.
- Fühlen Sie, dass Sie immer schon mit allem verbunden sind und alles fühlen können, wenn Sie es wollen.
- Fühlen Sie, dass Sie freien Zugang zu dem Wissen haben, das Sie in diesem Moment brauchen.
- Fühlen Sie, dass es nicht nötig ist, sich als getrenntes Wesen zu begreifen.

- Fühlen Sie, was auch immer Sie fühlen wollen, aber achten Sie dabei darauf, dass dieses Fühlen unbegrenzt ist und vor nichts haltmacht.
- Ruhen Sie im Herzen, und verbinden Sie sich mit Ihrer Liebe: Dann darf alles so sein, wie es (in der Tiefe des Nichtgetrennten Seins gar nicht) ist.
- Es lebe das Paradox!

Ist es nicht seltsam, dass wir uns an die Vergangenheit erinnern, die Gegenwart wahrnehmen und die Zukunft vorstellen können? Was für eine merkwürdige Sache ist das denn? Sind wir unsere Vergangenheit oder unsere Gegenwart oder unsere Zukunft? Wann waren wir am meisten »wir selbst«? Mit zehn, dreißig oder fünfzig? Diese wenigen Fragen machen schon deutlich, dass das, was wir als unsere Identität erachten, ein großer »Schmarrn« ist. Unsere Identität ist nicht identisch, sie verändert sich stets und ist keinesfalls beständig oder kontrollierbar. Und falls wir heute noch von Verhaltensmustern angetrieben werden, die sich vor dreißig Jahren aufgrund spezieller Konstellationen und Ereignisse gebildet haben, dann ist das alles doch noch verrückter!

Wenn wir uns mal wirklich die Zeit nähmen und ernsthaft der Frage »Wer bin ich?« nachgingen, dann würden wir kein starres, klar identifizierbares »Ich« finden, sondern dieses vermeintliche »Ich« würde sich immer mehr in heiße Luft auflösen. Ein kleines Kind braucht lange, um zu sich »ich« zu sagen, und es tut dies auch nur, weil Mama und Papa es vormachen und belohnen. In Wahrheit gibt es kein »Ich«. Dieser Begriff ist reine Konvention, und er führt schnurstracks zur hundertprozentigen Fehlinterpretation des Seins. Fragen Sie sich also lieber: Wer bin ich, wenn ich nicht »ich« bin? Sie kennen die Antwort. Lassen

Sie die fühlende Wahrnehmung im Herzen (nicht im Kopf) auf sich wirken:

> Ich bin Bewusstes Licht.
> Kein »Ich« ist, nur Bewusstes Licht *ist*.

Und dieses Bewusste Licht durchdringt alles, denn alles entsteht im Bewussten Licht. Das Bewusste Licht ist nicht der Schöpfer, es ist die Quelle. Um zu erschaffen, muss man trennen, aber das Bewusste Licht ist Nichtgetrenntheit. In der Ungeteilten Wirklichkeit des Bewussten Lichts wirkt sich alles auf alles aus. Radionik, morphogenetische Felder, Fernheilung … es gibt zahlreiche Lebensbereiche, in denen viele Menschen die nichtgetrennte Beschaffenheit des Seins nutzen, um (für die getrennte Sichtweise) unsichtbare Wirkungen zu erzielen. Wirkungen, die nachweisbar sind und zu realen Veränderungen in der getrennten Welt der Manifestationen führen:

- Freuen Sie sich, dass Sie viel mehr sind, als Sie zu sein glauben.
- Freuen Sie sich, dass Ihre getrennte Sichtweise nicht das Maß aller Dinge ist.
- Freuen Sie sich, dass es Sie in Wirklichkeit gar nicht gibt.
- Freuen Sie sich, vollkommen *frei* zu sein.
- Freuen Sie sich, als ichloses Bewusstes Licht zu existieren.

Früher oder später wird diese Wahrheit für Sie so real sein wie der grüne Zaubertrank in Ihrem Glas. Das wahre Sein ist mysteriös und kann zum Glück nicht vom Verstand verstanden werden. Denn was der Verstand »versteht«, verkürzt er so, dass es in sein kleines, selbsterschaffenes Labyrinth passt. Der grüne Ariadnefaden führt uns hingegen in die immer schon bestehende *Freiheit!*

Warum der grüne Smoothie das Einheitsbewusstsein stärkt

Ich könnte dieses Buch nicht schreiben, würde ich nicht schon fünf Jahre lang jeden Tag meine grünen Blätter zusammen mit köstlichen Früchten pürieren und genießen. Meine fühlende Wahrnehmung hat sich verändert, ich nehme die Welt anders wahr, erkenne Zusammenhänge, die ich vorher nicht gesehen hatte. Die Mini-Rohkostmahlzeit aus dem Mixer stärkt meine Fähigkeit, unter die Oberfläche zu blicken, und bekräftigt meine Bereitschaft, mich in die Tiefe ziehen zu lassen. Das Zentrum meiner Wahrnehmung ist nicht mehr der Verstand, sondern die Intuition. Letztere ist die fühlende Verbindung zur Ungeteilten Wirklichkeit, die dem Herzen in jedem Moment die Nichtgetrennte Wahrheit des Seins verkündet. Erlauben Sie es Ihrer Intuition, die Gültigkeit der nachfolgenden Aufzählung zu fühlen:

Der grüne Smoothie stärkt das Einheitsbewusstsein,
- weil seine Zutaten aus Licht bestehen,
- weil dieses Licht in der Tiefe des Seins *immer* ungebrochen ist und als ein einheitliches Feld »operiert«,
- weil dieses Licht die Zellen im Körper so anregt, dass die Lebensvorgänge auf ein höheres Niveau gehoben werden,

- weil zusammen mit dem Licht auch Lebensenergie und Liebe direkt aufgenommen werden,
- weil die Vitalstofffülle der grünen Blätter das Gefühl des Mangels beseitigt,
- weil durch das Pürieren bereits ein »Einheitsbrei« entsteht,
- weil der hohe lebendige Wasseranteil das Fühlen der Einheitsebene fördert.

GEISTESBLITZ NR. 9

... und das Verstehen donnert!

Nehmen Sie den ersten Impuls wahr, der in Ihnen hochkommt, wenn Sie sich etwas fragen oder eine bestimmte Begegnung haben. Er kommt nicht aus der Konditionierung. Deswegen ist die Antwort oder Eingebung auch oft so unerwartet und anders als der Kopfverstand, dass wir sie schnell abtun oder den Impuls erst gar nicht spüren. Wenn Sie hier wieder sensibel werden und auf das hören, was sich Ihnen aus der Tiefe des Seins mitteilen will, erschließen Sie sich eine große und sehr hilfreiche Wissensquelle.

Brei ist die Nahrung, die wir schon sehr früh im Leben bekommen, wenn noch kein Ich-Bewusstsein aktiv ist. Der grüne Smoothie ist für mich die grüne Muttermilch der Natur, auf die wir umsteigen können, wenn die Milch der Mutter ihre Aufgabe erfüllt hat und versiegt. Essen ist ein sehr intimer Vorgang. Mahlzeiten sind eigentlich Rituale, durch die wir uns jeden Tag mit dem Kreislauf des Seins synchronisieren.

Indem wir die Gaben der Natur in uns aufnehmen, bekräftigen wir die Tatsache, dass wir aus demselben Stoff bestehen wie alles andere auch.

Der Mensch ist nicht von der Welt getrennt, denn er besteht aus demselben Wasser und denselben Elementen, aus denen das ganze Universum besteht. Die Mineralien in unserem Körper entstehen in Sonnen, die seit Jahrmilliarden aktiv sind. Allein schon die Substanzen, aus denen sich unser Körper zusammensetzt, zeigen, dass wir aus dem bestehen, was das Universum hervorbringt. Wir bestehen für eine kurze Zeitspanne aus Elementen, die vorher andere Wesen und Dinge bildeten und die nach unserem Tod neue Wesen und Dinge bilden werden. Wir sind nur der Filmausschnitt, der gerade jetzt läuft und der auch nur zu sehen ist, wenn wir unsere 4-D-Brille (das ist die getrennte Sichtweise) aufsetzen. Alles besteht immer schon aus allem, und es ist reiner Irrsinn, sich diesem Fluss nicht hingeben zu wollen, sondern auf einer eigenen (notwendigerweise sterblichen) Identität zu bestehen. Narziss hält das Spiegelbild auf dem Wasser für sich selbst und verliebt sich in sein eigenes Antlitz. Er bezahlt diesen Irrtum mit einem Leben und Sterben in Isolation und Einsamkeit. Wirkliche Nahrung fließt uns dann als lichtvolle Herzenergie aus der Einheitsebene zu, wenn wir aufhören, alles immer nur durch unsere eigene Brille zu betrachten.

Wenn wir jeden Tag grüne Smoothies mit lebendigem Wasser trinken (am besten über den Tag verteilt circa einen bis anderthalb Liter), stärken wir jeden Tag die Verbindung zum Licht und zum Herzen. Der Vorgang, der dadurch in uns angestoßen wird, verändert uns behutsam und führt dazu, dass wir wieder mit der Schwingung der Einheitsebene synchronisiert werden. Dafür ist keine Anstrengung notwendig, und wir müssen nicht an uns arbeiten. Wir müssen nur die

Energieblockaden im eigenen System erkennen und loslassen, indem wir unsere eingefahrenen Gewohnheiten dadurch verändern, dass wir uns anders verhalten und einen neuen Lebensstil annehmen. Dieser Lebensstil, der auf dem aufgebaut sein wird, was uns wirklich nährt, verbindet uns immer mehr mit der auf ewig ungeteilten Einheit des Seins.

Feel-The-Pure-Energy   Nr. **17**

FARBLICHE VIELFALT IN GRÜNER TRANSZENDENZ

Zutaten: Humor und eine veränderte Perspektive

Stellen Sie keinen frischen grünen Smoothie her. Nehmen Sie den Rest von heute Morgen oder gestern Abend von der Fensterbank oder aus dem Kühlschrank. Gießen Sie ihn in ein schönes Glas, stellen Sie es in die Sonne und kontemplieren Sie Ihren feinpürierten Zaubertrank. Erinnern Sie sich dabei an das, was Sie in diesem Buch bis hierhin gelesen haben. Empfangen Sie den grünen Smoothie im Herzen als Symbol der immer schon bestehenden Einheit des Seins. Spüren Sie, wie die Sonne in Ihrem Körper aufgeht. Trinken Sie nun das lebenspendende Elixier (das, wenn es gekühlt war, sich während Ihrer Kontemplation auf Zimmertemperatur erwärmt hat) Schluck für Schluck mit tiefer Dankbarkeit.

Searchless Eating

Der von mir geprägte Begriff »Searchless Eating« (Essen, ohne zu suchen) beruht auf dem Verstehen der Suche. Die Unnötigkeit jeder Form von Suche ist ein wesentlicher Bestandteil der Lehre von Adi Da Samraj. Im Spirituellen Exkurs Nr. 5 (Teil 3) haben wir uns mit dem Phänomen der Suche beschäftigt. An dieser Stelle, etliche Seiten weiter, können wir noch besser verstehen, was damit gemeint ist. Die Unnötigkeit der Suche erinnert an die buddhistische Idee der »Absichtslosigkeit«. Nur wer sich von dem abtrennt, was immer schon in jedem Moment der Fall ist – nämlich die ichlose Existenz als Bewusstes Licht –, fühlt sich getrieben, diesen glücklichen und immer schon bestehenden Zustand jenseits der getrennten Wahrnehmung wiederzuerlangen. Essen wird dann zu einem Mittel der Suche, bei der wir vordergründig darum bemüht sind, unseren Zustand körperlich, geistig und seelisch zu verbessern. Wir essen normalerweise, um

- Energie zu bekommen,
- uns von unangenehmen Gefühlen abzulenken,
- angenehme Gefühle zu verstärken,
- eine Pause zu machen,
- mehr Muskeln aufzubauen,
- zuzunehmen oder abzunehmen,
- Langeweile zu vertreiben – und so weiter.

Kurzum: Wir essen, um etwas in uns zu verändern. Wir haben eine Absicht, auch wenn sie uns oft nicht bewusst ist. Beim Searchless Eating verbinden wir mit dem Essen keine ernährungsfremden Gründe. Es ist daher mehr eine Meditation, in der und durch die wir unsere Verbundenheit mit der lebendigen Welt feiern.

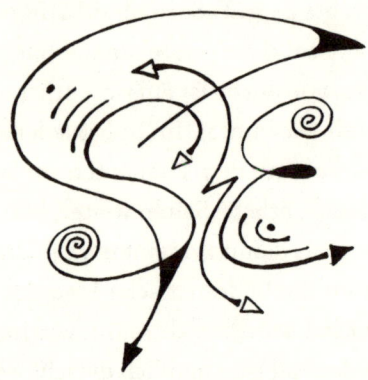

Nicht nur den Hunger stillen, sondern die energetische Einheit des Seins erfahren

Wenn das Essen nur dazu dienen soll, den Hunger zu stillen, reduzieren wir diesen grundlegenden Lebensvorgang der Nahrungsaufnahme auf ein mechanisches Nachfüllen von Brennstoff. Die Qualität ist egal, Hauptsache, es brennt gut. Auch leere Kalorien erfüllen bei dieser Ausrichtung ihren Zweck. Wir hören nicht auf den Körper, sondern freuen uns, unseren Hunger mit dem zu stillen, was wir gewohnheitsmäßig gern essen. Wo und wie und was wir essen, wird völlig nebensächlich. Viele Menschen essen immer öfter außer Haus (wenn sie in ihrem Umfeld das Angebot haben), um sich bei wenig eigenem Aufwand mit den unterschiedlichsten Geschmäckern zu stimulieren. Dieses Konsumverhalten erzeugt einen negativen Kreislauf, der uns nicht wirklich nährt, sondern uns irgendwann leistungsunfähig und krank macht. Uns nährt nur das wirklich, was wir essen, weil unser Körper es *wirklich* braucht. Und was braucht er wirklich? Lebensenergie und Licht und Liebe! Diese Herznahrung verbindet uns mit der Einheitsebene der Wirklichkeit an sich und erzeugt einen positiven Kreislauf.

Spiritueller Exkurs

DIE DREI SÄULEN DER HERZNAHRUNG

Das Herz ist die nichtgetrennte Grundlage des Seins. Wir erfahren das Sein körperlich (Wachzustand), geistig (Träumen) und seelisch (Tiefschlaf). Im Kapitel »Wachen, Träumen, Schlafen« (Teil 4) haben wir uns näher mit diesen einzigartigen Seinszuständen befasst. Das metaphysische Herz nährt uns mit Lebensenergie (Körper), Licht (Geist) und Liebe (Seele). Das physische Herz wird durch den grünen Smoothie ebenfalls mit Lebensenergie = Licht = Liebe genährt. Hierdurch entsteht ein Kreislauf, der das metaphysische mit dem physischen Herz verbindet. Dieser Kreislauf ist ein Symbol für die Einheit des Seins.

Und da das Herz sich im unbegrenzten Fühlen ausdrückt und erfährt, besteht auch das Fühlen aus nichts anderem als aus Lebensenergie und Licht und Liebe. Wenn wir grenzenlos fühlen, verströmen wir Lebensenergie, Licht und Liebe. Auf diese Weise verstärken wir die Herzenergie im Bereich der (dualistischen) Manifestation und helfen anderen Menschen und Wesen dabei, sich an das Herz zu erinnern, das Herz zu nähren und vom Herzen aus zu leben.

Um Lebensenergie, Licht und Liebe aber auch aufnehmen zu können, müssen Körper, Geist und Seele aufnahmefähig sein. Hier ist ein Entgiftungsprozess nötig, der all das aus unserem körperlichen, emotionalen, geistigen und seelischen Feld ausleitet, was uns abschottet und blockiert. Jede Entgiftung auf der körperlichen Ebene führt dabei immer auch zu einer Entgiftung auf den anderen Ebenen. Deshalb ist der Prozess der Ernährungsumstellung auf das, was uns wirklich nährt, auch oft so schwierig, weil die Zusammenhänge nicht verstanden werden. Lebendige Nahrung wirkt *immer* auf allen Ebenen und fordert die Bereitschaft, schädliche Ernährungsgewohnheiten zu verstehen, sie loszulassen und neue, gesunde Gewohnheiten zu etablieren. Wir »funktionieren« *immer* ganzheitlich oder holistisch auf der Einheitsebene. Die Steuerung der Lebensprozesse geschieht *immer* auf der Ebene, auf der alles mit allem verbunden ist. Wenn die Einheitsebene wirken darf, passieren viele Dinge gleichzeitig, die uns manchmal überwältigen können. Trotzdem liegt die Alternative nicht darin, die Entgiftung zu kontrollieren und den Veränderungsprozess zu verlangsamen. Natürlich hat jeder sein eigenes Tempo, aber wir müssen uns immer im Klaren darüber sein, dass sich nur das in unserem Leben manifestieren will, was akausal vollkommen und heil ist. Die Einheitsebene hat ihre eigenen Gesetze, nach denen sie vorgeht. Auch hier geht es also um Kooperation mit dem Wirklichen und nicht um das Festhalten an der unwirklichen Illusion.

Unser »wahrer« Hunger ist nämlich erst dann gestillt, wenn wir wieder zum Bewussten Licht erwachen, indem wir Körper, Geist und Seele durch Herznahrung aufnahmefähig dafür machen, dass das Bewusste Licht uns wieder voll durchdringen kann.

GEISTESBLITZ NR. 10

… und das Verstehen donnert!

Das Ungebrochene Licht operiert auf der Einheitsebene »akausal«. Es gibt keine Trennung in Ursache und Wirkung. Nichts muss bewirkt werden, weil nirgendwo etwas fehlt und erst hinzugefügt werden müsste. Sobald das Gefäß »rein« ist und die Lebensenergie voll leiten kann, fällt sozusagen alles ohne Anstrengung an seinen »Platz«.

Die Suche ist unnötig

Nicht nur im Hinblick auf das Searchless Eating ist die Suche unnötig. Sie ist generell nutzlos, ja geradezu absurd. Die Einheit des Seins muss nicht erst gesucht und hergestellt werden. Wer dies vergisst, nicht wahrnimmt und sich auf die Suche macht, wird *es* niemals finden.

DAS WAS IST ist immer bereits der Fall. In Bezug auf die Qualität der Nicht-Suche im Searchless Eating bedeutet dies: Es kann nicht besser werden (schmecken), als es immer schon ist (schmeckt)! Auch der wahre Geschmack des Seins ist immer bereits existent. Uns schmeckt etwas nur deshalb gut, weil der gute Geschmack zwar unsere Erfahrung, nicht aber unsere Erfindung ist. Lebensenergie schmeckt einfach gut. Auch Licht und Liebe schmecken gut. Der gute Geschmack ist dabei vielfältig und frei. Er ist nicht festgelegt wie in einem Rezept der Lebensmittelindustrie. Wenn »guter Geschmack« definiert und reproduziert wird, wird er zur Sucht. Wir programmieren unser Gehirn auf eine angenehm empfundene Stimulation, die wir dann gewohnheitsmäßig wiederholen. Das Verlangen nach bestimmten Geschmäckern und Stimulationen stärkt das Gefühl des ständig wiederkehrenden Mangels, der durch programmierte Nahrungsaufnahme behoben werden muss.

Wenn wir lebendige rohköstliche Nahrung essen und grüne Smoothies trinken, werden wir nicht süchtig. Wir begeben uns auch nicht auf die Suche nach einem körperlichen

Utopia, wo alle Bedürfnisse immer wieder neu befriedigt werden. Rohkost schmeckt lecker, weil sich der gute Geschmack erst beim Essen im Mund herstellt. Der gute Geschmack ist daher bei jeder Mahlzeit anders, aber immer gut, wenn wir uns einfühlsam dafür öffnen, den guten Geschmack von der Einheitsebene zu empfangen. Rohköstliche Speisen sind immer ein spontanes Geschmackserlebnis, das im Zusammenspiel von Lebensenergie, Licht und Liebe offenbart und

---

Fully Ecstatic Exercise Nr. **2**

LEBENDIGER GESCHMACK

Kaufen Sie sich im Bioladen Kekse, die Ihnen richtig gut schmecken. Beobachten Sie sich dann drei Tage lang, *wann* und *warum* Sie nach diesen Keksen greifen. In der Regel haben Sie einen bestimmten (nämlich künstlich hergestellten) Geschmack im Kopf und hoffen, dass er Ihnen hilft, Ihren körperlichen Zustand zu verändern.

Pflücken Sie an drei aufeinanderfolgenden Tagen frischen Giersch im Garten oder im Park. Warum greifen Sie nicht genauso nach dem Giersch wie nach den Keksen? Weil er nicht Ihre Geschmackserwartungen und Ihre emotionale Bedürftigkeit erfüllt. Weil er lebendig ist und Ihnen etwas mitteilen will, nämlich: »Ich schmecke gut und jedes Mal anders, weil die Natur lebendig ist und sich nichts wiederholt.«

Im Fall der Kekse haben wir das Gefühl, unser Nahrungsbedürfnis voll kontrollieren zu können. Beim Giersch haben wir keine Kontrolle über Geschmack und Wirkung. Mit den Keksen trennen wir uns ab vom Fühlen, mit dem Giersch öffnen wir uns dem Fühlen.

Machen Sie den Selbsttest! Aber nicht schummeln und den Keks in ein Gierschblatt einwickeln.

empfangen wird. Und noch einen Schritt weiter: Das rohköstliche Geschmackserlebnis ist »ekstatisch«, wenn wir es
dem »ganzheitlichen« Geschmack erlauben, uns aus unserer
Geschmackserwartung zu befreien, die meistens auf einer
Geschmackserinnerung an denaturierte und normierte Fer-
tigprodukte beruht.

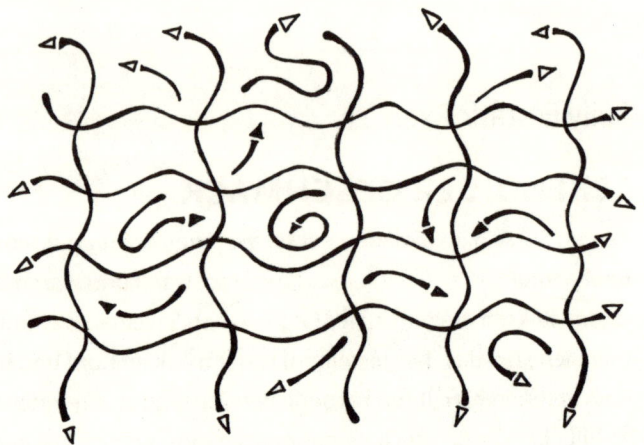

Statt Suche: Let the flow flow!

Herzenergie kann man schmecken

Jeder hat bestimmt schon einmal die Erfahrung gemacht, dass ein Gericht anders schmeckt, je nachdem, wer es zubereitet hat. Außerdem kennen wir alle den Uralt-Spruch »Liebe geht durch den Magen«. Fest steht, dass wir in der Lage sind, über unsere Nahrung fühlende Energie aufzunehmen. Deswegen funktioniert es ja auch, wenn wir unsere Mahlzeit segnen. Dr. Masaru Emoto hat nachgewiesen, dass das Wasser geistige Energie aufnimmt und dadurch seine kristalline Struktur verändert. Das Wasser hat eine bessere Struktur,

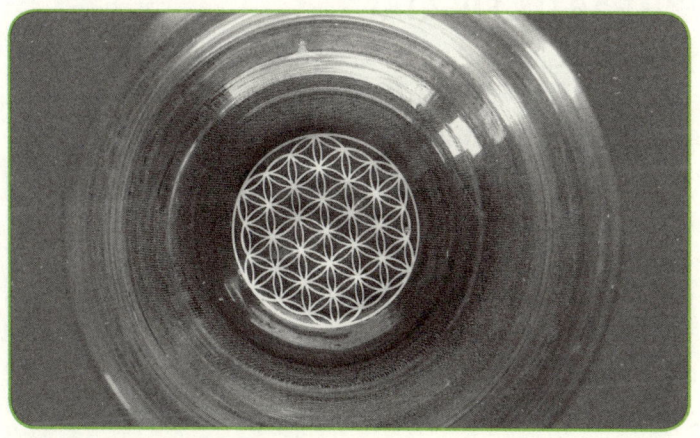

Positive Energiemuster und positive Begriffe wirken auf die Struktur des Wassers und steigern seine Qualität.

wenn auf dem Glas »Liebe« steht. Auch die »Lebensblume« auf dem Boden des Glases verbessert die energetische Aufnahmefähigkeit, die feinfühlige Menschen wahrnehmen können. Es hat daher einen Einfluss auf das Essen, in welchem Zustand wir es zubereiten und welche Energie wir auf die Nahrung übertragen.

Wenn ich grüne Smoothies zum Beispiel an einem Messestand mixe, lege ich immer die linke Hand auf den Deckel des Mixbehälters. Ich erzähle dann schmunzelnd, dass dadurch auch meine Herzenergie in den Smoothie gelangt und ihn noch besser macht. Wenn die Menschen mich dann leicht irritiert anschauen und in mein strahlendes Gesicht blicken, merke ich, wie es in ihnen arbeitet. Schließlich strahlen auch sie und nehmen gern einen Herzenssmoothie von mir in Empfang, der ihnen dann meistens besonders gut schmeckt.

Feel-The-Pure-Energy   Nr. **18**

BURKHEART'S SPECIAL

Zutaten: Blüten und Blätter der Heckenrose •
lebendiges Wasser (wenig)

- Verspeisen Sie vor dem Mixen genüsslich eine Heckenrosenblüte. Lassen Sie sich ihren feinen Duft auf der Zunge zergehen.
- Starten Sie kurz auf niedriger Stufe, und pürieren Sie dann so lange mit höchster Geschwindigkeit, bis alles schön cremig geworden ist.
- *Anmerkung:* Im indianischen Horoskop ist die Heckenrose meine Pflanze. Schauen auch Sie nach, welche Pflanze zu Ihrem Geburtstag passt,[38] und verzehren Sie sie im Bewusstsein der großartigen Einheit des Seins.

Eine meiner Freundinnen macht wunderbare rohköstliche »Energiekugeln«, die niemand so hinbekommt wie sie. Sie gibt nicht nur ihre ganze Liebe in die köstlichen Kugeln, sondern der Prozess der Herstellung öffnet »im Gegenzug« auch ihr eigenes Herz. Ihr ganzes Leben fängt an, sich zu verändern, und sie kann immer mehr nur noch das leben und arbeiten, was von Herzen kommt. Aber lassen wir sie selbst zu Worte kommen.

Nr. **9**

Individueller Input

LIEBE IST ESSBAR

Seit über zwei Jahren besteht mein Frühstück, mit wenigen Ausnahmen, aus einem grünen Smoothie, den ich am liebsten – je nach Jahreszeit – mit frischen Wildkräutern trinke. Am Nachmittag gibt es dann einen Lubrikator[39] mit Kokosmus und Obst. Nachdem ich diese beiden Änderungen in meinen Mahlzeiten vorgenommen hatte, ging es mir körperlich viel besser.

Ich habe in kürzester Zeit bemerkt, dass ich kein Nachmittagstief mehr hatte. Körperliches Wohlbefinden und mehr Energie stellten sich ein. So ganz nebenbei habe ich 10 Kilogramm abgenommen und halte mein Gewicht ohne Probleme. In der ganzen Zeit habe ich weder gehungert noch auf süße Leckereien verzichtet. Ich habe nicht weniger gegessen, sondern nur mehr rohköstliche Produkte zu mir genommen. Mir schmeckten einfach viele konventionelle Lebensmittel nicht mehr, sie waren zu süß, zu salzig oder lagen schwer im Magen. Die Geschmacksnerven wurden sensibler, und ich spürte wieder, was meinem Körper guttut. Also fing ich an, Kuchen, Schokolade, Pralinen et cetera mit hochwertigen rohköstlichen Zutaten selber zuzubereiten. Das heißt ohne Zucker, vegan und laktosefrei. Wann immer ich jemandem von meinen Leckereien etwas anbot, hörte ich ein »Mmhh, schmeckt das lecker!«. Natürlich wollten meine Freunde dann sofort die Rezepte haben, doch oft kam der Kommentar: »Bei mir schmeckt es nicht so lecker, was machst du denn anders?« Aber ich machte nichts anders, wir verwendeten die gleichen Zutaten und hielten uns genau an die Rezepte. Also stellte sich die Frage: Kann man Liebe schmecken?

Ich glaube, ja. Vielleicht liegt es daran, dass es mir eine Herzensangelegenheit ist, anderen eine Freude zu machen. Ich habe beim Zubereiten, bei der Vorstellung, der Beschenkte oder Käufer freut sich auf die Bestellung, das Gefühl, dass mein Herz über meine Hände in meine Produkte fließt.

Seit meine Mahlzeiten mehr lebendige, frische Nahrung enthalten, habe ich auch mehr Lebensfreude und bin von ganzem Herzen dankbar für das Leben an sich.

BÄRBEL RAU, BERLIN

Da Nahrung über den Wassergehalt sehr empfänglich ist für feine emotionale und geistige Schwingungen, sollten wir prinzipiell aufpassen, was wir wo und von wem essen. Wenn wir tierische Nahrung verzehren, nehmen wir auch die Gefühle der Tiere in uns auf. Ich glaube, ich muss hier nicht auf das eingehen, was in den Mastbetrieben und Schlachthäusern so alles geschieht. Ich setze voraus, dass Sie darüber informiert sind und sicherlich schon Ihre persönlichen Konsequenzen gezogen haben.

In unserer grenzenlosen Naivität identifizieren wir uns ja in der Regel mit allen Emotionen, die in unserem Körper in Erscheinung treten, und halten sie für »unsere« Gefühle. Leider muss ich Sie an dieser Stelle enttäuschen. Keine Emotion verdient es, den Stempel »meine« zu bekommen, schon gar nicht als vermeintliches Gütesiegel. Da wir mit allem verbunden sind, nehmen wir alles Mögliche aus den unterschiedlichsten Quellen in uns auf und erleiden dann das gefühlsmäßige Chaos. Deswegen ist ja eine emotionale »Entgiftung« genauso wichtig wie eine körperliche. Letztlich »gehört« uns nur die Fähigkeit zum unbegrenzten Fühlen, und eben wegen seiner Grenzenlosigkeit ist es nicht individuell mit uns identifiziert. Wir partizipieren lediglich an dieser wunderbaren Herzaktivität, so wie wir auch in jedem Moment immer schon an der Einheit des Seins teilhaben, ohne es jemals besitzen und kontrollieren zu können. Und mal ehrlich: Warum sollten wir überhaupt etwas besitzen und kontrollieren wollen, wenn wir immer schon alles sind? Es wird Zeit, dass wir aufhören, ichbezogen und selbstgenügsam zu sein. Ab heute darf es ruhig etwas mehr sein, was wir vom Leben erwarten.

L = L = L
Lebensenergie (Bewegung)
und *Licht* (Systemsteuerung) und
Liebe (Wohlbefinden): Das ist die
wahre Essenz der Nahrung!

Leben Sie grün, gesund und glücklich!

Die drei »G« sind genauso unzertrennlich miteinander verknüpft wie die drei »L«. Wenn wir den drei »L« die Möglichkeit geben, den Körper immer mehr zu durchströmen, kommen die drei »G« und vereinigen sich mit den »L«. Aus jedem Paar wird so ein LG, ein »Lieber Gruß«. Und wer grüßt uns auf diese Weise? Die Einheit des Seins!

Nun kommen wir so langsam zum Schluss und damit zu dem, um was es eigentlich geht. Und da brauchen wir nicht lange um den kalten, fein pürierten grünen Brei herumzureden: Es geht um das Ende der Trennung! One and one remains one! Es geht um das Ende der Illusionen! Schluss mit der falschen Interpretation des Seins!

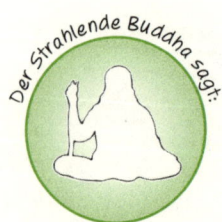

Der Strahlende Buddha sagt:

»I see no difference nowhere. None!«

Dieses Thema ist ab sofort kein Feierabendthema mehr. Spirituelle Wahrheiten, die jeder erleben kann, müssen endlich Einzug in unsere Alltagskultur halten. Jetzt ist die Zeit, mit den grundlegenden Irrtümern aufzuräumen und anders zu handeln. Die getrennte Sichtweise hat die Kultur auf diesem Planeten vorangebracht, aber auch gegen die Wand gefahren. Vielleicht war diese gigantische Selbsterfahrung notwendig, ich weiß es nicht. Aber wir können nur etwas gegen eine Wand fahren, wenn eine solche Wand überhaupt real vorhanden ist. Außerhalb der getrennten Sichtweise existiert sie jedoch gar nicht. Es geht daher nicht nur um den grünen Planeten, sondern um jeden Einzelnen. Das Leiden, das dadurch entsteht, dass wir eine falsche Vorstellung vom Leben haben, ist zwar real, aber völlig unnötig. Der grüne Smoothie setzt bei allen, die ihn in ihre tägliche Ernährung aufnehmen, einen Prozess des Verstehens und des Aufwachsens in Gang. Und um diesen Prozess geht es, also um noch mehr als die gesunde Ernährung und die Frage, was uns wirklich nährt. Nur die Wahrheit unserer Existenz befriedigt das Herz und lässt den verzweifelt fragenden Kopf verstummen, der in einer künstlich zweigeteilten Welt niemals die *eine* (nämlich richtige) Antwort bekommen kann.

Schauen wir den Tatsachen also ins Angesicht: Esoterik goes Mainstream! Es führt kein Weg darum herum, dass wir anfangen, uns auf breiter Basis um die *wirklichen* Dinge zu kümmern, und uns nicht weiter gegenseitig in unseren Illusionen bestärken. Die Zeit ist gekommen, das körperlich, geistig und seelisch zuzulassen, was uns *wirklich* nährt und uns die Wahrheit unserer Existenz offenbart. Jede große Veränderung fängt im Bewusstsein an.

Wir sind in der wirklichen Erfahrung einen großen Schritt weitergekommen, seitdem wir nicht mehr kollektiv glauben, wir lebten auf einer Scheibe. Unsere ganze Welt dreht sich mittlerweile um die Erkenntnis, dass sich die Erde um die Sonne dreht. Einen ebensolchen Quantensprung werden wir machen, wenn wir erkennen, dass die Welt nicht getrennt ist, sondern immer und überall als Einheit lebt und denkt und fühlt. Nur auf der Grundlage dieser für jeden erfahrbaren Wahrheit können wir frei und glücklich leben und die Ungeteilte Einheit des Seins jenseits der getrennten Sichtweise des »Ichs« erfahren. Jetzt braucht es den Mut, sich auf dieses Abenteuer einzulassen und den Schleier zu lüften.

Eigenverantwortung und Selbstbestimmung sind der Schlüssel. Jeder ist sein eigener »Experte«. Alles Wissen steht allen in jedem Moment zur Verfügung. Deshalb können *alle* Menschen *alle* Lebensbereiche positiv miteinander verbinden und gestalten. Dadurch kommt es auf *allen* Ebenen zu einem neuen Wachstum. Es befähigt uns, DAS zu erreichen, WAS nicht erreicht werden muss, weil es immer bereits schon da IST. Wir brauchen nur aufzuwachen. Die Mühelosigkeit des »Smooth-Prinzips« ist der Wegweiser. Die Lebensenergie fließen lassen und das annehmen, was sie uns vor die Füße spült. Solange wir noch nicht vollständig zum Bewussten Licht erwacht sind, gilt: »Das hier ist nicht das Paradies!« Aber wir können trotzdem glücklich sein, weil wir nicht mit den vergänglichen Formen und Erfahrungen, Erinnerungen und Zukunftsvisionen identifiziert sind.

Nicht vergessen: Was uns sonst noch alles wirklich nährt

Deshalb war und ist es mir ein Anliegen, das zu untersuchen und ans Licht zu bringen, was wir brauchen, um mutig den Tatsachen der Ungeteilten Existenz ins Auge blicken zu können. Bislang hatten wir erkannt, dass *nur* das uns wirklich nährt, was über Lebensenergie = Licht = Liebe verfügt. Grüne Smoothies, frische Rohkost und lebendiges Wasser bilden schon einmal ein festes Fundament. Aber es gibt natürlich noch mehr, was uns wirklich nährt, was uns darüber hinaus hilft, zur Wahrheit unserer Existenz zu erwachen:

Gute Gesellschaft: Die Gesellschaft Gleichgesinnter ist von großer Bedeutung, wenn man sich *wirklich* verändern will. Besuchen Sie Kurse, Workshops und Treffen zu allen Themen, die Sie wirklich nähren, und knüpfen Sie dabei Kontakte und Freundschaften. Wir brauchen alle unser Unterstützer-Netzwerk, auf das wir nicht nur zurückgreifen können, wenn es brenzlig wird, sondern wo wir immer ein offenes Ohr finden und uns inspirieren lassen können. Und menschliche Beziehungen sind ja niemals Einbahnstraßen. Wenn wir selbst aktiv anderen helfen, fließt die Energie der Veränderung sogar noch stärker und verankert sich noch tiefer im eigenen Alltag.

Positive Lebensaufgabe: Dieser Punkt ist auch nicht zu unterschätzen. Jeder braucht eine Aufgabe, mit der er sich voll identifizieren kann. Fragen Sie sich: Was tue ich leidenschaftlich gern? Was würde ich auch tun, wenn ich dafür kein Geld bekäme? Viele Menschen haben jetzt die Aufgabe, *das Herz* zu kommunizieren und den Wandel durch die Veränderung der eigenen Lebensweise aktiv mitzugestalten. Wer seine Ernährung umstellt, macht den ersten Schritt in eine Richtung, in der sich der Weg eröffnen wird, den gemeinsam mit anderen zu gehen sich lohnt. Finden Sie auf jeden Fall heraus, welche kreative Tätigkeit Ihnen am meisten Spaß macht! Wobei können Sie sich vergessen? Welche Tätigkeit ist *keine* Arbeit für Sie? Lassen Sie es nicht zu, dass Gewohnheiten und Ängste und gutgemeinte Ratschläge von anderen Sie daran hindern, Kurs auf die Wirklichkeit an sich zu nehmen, in der Glück und Freiheit bereits auf Sie warten. Befreien Sie sich von allen Altlasten und Erinnerungen, sodass Sie jederzeit sagen können: »Volle Herzkraft voraus!«

Humor: Wahrer Humor ist auch etwas, was uns wirklich nährt, weil er enges Denken und Fühlen aufbricht. Über sich selbst zu lachen ist dabei das Schönste. Es ist nicht immer leicht, denn es erfordert, sich so annehmen zu können, wie man ist. Aber *wie* sind wir denn? Und *was* sind wir? Von der Einheitsebene aus betrachtet, sind wir ichloses Bewusstes Licht! Wenn wir uns und die Welt aus dieser Perspektive betrachten, ist sowieso alles nur noch mit Humor zu ertragen. Nein, nicht zu »ertragen«, sondern mit Humor zu transzendieren. Der Lachende erfreut sich an dem, worüber er lacht, und ist nicht mehr damit identifiziert. Er kann lachen, weil er frei ist. Ernst sind nur diejenigen, die sich unfrei denken und fühlen.

Fantasie (Verrücktheit): Verrückte Fantasie ist auch ein wirkliches Nahrungsmittel, auf das wir nicht verzichten sollten. Meistens sind wir so im Netz der Konventionen verstrickt, dass wir wie programmierte Roboter durchs Leben laufen. Wobei ein wirklicher Roboter oft mehr Energie hat und viel leistungsfähiger ist als seine menschliche Variante aus Fleisch und Blut. Nehmen Sie sich vor, jeden Tag irgendetwas Verrücktes zu machen. Das muss keine große Show vor anderen sein, sondern braucht erst mal einfach nur Ihnen selbst Spaß zu machen und Sie selbst aus Ihrem eingefahrenen Schema zu bringen. Geben Sie dem kreativen, unberechenbaren Lebensfluss die Chance, von Ihnen Besitz zu ergreifen, damit Sie sich – sprichwörtlich – jauchzend den nächsten Wasserfall hinabstürzen können.

Vergeben: O ja, auch dieses eher ernste Thema gehört zu den Dingen, die uns wirklich nähren. Vergebung ist das absolute Superfood für das eigene Herz. Wobei das Vergeben auf drei Ebenen stattfinden sollte, nämlich sich selbst, den anderen und der Welt. Besonders Letztere kann doch nichts dafür, dass wir sie so wahrnehmen, wie sie gar nicht ist. Jeder macht Fehler und gibt trotzdem oft sein Bestes. Der Impuls zur flächendeckenden Generalvergebung wird dann stark, wenn wir uns klarmachen, dass die gesamte getrennte Sichtweise und die aus ihr zwangsläufig erfolgende Illusion einer in Plus und Minus getrennten Welt ein »Fehler« ist. Und auch die unbesehene Identifikation mit dem »eigenen« Körper, dem »eigenen« Geist und den »eigenen« Emotionen ist nichts weiter als ein großer und folgenschwerer und viel unnötiges Leid produzierender »Fehler«. Es gibt wie gesagt kein richtiges Leben im falschen, und daher sollte Vergebung die permanente Grundhaltung allen Wesen und Dingen gegenüber sein. Vergebung nährt unsere Seele und ist ein starkes Mittel zum Aufwachen aus dem Traum unserer Tiefschlafexistenz.

Wahrhaftige Kommunikation: Sprechen Sie das aus, was Sie denken. Bevor Sie auf andere Rücksicht nehmen, sollten Sie immer zuerst an sich denken. Das ist kein Egoismus. Nur wer mit sich selbst authentisch und im Reinen ist, kann die Lebensenergie effektiv leiten. Psychische Blockaden, zu denen auch fehlende und falsche Kommunikation gehören, unterbrechen das Unbegrenzte Fühlen auf der Einheitsebene. Wir geben auch dem Gegenüber nicht das Geschenk einer ehrlichen Aussage, wenn wir meinen, wir müssten uns um des Friedens willen verstellen und zurückhalten. Natürlich bedeutet eine wahrhaftige Kommunikation nicht, dass wir mit dem Finger stets schön in allen Wunden bohren. Mitgefühl ist immer angesagt. Nur wenn wir der ehrliche Gesprächspartner sind, können wir den anderen jedoch dazu einladen, ebenfalls ehrlich mit sich selbst zu sein und sich unverstellt mitzuteilen.

Kraftvoller Lebensplatz: Der unmittelbare persönliche Lebensraum hat auch eine große und *wirkliche* Ernährungsqualität. Wir sollten uns immer eine Umgebung schaffen, in der wir mit der Lebensenergie fließen können, wo wir genug Platz haben, um das zu machen, was uns am Herzen liegt. Entledigen Sie sich der Dinge, die Sie in der Vergangenheit halten und Sie dadurch vor der gegenwärtigen Kraft des Lichts und seiner Impulse zur Neuordnung abschotten. Fragen Sie sich, ob Sie sich dort wohlfühlen, wo Sie wohnen. Suchen Sie sich einen neuen Platz, wenn Sie diese Frage nicht mit Ja beantworten können. Machen Sie keine Kompromisse mehr. Schieben Sie nicht das fehlende Geld vor, denn das haben wir alle lange genug getan. Das freie Geld folgt dem freien Herzen. Das unfreie Geld versklavt und tötet das Herz. Aber damit bin ich beim nächsten Punkt.

Freies Geld: Idealerweise sollte Geld »frei« durch Tätigkeiten des Herzens verdient sein, sonst macht es uns nicht frei, so viel wir davon auch anhäufen. Freiheit entsteht nicht durch Unfreiheit, sie ist jenseits des unfreien Verhaltens immer bereits da. Ein Baum kann nur aus einem lebendigen Samen wachsen und nicht aus einem toten Stein. Eine gesunde finanzielle Basis hat ebenfalls einen hohen Nährwert, immer vorausgesetzt allerdings, dass wir keine Arbeit nur um des Geldes willen ertragen oder wir einfach nur mit den Milliarden zocken, ohne darauf zu achten, was das Geld anrichtet. Auch in diesem Bereich des freien Geldes gilt die Wahrheit: Es ist immer bereits genügend für alle da. Überall sprudeln die Geldquellen, aber nur wenige sehen sie und halten den Eimer darunter.

Saubere Umwelt: Nun ja, zu diesem Punkt brauche ich nicht allzu viel zu sagen, denn es versteht sich inzwischen fast von selbst, dass wir nur in einer gesunden Umgebung gesund sein können. Dennoch ist diese Erkenntnis noch kein Selbstläufer. Die Schadstoffe, die wir in Boden, Wasser und Luft hinterlassen, sind so präsent im Leben, dass wir sie gewohnt sind und gar nicht mehr merken, wie sehr sie unser Leben beeinflussen und unseren allgemeinen Energiezustand absenken. Deshalb gilt: Tauchen Sie, sooft es Ihnen möglich ist, in die grüne Wildnis ab. Die freie Wildbahn hat keine Schienen und noch nicht mal einen Trampelpfad. Sie müssen sich also ganz allein *Ihren* Weg (schienenlos) bahnen.

Easy Energy and Free Feeling Exercise   Nr. **3**

LAUFEN SIE MAL WIEDER BARFUSS!

Eigentlich sollten wir alle uns angewöhnen, sofort Schuhe und Strümpfe auszuziehen, wenn wir an einer frisch gemähten Wiese vorbeikommen. Nichts bringt die Lebensenergie besser in Schwung, als wenn die negative Energie der Erde sich mit der positiven Energie des Himmels in unserem Körper vereint. Leider isolieren Gummisohlen und verhindern damit den gesunden Energiekreislauf.

Und sollten Sie beim Barfußlaufen aus Versehen auf eine Hummel oder Biene treten, gibt es ein wunderbares Heilmittel. Pflücken Sie Spitzwegerich, der auf jeder Wiese wächst, zerkauen Sie ihn zu einem orangefarbenen Brei und schmieren Sie ihn direkt auf die schmerzende Stelle. Bei mir hat das im letzten Sommer einmal fast schlagartig gewirkt und den Schmerz verjagt.

Sie sehen: Love is all around! Entschuldigen Sie sich also bei dem armen Insekt, das sein Leben lassen musste, weil Sie nicht brav auf dem Weg und in den zugeschnürten Schuhen geblieben sind.

So weit erst mal. Diese Aufzählung erhebt keinen Anspruch auf Vollständigkeit. Auch nicht die nachfolgende Liste, auf der alles steht, was uns diesem Buch zufolge wirklich nährt.

WAS UNS WIRKLICH NÄHRT

Vielfältige Bewegung	Humor
Feel-The-Life-Energy-Sex	Kraftvoller Lebensplatz
Freies Geld	Lebendiges Wasser
Freies Tanzen	Meditation
Gute Gesellschaft	Positive Lebensaufgabe
Grüne Smoothies	Rohköstlichkeiten
Herzmusik	Saubere Umwelt
Hingabe	Vergeben

Alle diese Punkte sind »Manifestationen« oder »Modifikationen« von Lebensenergie = Licht = Liebe, womit die Einheitsebene uns *in der Wirklichkeit* nährt. Nur die drei »L« nähren uns *wirklich!* Alles andere ist »Sunlight on the water – always dancing, always changing«.

Meine tägliche
Affirmation lautet:
»The Heart Must
Have Its Way!«

Warum ein neuer Lebensstil notwendig ist

Der neue Lebensstil, den es zu Hause und weltweit braucht, erfordert eine körperliche, emotionale, geistige und spirituelle Kehrtwende um 180 Grad. Nicht mehr das illusorische getrennte Ich ist der Ausgangspunkt, sondern die Einheitsebene, das Bewusste Licht. Die neue Kultur muss in der Ungeteilten Wirklichkeit verankert sein und sie zum Ausdruck bringen. Wir können noch nicht einmal erahnen, welche Kreativität und Lebenslust sich dann Bahn bricht. Wenn die kollektive getrennte Sichtweise keine künstliche Wahrnehmungswelt mehr erschafft, ist DAS WAS IST offensichtlich. Es ist eine Wirklichkeit, in der die Seinszustände Wachen, Träumen und Schlafen nicht mehr getrennt sind, sondern *eins*. Sie werden nicht länger vom Unbewussten gesteuert, sondern sind voll bewusst. Kein »Ich« ist mehr da, um mit seinen Artefakten vom Realen abzulenken – wahres Bewusstsein statt künstlicher (Sprach-)Intelligenz.

GEISTESBLITZ NR. **11**

... und das Verstehen donnert!

Können Sie sich vorstellen, *gleichzeitig* wach zu sein, zu träumen und tief zu schlafen? Nein? Sehen Sie, das ist der Grund, warum Sie nicht erleuchtet sind. Aber keine Panik, auch Sie werden sich nicht ewig im Hamsterrad des getrennten Selbst drehen. Versprochen!

Die Einheitsebene existiert aus sich heraus und organisiert sich selbst. Keine Informationen fließen erst umständlich und zeitraubend von A nach B. Alle möglichen und unmöglichen Entscheidungen sind immer schon gefällt und nichtgefällt und können deshalb »im Trennbereich« spontan und intuitiv getroffen werden. Die Ekstase des Lebendigen besteht darin, es zuzulassen, dass sich unser Leben in jedem Moment selbst organisiert. Wir erleben nicht mehr »unsere« Miniversion von Leben, sondern alles wird zu einem berauschenden Tanz im Licht. Die Lebensenergie fließt, und wir fließen mit ihr. Wir halten uns nicht mehr fest, noch nicht einmal aneinander. Die Kategorien »ich« und »du« verlieren ihre ausschließende Bedeutung, wenn Erfahrungen nicht länger auf der Grundlage einer vermeintlichen Trennung erlebt werden. Statt unsere scheinbare Ich-Identität zu behaupten und die Faust der Selbstbezogenheit zu ballen, geben wir uns dem nichtgetrennten Fluss des Lebens hin, der uns stetig weiterspült – übrigens auch im lebendigen Prozess des Sterbens und Geborenwerdens.

Der Begriff der »Ganzheitlichkeit« bekommt dabei eine neue Definition. Zu ihr gehören:

- keine getrennte Sichtweise mehr aktivieren,
- nicht mehr in Konkurrenz sein,
- nichts mehr darstellen und erreichen müssen,
- in jedem Moment mit allem und allen in Beziehung sein,
- immer mehr Unbegrenztes Fühlen zulassen und
- sich immer mehr vom Bewussten Licht durchdringen und leben lassen.

Es geht auch nicht mehr darum, sein Gesicht zu wahren und eine soziale Person zu mimen. Bitte keinen Mummenschanz mehr! Die neue Devise lautet: »Mehr Sein als Schein!« Lernen heißt, Lebensenergie zu leiten und Liebe zu leben und zu geben. Die neuen Schlagworte sind *Transparenz* und *Transzendenz*. Öffnen Sie Ihre Schleusen und lassen Sie sich von Lebensenergie = Licht = Liebe hinwegfegen!

Nr. 10

Individueller Input

LEBEN UND LERNEN ALS SPONTANER AUSDRUCK WIRKLICHSTER GENÄHRTHEIT

Als ich mich am Anfang meines beruflichen Lebens mit den Grundlagen des Lernens auseinandersetzte, um Menschen das Lernen zu erleichtern, musste ich überrascht feststellen, dass es keinem dieser Menschen an Lernvermögen mangelte. Alle Lernprobleme sind ein »schulasthenisches« Phänomen. Das bedeutet, sie entstehen durch die »angelernte« Unfähigkeit des Bildungssystems und unserer Kultur überhaupt, *empfängerzentriert und organismisch gerecht zu schulen.*

Das Lernvermögen ist etwas Selbstverständliches und geschieht dann am besten, wenn es unserer organismischen Natur entspricht und immer auf unsere jeweilige lebensgeschichtliche Bedürfnisphase zugeschnitten ist. Ohne ein Bedürfnis gibt es keine Bewegtheit, keine Bewegung, kein Leben. Jedoch: Es macht einen großen Unterschied, ob die Bedürfnisse, die unsere Lernmotivation generieren und überhaupt unsere Lebensweise bestimmen, aus einem existenziellen Mangel heraus entspringen oder *in der* und *als* Seinsfülle entstehen.

Es gibt *zwei* Arten von Ruhelosigkeit: die, die im menschlich bedingt konfigurationalen Kontext als ein Ergebnis unerfüllter – und unserer Psychophysikalität innewohnender – Notwendigkeiten entsteht, und die, die sich im Kontext der Existenz als gesamte

Unendlichkeit und unendliche Gesamtheit als das Ergebnis unserer Trennung und Entfremdung von der ekstatischen und transparenten Fülle der *Realität an sich* manifestiert, die *Gott als formlose und alles seiende und durchdringende Glückseligkeit* und *transzendental erleuchtete Selbst-Existenz ist.*

Auch wenn beide Arten der Ruhelosigkeit – psychophysische und existenzielle Ruhelosigkeit – in uns und aus uns einen Zustand des Brauchens kreieren, ist der erste kreierte ruhelose Zustand *funktional* wichtig und der zweite *essenziell* wichtig. Und was essenziell ist, *geht* dem, das funktional ist, *voraus*. Noch mehr, die *vollständige* Anwendung unserer funktionalen Intelligenz ist nur dann möglich, wenn wir das *Essenzielle realisieren und mit ihm übereinstimmen*. In diesem Fall wird funktionale Intelligenz *natürlich*. Auf der anderen Seite »werden« wir nie das Essenzielle nur durch unsere funktionale Intelligenz realisieren, unabhängig davon, wie durchdacht und raffiniert deren Anwendung sein mag.

Die *Realisierung* der Möglichkeit der Übereinstimmung mit dem All-Eins erfordert intuitives Verstehen der *Grenzen* funktionaler Intelligenz und den »Schritt« *über* oder/und *unter* sie *hinaus* oder/und d-u-r-c-h sie hindurch oder/und transzendental gänzlich a-l-s sie. Erst dann erhalten Leben und Lernen ihre wahre Genährtheit – wenn wir als spontaner Ausdruck *dessen* existieren, was uns *am wirklichsten* nährt.

.... IOANNIS TZIVANAKIS, BERLIN

Wenn wir den Schalter umlegen und unser Leben sozusagen von der anderen, ichlosen Seite betrachten und den ganzheitlichen Prozess erlauben, der dadurch möglich wird, erfahren auch unsere noch bestehenden Gewohnheiten und Tendenzen eine neue Bewertung. Wir müssen nicht mehr mit ihnen kämpfen und krampfhaft versuchen, besser und gesünder zu leben, sondern können darauf vertrauen, dass die Steigerung der Lichtmenge und der Lichtqualität in unseren Zellen dazu führt, dass sich unsere Aufmerksamkeit immer mehr auf die wesentlichen Zusammenhänge ausrichtet. Wenn dies der Fall ist, fangen wir automatisch an, im Sinne der Einheit zu denken, zu fühlen und zu handeln. Wir übernehmen die volle Verantwortung für uns, handeln im Interesse aller (von denen wir nicht getrennt sind) und sind nicht mehr nur auf den eigenen Vorteil bedacht. Dadurch verändert sich unsere innere Disposition, und wir ruhen in einer Ausgeglichenheit, die nicht mehr zwischen den Polen hin und her schwankt, sondern diese Pole in sich vereint.

Entscheidend ist, dass wir den neuen ganzheitlichen »Lifestyle of *ONENESSLIVING*« nicht gesellschaftspolitisch durchplanen müssen, weil er sich im Sinne der Einheitsebene selbst organisiert und alles viel besser unbegrenzt fühlend einbezieht und berücksichtigt, als wir es mit unserem rationalen und daher gespaltenen Verstand könnten. Und wenn wir uns erinnern, kommt der nach den Prinzipien der Trennung operierende Verstand bei der Frage, was uns wirklich nährt und guttut, sowieso nicht gut weg und verliert seine einseitige Überbetonung in der täglichen Erfahrung.

Die Selbstorganisation des Seins ist eine gestalterische Kraft, die wir nicht unterschätzen sollten. Sie kann jedoch nur dann ihre ungezügelte Wirkung entfalten, wenn wir mit unserem begrenzten Denken und unseren (wenn überhaupt) nur begrenzt richtigen Entscheidungen aus dem Weg gehen. Nur was sich auf und durch die Einheitsebene selbst organisiert, ist in der Lage, auch die Auswirkungen auf alle und alles zu berücksichtigen.

Feel-The-Pure-Energy

SPRUDELNDES SELBSTVERTRAUEN

Zutaten: Mangel- und Problembewusstsein •
Lebensenergie, Licht und Liebe

Mixer ausgeschaltet lassen. Keine Kohlensäure hinzufügen. Tief ein-
und ausatmen. Den Körper durchströmen lassen von Fülle, Selbstvertrauen und positiven Lösungen, die Ihnen spontan offenbart
werden, wenn Sie aufhören, auf sich selbst zu meditieren. Nicht vergessen: Alles ist immer schon da!

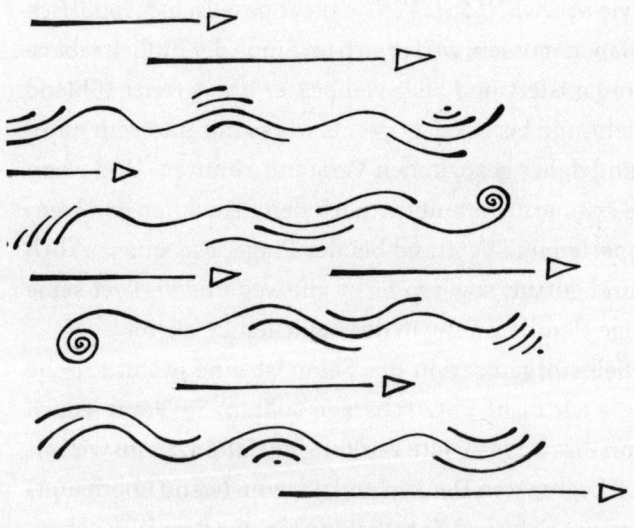

Jenseits des wissenschaftlichen Materialismus

Zur wissenschaftlichen Reduktion der Welt durch einen Verstand, der die *wirklichen* Zusammenhänge nicht versteht, gibt es nur eine Alternative: das Herz! Solange der Verstand auf der getrennten Sichtweise beruht – und das tut er als dualistisch operierendes Sprachwerkzeug und Denkorgan –, wird er (auch mithilfe seiner materialistischen Wissenschaft) immer Dinge erfinden und produzieren, die die ichbezogene Interpretation der Welt untermauern und den »individuellen Massenkonsum bis ins Verderben« fördern. Der Verstand kann nur dann »verstehen«, wenn er mit der immer schon bestehenden Wahrheit des Herzens verknüpft ist und seine Impulse aus dem grenzenlosen Fühlen bekommt. Es gilt also, Trennungen zu überwinden und Brücken zu bauen. Wir müssen als globale Menschheit mit einem weltweiten Wirtschaftssystem wieder empfänglich werden für die Steuerungsfunktion der Einheitsebene. Die ganzen technologischen und psychologischen Errungenschaften nützen uns nichts, wenn sie uns nicht helfen, zur Ungeteilten Wirklichkeit zu erwachen.

Let The Heart Rule! Ich singe inzwischen lieber, als ich spreche oder schreibe. Es macht Spaß, vom Herzen aus zu kommunizieren und dabei zu beobachten, dass sich immer mehr Trennungen, Blockaden und Ängste auflösen. Es ist alles in uns angelegt, und sobald wir den Mut haben, das Herz zur Grundlage des Lebens zu machen, fällt alles an seinen Platz. Das Herz *ist* Lebensenergie und Licht und Liebe. Das Herz *ist* Bewusstsein *und* Licht. Was für eine absurde Welt, in der der Mensch sich zum Konsumenten degradiert und den ganzen Planeten durch massenhafte Konsumgüterproduktion zerstört. Und die Macher sind mächtig stolz auf sich und freuen sich über ihre Milliardengewinne und ihren privaten Luxus (wenn sie überhaupt die Zeit dazu haben, ihn zu genießen). Und irgendwann geht dann der Sargdeckel auf und wieder zu, und alles ist vorbei. Was für eine erbärmliche Performance! Früher gab es den Spruch: »Außer Spesen nichts gewesen.« Heute gilt: »Nach mir die Sintflut!«

Es geht einfach nicht mehr, dass wir unsere Existenzgrundlagen weiter zerstören, nur weil wir *das Leben* nicht begreifen. Im Vergleich zur Lebensenergie, die uns in jedem Moment mit dem *einen* Bewussten Lichtfeld durchströmt und lebt, ist eine Sintflut ein mickriges Rinnsal.

Wenn wir nur noch das als »Nahrung« aufnehmen, was uns wirklich nährt und weit über unsere Ernährung hinausgeht, dann kann ein Entgiftungsprozess stattfinden, der uns letztlich von allen unseren falschen Vorstellungen über das Sein befreit und unserem Leben seinen Sinn gibt, der einfach nur darin besteht, zur Wirklichkeit *so, wie sie ist,* zu erwachen. Dann müssen wir nicht mehr linear leben und nacheinander wachen und träumen und schlafen, immer auf der verzweifelten Suche nach der unvergänglichen Wahrheit unserer Existenz. Dann sind wir endlich zu Hause, wo alles gleichzeitig abläuft und auf einmal stattfindet. Wir werden ein solches »Zuhause« – unser *wahres* Zuhause – nicht wiedererkennen, weil es »uns« in der Form, wie wir mit »uns«

identifiziert sind, dann nicht mehr gibt. Das Bewusste Licht ist paradox: Wir können es intuitiv fühlen, aber nicht mit dem Kopf verstehen. Nur das Unbegrenzte Fühlen nimmt wahr, ohne zu unterscheiden und zu bewerten.

Free Feeling Exercise Nr. **12**

HIMMEL (GEIST) UND ERDE (MATERIE) SIND EINS!

Die letzte Übung ist verrückt. Und wie alles Verrückte offenbart sie unsere immer schon bestehende grenzenlose Freiheit ...

Bereiten Sie das beliebte Gericht »Himmel und Erde« zu. Kennen Sie es noch? Für unsere Zwecke bietet sich die Veggie-Version an.

Das traditionelle Gericht vom Land besteht nur aus Äpfeln (fünfzig Prozent) und Kartoffeln (fünfzig Prozent). Perfekter getrennte Zutaten kann es gar nicht geben. Wir geben natürlich sowohl den Himmel als auch die Erde in unseren Power-Mixer. Wobei die Erde wie im »wirklichen« Leben unten ist und der Himmel darüber.

Die Kartoffeln werden vorher gekocht (denn in rohem Zustand sind sie für die meisten ungenießbar) und wandern danach abgepellt in den Mixbehälter. Bei den nichtgekochten Äpfeln bitte Blütenansatz und Stiel entfernen und samt Kerngehäuse klein geschnitten auf die Pellkartoffeln geben. So lange pürieren, bis ein Apfel-Kartoffel-Brei entstanden ist. Diesen von den beiden Zutaten her halb rohen und halb gekochten Brei können Sie jetzt mit dem Löffel auf dem Teller zu einer halben Erdkugel formen. Stecken Sie nun so viele Kräuter und Wildkräuter, wie Sie nur auftreiben können, mit ihrem Stängel in die Oberfläche der Halbkugel. Wo früher die Flaggen der Nationalstaaten auf kleinen Stäbchen prangten, existiert jetzt ein wilder grüner Blätterwald.

Verspeisen Sie nun genüsslich Himmel und Erde, und meditieren Sie bei jedem Bissen darauf, dass Sie in Wahrheit Bewusstes Licht sind und Sie als Bewusstes Licht im Prinzip alles essen können, was Ihnen schmeckt. Sie sind von nichts getrennt. Alle Zutaten der ganzen Welt wachsen und gedeihen in Ihnen. Sie sind frei, sich von allem zu nähren, wonach Ihr Herz begehrt. Das Bewusste Licht erzeugt und verdaut letztlich immer nur sich selbst und bleibt dabei immer frei und glücklich.

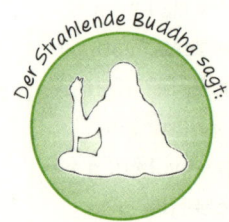

Der Strahlende Buddha sagt:

»Be free and full and happy!«

Let's swing! Wie wir bereits beim Wasser gesehen haben, arbeitet die Natur mit Wirbeln. In jedem Wirbel gibt es einen Nullpunkt, in dem sich seine Polaritäten aufheben. Es existieren also immer schon die Schwingung, die stark nach oben oder unten ausschlagen kann, und der Nullpunkt. Beides sind keine Gegensätze, sondern fundamentale Bestandteile des lebendigen Seins. Wenn wir wieder mit den natürlichen Lebensrhythmen schwingen, können wir auch besser den Nullpunkt wahrnehmen, in dem sich nicht nur die Polaritäten, sondern auch die ganze getrennte Plus-oder-minus-Sichtweise auflöst. Als Materie betrachtet, kann es in jedem Moment nur Plus *oder* Minus geben. Als Energie betrachtet, gibt es immer nur Plus *und* Minus. Erst das Vorhandensein von beiden Polen ermöglicht den Fluss von Energie. Und Energie fließt nicht, weil es Plus und Minus gibt, sondern weil sie beide Gegensätze in sich vereint und aufhebt. Von daher ist Energie schon aufgrund dieser physikalischen Eigenschaften ein Medium der Einheitsebene.

Jenseits des wissenschaftlichen Materialismus geht es daher um die Aufhebung der Polarität, die wir nur wahrnehmen können, wenn wir einen getrennten Blickwinkel beziehen. Der göttliche Rhythmus schlägt nicht nach oben oder nach unten aus, sondern vereint die Schwingung im Nullpunkt.

Es ist interessant, dass auch Adi Da Samraj im Zusammenhang einer neuen globalen menschlichen Ordnung vom Nullpunkt spricht (siehe spiritueller Exkurs Nr. 10).

Nr. **10**

Spiritueller Exkurs

DER NULLPUNKT

»Der ›Nullpunkt‹ ist (als solcher) die Wurzel des Bewusstseins, der Ursprungspunkt des psychophysischen Gewahrseins sowie der Sinneswahrnehmung und des Denkens. Er existiert immer schon vor der Aufmerksamkeit und all ihren ›Objekten‹, vor dem Ego-›Ich‹ (oder der getrennten ›Selbst‹-Identität) und den ›anderen‹, vor aller Teilung und allen Teilen, vor der Welt und allen Formen von getrennter Identität sowie vor allen Kategorien von ›Anderssein‹ und ›Verschiedensein‹.

Der ›Nullpunkt‹ ist die ursprüngliche Position – oder Position des ›Null-Zustands‹ – aller manifesten Erfahrung.

Der ›Nullpunkt‹ ist der ursprüngliche Zustand. In diesem Zustand gibt es kein ›Selbst‹ und kein Nicht-›Selbst‹, kein Ego-›Ich‹ und keine ›anderen‹, kein ›Objekt‹ und keinen Geist, keine Gedanken, Theorien,

Erklärungen und Glaubensvorstellungen, keine Mythen und keine Geschichte, keine ›Gottes‹-Begriffe und keine ›Gottheit‹, keine Religion, keinen ›Stamm‹, keine persönliche oder kollektive Identität, keine metaphysischen oder auf dem Körper oder dem Geist beruhenden Annahmen, keinen Körper, keine Welt, keine Zeit und keinen Raum, keine Getrenntheit, kein Dilemma oder Problem, keine Suche, Methode oder Antwort, keine Angst, Trauer oder Wut und keinerlei ›Unterschied‹.

Der ›Nullpunkt‹ ist die ursprüngliche Position, der immer schon bestehende Zustand, die immer schon vorhandene Schnittstelle, an der und von der alles manifeste Gewahrsein in der Aufmerksamkeit auftritt.«[40]

• •

Wenn uns klar ist, dass der »Wirklichkeitsgrad« der Realität immer mehr abnimmt, je mehr Trennung ins Spiel kommt und je komplexer die Wahrnehmungsorgane der biologischen Systeme werden, dann kehrt sich auch hier das gängige, vom wissenschaftlichen Materialismus propagierte Weltbild um. Das Pflanzenreich ist dann die friedliche »Speerspitze« der Evolution. Unter ihm existiert das Tierreich, und dann kommt erst der denkende und trennende und seine natürlichen Lebensgrundlagen zerstörende Mensch. Die Menschheit hat also noch einen großen Entwicklungsschritt vor sich, bis sie sich auf der Einheitsebene organisiert und sich als *ein* fühlendes Lebewesen wahrnimmt, anstatt in Milliarden von konkurrierenden Individuen zersplittert zu sein, die überwiegend ein verwirrtes Leben gegeneinander führen, weil niemand weiß, warum er hier ist und was das Ganze soll. Leider ist es schon in der Samenzelle angelegt. Nur eine kann gewinnen und die Eizelle befruchten.

Jenseits der materialistischen Fehlinterpretation und der daraus folgenden Reduktion der Welt und dem daraus folgenden unnötigen Leiden existiert immer schon eine Alternative, die keine Kopie, sondern *das Original* ist. Die grüne Wildnis ist dabei, uns mit ihren Gaben wieder zum echten Sein zu erwecken. Wir erinnern uns einfach, wie es *wirklich* ist. Wir kennen es längst, denn wir sind in Wahrheit, den transwissenschaftlichen »Tatsachen« entsprechend, niemals auch nur einen Hauch getrennt von DEM WAS IST. Deshalb ist unser Atem ja auch die fühlende Verbindung zum Ungeteilten Sein.

Easy Energy and Free Feeling and Fully Ecstatic Exercise

Nr. ∞

FEEL THE INHERENT ONENESS

Vollbringen Sie Ihr Tagwerk entspannt und voller Mitgefühl für sich und alle anderen, und lassen Sie Ihrem Atem einfach freien Lauf! Diese Übung ist nicht getrennt. Sie brauchen sie nicht an einem bestimmten Ort zu einer bestimmten Zeit mit einem bestimmten Ziel auszuführen. Das Leben selbst ist die Übung. Lernen Sie, sich vom Nichtgetrennten Sein auf der Einheitsebene leben zu lassen. Das Motto dieser Übung am Ende aller Übungen lautet: *Feel the Inherent Oneness* – alles ist überall immer bereits der Fall!

Alles ist vorbereitet

Das Motto am Schluss der vorangegangenen Übung ist natürlich ein guter Übergang zum letzten Kapitel. Die Ungeteilte Wirklichkeit an sich ist immer vorbereitet, weil »dort« (also »hier«) niemals etwas fehlt oder erst vollkommen werden müsste. Das ist schon mal eine gute Ausgangssituation. Aber auch auf der Ebene der getrennten Manifestation, auf der die scheinbar getrennten Wesen und Dinge durch die getrennte Sichtweise, durch Fehlinterpretation und das Vergessen der wahren Zusammenhänge »erschaffen« werden, ist alles vorbereitet. Der grüne Zaubertrank ist da, um uns zu zeigen, was uns wirklich nährt. Das Pflanzenreich ernährt unser Herz mit Licht. Lebendige Nahrung, lebendiges Wasser, lebendige Beziehungen, lebendige Arbeit, lebendiger Alltag ... die Kultur des Lebens wartet darauf, uns zu nichtgetrennten hundert Prozent lebendig zu machen – kein industrieller Tod mehr durch Massentierhaltung, Massenkonsum und Massenvernichtungswaffen. Die »Masse« hat ausgedient. Es kommt auf jeden und jede an. Da wir alle ein Ausdruck der immer schon bestehenden Einheit sind, ist es egal, was wir machen, solange es selbstverantwortlich, authentisch und kreativ ist und leidenschaftlich von Herzen kommt. Lebensenergie = Licht = Liebe drückt sich immer als das Eine Wahre Herz aus, das sich spontan selbst manifestiert, wenn wir es erlauben.

Von Adi Da Samraj stammt ein guter Hinweis, der die globale Kultur des Lebens prägen sollte: »No cooperation with

what is wrong.« (»Keine Kooperation mit dem, was falsch
ist.«)

Always trust The Heart.
There is never any moment
in which not to trust The Heart.[41]

Wir müssen uns unseren
Ängsten und Begrenzungen
stellen und sie einfach nicht
mehr aktivieren. Auf der Liste »Was uns wirklich nährt«
steht, was wir brauchen und verändern sollten, damit die
Universelle Lebensenergie der Einheitsebene wieder fließen
kann und wir uns frei und glücklich fühlen – egal, was auch
geschieht. Und das Schöne ist, um einen solchen ekstatischen Lebensstil zu pflegen, brauchen wir nicht im Paradies
zu leben. Alles darf sein, was auf der getrennten Ebene der
Manifestation »positiv« oder »negativ« in Erscheinung tritt
oder nicht in Erscheinung tritt.

Feel-The-Pure-Energy   Nr. **20**

WORTLOSE FÜLLE

Zutat: Unbegrenztes Fühlen

Diesmal bleibt der Mixbehälter wieder leer. Stellen Sie sich die Wir-
kung des grünen Zaubertranks in Ihrem Körper vor. Was sagen die
Knochen, die Muskeln und das Fettgewebe? Wie reagiert Ihr ganzes
Körpersystem auf den vorgestellten Energieschub? Spüren Sie den
Zauber in Ihren Zellen?

(Ich weiß, dies ist kein Rezept, sondern eher eine Übung. Ich merke, wie sich die getrennten Definitionen und Formate zum Schluss
des Buches vermischen und eins werden wollen. Ich hoffe, Sie ver-
zeihen mir, dass ich diesen Auflösungsprozess zulasse.)

Das Schöne ist, dass sich weltweit in den letzten Jahrzehnten eine Kultur des Lebens entwickelt hat, die den Prozess der Menschheit bereits trägt, ohne dass sie schon offizieller Mainstream geworden ist. Das muss sie auch gar nicht sein. Das Alte, das nicht mehr kompatibel ist mit einem höheren Gesamtniveau von Lebensenergie = Licht = Liebe, welches auf diesem Planeten entsteht, indem sich die Menschen wieder auf ihre grünen und zugleich strahlend hellen Wurzeln besinnen – nämlich auf lebendige Nahrung und Bewusstes Licht –, läuft einfach aus und findet keine Anhänger mehr. Sobald wir nicht mehr mit dem Tod kooperieren und auch keine tote Nahrung und kein totes Wasser mehr zu uns nehmen, wird der Tod wieder zu dem, was er immer war und ist: ein lebendiger Prozess, der uns (zumindest potenziell) aus der Illusion der Getrenntheit erwecken kann.

Nr. 11

Spiritueller Exkurs

DIE DREI GRUNDLEGENDEN MYTHEN DER GETRENNTEN WAHRNEHMUNG

Niemand bringt wie Adi Da Samraj so genau auf den Punkt, wie wir Menschen »ticken«:

»Der erste große Mythos der Ego-Kultur ist der Mythos (oder die grundlegend falsche Vorstellung) vom getrennten ›Selbst‹ ... Dieser Mythos besteht in der vom Menschen entwickelten Idee, der lebende und erlebende Mensch sei letztlich ein unabhängiges und definierbares ›subjektives‹ Bewusstsein (oder ein ›inneres Selbst‹, ein ›Geist‹, eine ›Psyche‹ oder ›Seele‹ oder ein ›in einem Körper oder an einem Ort lokalisierbares Wesen‹ oder ein ›Standpunkt‹ beziehungsweise eine ›Sichtweise‹, die eine metaphysische Existenz besitzt).

Der zweite große Mythos der Ego-Kultur ist der Mythos (oder die grundlegend falsche Vorstellung) von einer getrennten Welt (oder einem Universum oder Kosmos als ›Nicht-Selbst‹). Dieser Mythos besteht in der vom Menschen entwickelten Idee, seine gesamte Erfahrung existiere ›objektiv‹ (also unabhängig und außerhalb von und in Beziehung zum ›inneren Selbst‹ oder dem getrennten und unabhängigen, ›in einem Körper angesiedelten Standpunkt‹ mit seiner ›Sichtweise‹).

Der dritte große Mythos der Ego-Kultur ist der Mythos (oder die grundlegend falsche Vorstellung) von einem getrennten ›Schöpfergott‹ (oder der Göttlichen Quelle, Grundlage und Letzten Bestimmung von allen-und-allem, die als eine getrennte ›Gottheit‹ definiert wird). Dieser Mythos ist die vom Menschen entwickelte Idee, dass sowohl das ›Selbst‹ … als auch das ›Nicht-Selbst‹ (oder das gesamte Universum) essenziell auf einen ›Absoluten Anderen‹ bezogen sind, von dem sie abhängen und der weder ein ›Selbst‹ noch ein ›Nicht-Selbst‹ ist, sondern sowohl den ›subjektiven‹ als auch den ›objektiven‹ manifesten Erscheinungen der Erfahrung als ›anderer‹ gegenübersteht.«[42]

• •

Paul Hawken vergleicht in seinem Buch *Wir sind der Wandel*[43] das weltweit zunehmende selbstbestimmte und mitfühlende Handeln im Dienste der lokalen Gemeinschaft und der globalen Menschheit mit dem Immunsystem des Planeten. Wir Menschen werden wieder heil, wenn wir verstehen, (1) was Leben ist und (2) warum wir leben. Am Ende können wir diese beiden eingangs gestellten Fragen beantworten:

• Leben ist (Ungebrochenes) Bewusstes Licht.
• Wir leben (so wie wir hier als getrennte Sichtweise existieren), weil wir das noch nicht begriffen haben.

Aber wir sind ja auf einem guten Weg, nicht wahr? Und es hat sich in den letzten Jahrzehnten wirklich viel zum Guten verändert, auch wenn es in der unausgewogenen Berichterstattung vieler Medien nicht seinen prozentualen Anteil hat. Nachrichtenmedien erzeugen mit negativer Berichterstattung gerne Angst, damit der Einzelne selbstverkrampft und ausbeutbar bleibt. Dabei ist Angst (außerhalb einer lebensbedrohlichen Situation, in der wir sehr selten, wenn überhaupt, sind) nicht real, sondern nur eine Fehlinterpretation des Gehirns.

Aber das ist eh Schnee von gestern. Grüne Smoothies und lebendige Nahrung machen uns im Verbund mit all den Dingen, die uns sonst noch wirklich nähren, Schritt für Schritt angstfreier. Und was haben wir schon zu verlieren? Letztlich haben wir sowieso nur unsere Illusion zu verlieren, ein getrenntes und ständig bedrohtes Wesen zu sein, das sich mühsam in einer Welt behauptet, die es real gar nicht gibt. Und ewig grüßt das Paradox ...

Wohlan denn! Die Welt ist unser Dorf. Freies Internet, freies Reisen, freies Arbeiten – wenn es uns gelingt, eine Kultur zu leben, in der jeder global aktiv ist (sei es online oder offline oder beides) und sich global kümmert, dann ist der Quantensprung in »Richtung« Einheitsebene vollbracht. Wir kooperieren nicht mehr mit gesellschaftlichen Strukturen, in der wenige die vielen energetisch aussaugen, sondern leben ein neues Naturbewusstsein auf der Grundlage der Einheit des Seins. In diesem Bewusstsein sind wir ein integraler Bestandteil der natürlichen Prozesse. Indem wir für den Planeten sorgen, sorgen wir für uns selbst. Je weniger wir von Trennung ausgehen und Trennung aktiv betreiben, desto mehr überwinden wir unsere Angst, das Leben nicht kontrollieren zu können. Was immer schon nicht definiert und unkontrollierbar ist, kann nicht durch Kontrolle beherrscht werden. Erinnern Sie sich an die Worte des Strahlenden Buddha: »Relax – nothing is under control!« Ruhe ist die erste Erkenntnispflicht. Wenn sie sich zur Stille vertieft, können wir dem Herzen lauschen. Nur *das Herz* kennt den Weg. Wenn das Herz wirklich genährt ist, brauchen Körper, Geist und Seele nicht mehr viel, weil sie dann immer schon mit Licht und Liebe versorgt sind.

Und das Herz ist immer schon genährt, weil es immer schon eine Ungeteilte Einheit ist und als solche wirkt. *Immer schon.* Diese beiden kursiv gesetzten Wörter

> Neulich habe ich in der Zeitung von einer interessanten Studie gelesen: Man hat herausgefunden, dass sich bei Menschen, die im Chor singen, der Herzschlag synchronisiert.

haben es mir echt angetan. Alles besteht *immer schon.* Wenn wir diese Aussage *wirklich* verstehen, bleibt nichts mehr so, wie es ist. Wenn wir die Wirklichkeit so zulassen können, wie sie ist, nämlich als Bewusstes Licht immer schon vollkommen nichtgetrennt, fällt alles von uns ab, und wir sind wirklich, tatsächlich und wahrhaftig genährt. Immer schon! *Das* ist die Basis der neuen Ernährung und des neuen Lebensstils. Mein nächstes Buch könnte also *Oneness Living* heißen. Aber wie schreibt man ein nichtgetrenntes Buch mit nichtgetrennten Buchstaben? Am besten gar nicht.

»Not-Two Is Peace.«

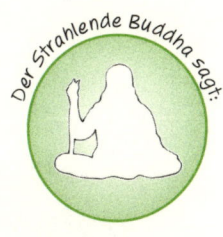

Der Strahlende Buddha sagt:

Epilog:
Hymne auf das
Supergrüne Eine Herz
des Lebens

Wo Dunkelheit war, ist immer schon Licht
Wo Trennung war, ist immer schon Einheit
Wer sich auf die Suche macht, der findet »es« nicht
Der bleibt gefangen in Raum und Zeit

Wer auf den Kopf hört, hat schon verloren
Wer auf den Kopf hört, der ist schon tot
Wer das Eine Herz fühlt, der wird geboren
Der fühlt nicht länger Angst und Not

O du Supergrünes Herz des Einen Seins
Von dir möchte ich ewig trinken
Hilf mir heraus aus der Welt des Scheins
Und lass mich traumlos in deine Tiefe sinken

O du Supergrünes Herz bedingungsloser Liebe
Dich allein möchte ich ewig fühlen
Ich verzehre genussvoll deine grünen Triebe
Und spür deine Liebe meine Zellen umspülen

Wo Dunkelheit war, ist immer schon Licht
Wo Trennung war, ist immer schon Einheit
Wo »nichts« zu sein scheint, bist immer schon du
Das Supergrüne Eine Herz
Du bist das Grenzenlose Glück ohne Schmerz
In dir kommt alles Streben jetzt und für immer zur Ruh!

Dank

Ich danke allen Grüne-Smoothies-Begeisterten, die inzwischen grenzüberschreitend zu einer lebendigen Bewegung für mehr Gesundheit und Lebensfreude angewachsen sind. Ohne die spontane Bereitschaft vieler Menschen, ihre tägliche Ernährung und ihre Lebensweise dauerhaft zu verändern, gäbe es dieses Buch nicht.

Ich bedanke mich von ganzem Herzen für das positive Feedback der Menschen, mit denen ich in den letzten Jahren in liebevollen Kontakt gekommen bin, sowie für die herzlichen Anregungen und Inspirationen, die ich von vielen Seiten erfahren durfte.

Ich danke allen meinen alten und neuen Freunden, die mich auf meinem Weg ins grüne Zauberland begleitet und unterstützt haben und dieses auch weiterhin tun. Es ist sehr schön, sich mit euch als Teil von einem größeren Prozess zu fühlen, der dabei ist, das kooperative und mitfühlende Miteinander auf diesem Planeten zu verändern. Das Herz ist nicht mehr aufzuhalten ...

Zum Schluss danke ich meinem Lektor Ralf Lay für seine einfühlsame Textoptimierung sowie Ulrich Ehrlenspiel und Usha Swamy vom Arkana Verlag für ihr Vertrauen in dieses Buchprojekt. Ich freue mich auf noch viele gemeinsame Aktivitäten im grünen Bereich!

Anhang

Glossar

Bewusstes Licht: Adi Da Samraj bezeichnet den freien, nichtgetrennten Zustand des Seins, der immer bereits der Fall ist, als »Bewusstes Licht«. Er weist darauf hin, dass die Wirklichkeit über zwei grundlegende Eigenschaften verfügt, nämlich Aufmerksamkeit (oder Bewusstsein) und Strahlung (oder Licht). Bewusstes Licht ist der *reale* Zustand von jedem Wesen und jedem Ding im Universum.

Das Eine Wahre Herz: Das Eine Wahre Herz ist ein Synonym für »Bewusstes Licht« und »Einheitsebene« und betont den fühlenden Aspekt der Wirklichkeit. Nur weil alle Wesen und Dinge im transzendenten Herzen immer schon miteinander verbunden sind, ist ein unbegrenztes Fühlen überhaupt möglich. Das Eine Wahre Herz ist die Grundlage für Mitgefühl und Kooperation. Wie wir uns auch immer verhalten, wir tun alles immer nur uns selbst an, weil wir in Wirklichkeit nicht das getrennte Individuum sind, für das wir uns irrtümlich halten, indem wir naiv von augenscheinlichen »Unterschieden« ausgehen.

Einheitsebene: Als »Einheitsebene« bezeichne ich den nichtgetrennten Zustand des Seins. Alle Lebensprozesse laufen auf dieser Ebene ab, auch wenn wir es nicht wahrnehmen und getrennte Phänomene zu »Ursache« und »Wirkung« erklären. Die Einheitsebene kommuniziert mit ungebrochenem (kohärentem) Licht, das immer und überall *alle* Informationen enthält und die ganze Welt als ein einheitliches »Geschehen« steuert.

Gebrochenes Licht: Als »gebrochenes Licht« bezeichne ich den Ausschnitt, der sich in den Farben und Formen ausdrückt, die wir als Individuum mit unserer getrennten Sichtweise wahrnehmen. Diese Wahrnehmung ist eine Illusion, weil die Wirklichkeit falsch interpretiert wird und nicht der *ungebrochene* Seinszustand die offensichtliche Erfahrung ist.

Getrennte Sichtweise: Die getrennte Sichtweise tritt dann in Erscheinung, wenn das individuell manifestierte Bewusstsein vergisst, dass es auch Licht – also die Welt der Erscheinungen – ist. Die getrennte Sichtweise spaltet die Welt in Subjekt und Objekt; und alles, was als »Objekt« betrachtet wird, wird dadurch zu etwas anderem, zu einem illusionären »Nicht-Selbst«.

Ich-Bewusstsein: Laut Adi Da Samraj ist das Ich-Bewusstsein in seiner selbstverkrampften Ausprägung als Ego die erste künstliche Intelligenz. Mit ihrer Hilfe stülpen wir der Wirklichkeit eine Sichtweise über, in der nicht die Einheit, sondern das sich als getrennt empfindende »Ich« der Mittelpunkt der Wahrnehmung ist. Meinem Verständnis nach stellt das nichterleuchtete »Ich« eine Blockade der universellen Lebensenergie dar und erzeugt gemäß dem Grundsatz »Du wirst zu dem, worauf du deine Aufmerksamkeit richtest« eine illusionäre Scheinwelt, in der es sich dann verliert.

Illusion: Als »Illusion« bezeichne ich eine Welt, die nicht wirklich ist, weil sie auf falschen Annahmen über die

Wirklichkeit beruht. Adi Da Samraj spricht von »drei großen Mythen der Ego-Kultur«:

- Der erste große Mythos der Ego-Kultur ist der Mythos (oder die grundlegend falsche Vorstellung) vom getrennten »Selbst« (oder Ego-»Ich«). Dieser Mythos besteht in der vom Menschen entwickelten Idee, der lebende und erlebende Mensch sei letztlich ein unabhängiges und definierbares »subjektives« Bewusstsein (oder ein »inneres Selbst«, ein »Geist«, eine »Psyche« oder »Seele« oder ein »in einem Körper oder an einem Ort lokalisierbares Wesen« oder ein »Standpunkt« beziehungsweise eine »Sichtweise«, die eine metaphysische Existenz besitzt).

- Der zweite große Mythos der Ego-Kultur ist der Mythos (oder die grundlegend falsche Vorstellung) von einer getrennten Welt (oder einem Universum oder Kosmos als »Nicht-Selbst«). Dieser Mythos besteht in der vom Menschen entwickelten Idee, seine gesamte Erfahrung existiere »objektiv« (also unabhängig und außerhalb von und in Beziehung zum »inneren Selbst« oder dem getrennten und unabhängigen, »in einem Körper angesiedelten Standpunkt« mit seiner »Sichtweise«).

- Der dritte große Mythos der Ego-Kultur ist der Mythos (oder die grundlegend falsche Vorstellung) von einem getrennten »Schöpfergott« (oder der Göttlichen Quelle, Grundlage und Letzten Bestimmung von allen-und-allem, die als eine getrennte »Gottheit« definiert wird). Dieser Mythos ist die vom Menschen entwickelte Idee, dass sowohl das »Selbst« (oder Ego-»Ich«) als auch das »Nicht-Selbst« (oder das gesamte Universum) essenziell auf einen »Absoluten Anderen« bezogen sind, von dem sie abhängen und der weder ein »Selbst« noch ein »Nicht-Selbst« ist, sondern sowohl den »subjektiven«

als auch den »objektiven« manifesten Erscheinungen der Erfahrung als »anderer« gegenübersteht und von dem die Menschen mit symbolischen »Namen« oder mit konventionellen (jedoch »verabsolutierten«) Pronomen (wie »Er« oder »Sie«) sprechen sollen.[44]

Wenn diese Mythen verstanden und in der lebendigen Erfahrung transzendiert werden, lüftet sich der Schleier der Illusion, der uns im falschen Leben gefangen hält.

Lebendige Nahrung: Lebendige Nahrung ist naturbelassen und verfügt – je nach Frische – über kohärente Lichtinformationen (Biophotonen), die den Körper mit der Energie der Einheitsebene verbinden. Lebendige Nahrung leitet die Universelle Lebensenergie und verknüpft die Funktionsweise von Körper, Geist und Seele mit der ordnenden Struktur der Einheit. Dies ist auch der Grund für die immanente Heilkraft lebendiger Nahrung. Durch Erhitzen wird das natürliche (Sonnen-)Licht in den Pflanzenzellen durch das Feuer zerstört und aus seinem einheitlichen, kohärenten Zustand gerissen. Die so behandelte Nahrung kann dann nicht mehr ihre energetisierende und heilende Wirkung erzielen.

Lebensenergie = Licht = Liebe: Diese »Formel« ist für mich der wahre »Dreierpack« des Seins. Sie kennzeichnet die Wirkung der Einheitsebene nicht nur, aber besonders, im Nahrungskreislauf. Als Energie bringt die Lebensenergie körperliche Kraft. Als Licht bringt sie geistige Klärung und ordnende Signale. Als Liebe ist sie die einheitliche und vereinheitlichende Verbundenheit des Seins als *ein* nichtgetrenntes Geschehen. Denn wo keine Trennung aktiv ist, existiert immer schon Liebe.

Neues Ernährungsparadigma: Es besagt, dass wir von Energie und Licht leben und nicht von Substanzen und Kalorien. Je mehr Lichtenergie wir über die Nahrung zu uns nehmen, desto fitter und gesünder sind wir. Ernährung wirkt jedoch nicht nur auf unseren Körperzustand, sondern auch auf unsere Gefühle und unsere spirituelle Klarheit. Was wir essen, hat somit eine große Bedeutung für unser persönliches Wachstum und unser ganzheitliches Wohlbefinden. Und wenn es uns rundum gut geht, geht es auch der Natur und dem Planeten gut, weil unsere Nahrungsmittel im Einklang mit den natürlichen Prozessen sind und ihnen nicht zuwiderlaufen.

Nichtgetrenntes Sein: So wie unsere Erfahrung ein erlebtes Kontinuum ohne körperliche Unterbrechung ist, ist auch das Leben, das wir als unsere Umwelt in Raum und Zeit erfahren, ein Kontinuum, in dem sich alles gegenseitig beeinflusst und das unaufhörlich fortbesteht. Jenseits aller Veränderungen von Farbe und Form ist das Sein immer das, was es ist, nämlich ein zusammenhängendes Ganzes, das stets in seiner Ganzheit wirkt und nicht auf »Teile« reduziert werden kann.

Oberfläche und Tiefe: Ich benutze diese beiden Begriffe für die getrennte Sichtweise und die transzendente Sichtweise. Mit der getrennten Sichtweise haben wir uns angewöhnt, nur die Oberfläche der Dinge wahrzunehmen und zu unterscheiden. Wir sind schnell fasziniert und urteilen prompt aufgrund von Äußerlichkeiten. In der Tiefe hingegen gibt es keine funkelnden und täuschenden Oberflächen mehr. In der Tiefe wird es still und friedlich. Sie ist das Fundament aller Oberflächen. Ohne Tiefe keine Oberfläche. Wenn die Tiefe keine Oberfläche mehr kennt, ruht die Aufmerksamkeit in der nichtgetrennten Fülle des »Wassers«.

Unbegrenztes Fühlen: Unbegrenztes Fühlen ist der Zustand, in dem wir die Einheitsebene erfahren können. Der Fokus der Wahrnehmung liegt nicht auf reaktiven und selbstbe-

zogenen Emotionen, sondern auf der von Natur aus bestehenden Verbundenheit aller Ereignisse und Erfahrungen.
Je unbegrenzter unser Fühlen wird, desto mehr spüren
wir, dass wir »gelebt werden« und der große Prozess des
Lebens durch uns hindurchströmt und uns mitreißt –
wodurch sich dann unser nur scheinbar »individuelles«
Schicksal gestaltet.

Der Begriff »Unbegrenztes Fühlen« stammt von Adi Da
Samraj und ist für ihn ein Synonym für die nichtgetrennte
Wahrnehmung jenseits der Identifikation mit dem Ego.

Ungeteilte Wirklichkeit: Im Gegensatz zum Nichtgetrennten Sein, das die Ganzheit der manifesten Erscheinungen
bezeichnet, beschreibt der Begriff »Ungeteilte Wirklichkeit« den eigentlichen Zustand von allem, was in Erscheinung tritt oder nicht in Erscheinung tritt. Unteilbarkeit
liegt immer schon vor, ehe irgendetwas überhaupt »existiert« und wie auch immer wahrgenommen wird.

Wachen, Träumen und Schlafen: Diese drei Zustände sind
Ausdruck unseres menschlichen Potenzials. Der Wachzustand entspricht der grobstofflichen (physischen) Ebene, der Traumzustand der feinstofflichen (geistigen)
Ebene und der Tiefschlaf der kausalen (seelischen oder
formlosen) Ebene. Wir erleben diese drei Zustände jeden
Tag in einer festgelegten (und bewusst nicht steuerba-
ren) Reihenfolge im 24-Stunden-Rhythmus. Eine dauerhaft gegenwärtige Erfahrung der drei Zustände in jedem
Moment erfordert die Transzendierung der getrennten Sichtweise. Wie eine solche Wahrnehmung aussieht,
weiß kein Mensch. Aber wir werden nicht ewig Menschen
sein.

Wahrheit: Adi Da Samraj offenbart die Grundlagen des Seins
in seinem Essay »Die drei großen Prinzipien aller Wahrheit«:

- *I. Das Transzendente Wirklichkeits-Prinzip der Unteilbarkeit*
  Es gibt nur Eine Einzige, von-Natur-aus Unteilbare, Nichtmanifeste, Nicht-getrennte, egolose und Absolute Wirklichkeit.
- *II. Das Universelle (oder Kosmische) Prinzip der Einheit und Nicht-»Verschiedenheit«*
  Die Welt (oder der manifeste Kosmos) ist von-Natur-aus eine Einheit, die (als Selbst-Natur und Selbst-Zustand) von-Natur-aus Nicht-»verschieden« von der Einen, Unteilbaren, Nichtmanifesten, Nicht-getrennten, egolosen und Absoluten Selbst-Natur oder dem Selbst-Zustand der Wirklichkeit an sich ist.
- *III. Das psycho-physische Prinzip der Nicht-Getrenntheit*
  Das augenscheinlich individuelle psycho-physische Wesen ist von-Natur-aus Nicht-getrennt von der Einheit der Welt (oder von der von-Natur-aus Einheitlichen kosmischen Gesamtheit, die eine Allumfassende Ganzheit ist), und es ist auch von-Natur-aus Nicht-getrennt von der von-Natur-aus Einen, Unteilbaren, Nicht-manifesten, Nicht-getrennten, egolosen und Absoluten Selbst-Natur, die die Wirklichkeit an sich und deshalb auch die Eine, Unteilbare, Nicht-manifeste, Nicht-getrennte, egolose und Absolute Selbst-Natur von allen-und-allem ist.[45]

Mitwirkende (»Individuelle Inputs«)

Nadeen Althoff ist Körpertherapeut, Getränkeentwickler, naturkonformer Wasserexperte und Musiker. Er hat den Bio-Quellwassergenerator Bormia entwickelt und hält Vorträge im gesamten deutschsprachigen Raum. Tel.: +49 7551 9472111, E-Mail: mail@bormia.de, www.bormia.de.

Angelika Detmers ist ganzheitliche Raum- und Gesundheitsberaterin. Als Mitarbeiterin der Grüne Smoothies GmbH hat sie maßgeblich zur Verbreitung der grünen Smoothies beigetragen. Tel.: +49 30 89009123, mobil: +49 160 94600018, E-Mail: detmers@raum-und-gesundheit. de, www.raum-und-gesundheit.de.

Petrus Faller ist erfolgreicher und glücklicher Unternehmer, Fashion-Designer und Autor. Kontakt: petrus@boojabooja.de, Firma: The Booja-Booja Company Central Europe LTD, Mozartstr. 1, 79104 Freiburg, Tel.: +49 761 6965628, www.boojabooja.de.

Dr. med. Christian Guth ist praktizierender Arzt und arbeitet seit Jahren erfolgreich mit grünen Smoothies. Neben den vielen positiven Effekten des grünen Smoothies auf die körperliche Gesundheit beobachtet er an Patienten, die sich dem grünen Smoothie verschrieben haben, häufig eine spürbare Veränderung im Umgang mit den natürlichen Ressourcen, Tieren und nicht zuletzt den Mitmenschen. Dieses »grüne Bewusstsein« hat enorme Heilkraft. Tel.: +43 664 3582501, E-Mail: cg@inode.at.

Stefan Kutter interessiert sich besonders für die Lebensbereiche Ernährung, Bewegung und emotionale Entwicklung, in denen er als Ernährungsberater, Life Coach und Autor aktiv ist. In seiner Buchreihe »Topform leicht gemacht« veröffentlicht er Tipps und Anleitungen zum Selbstcoaching. Tel.: +49 30 692068930, E-Mail: mail@stefankutter.de, www.stefankutter.de, facebook.com/topformleicht.

Erwin Mischkin arbeitet seit 26 Jahren mit Menschen. Erst als Sporttherapeut, in den letzten sechs Jahren als selbstständiger Vital Energy Coach. Seine zentralen Themen sind Ernährung, Bewegung und ganzheitliches Leben. Tel.: +49 8151 9500283, mobil: +49 176 20508445, E-Mail: erwinmischkin@web.de, www.herzenbewegen.de.

Andrea Nossem ist Künstierin, Autorin und Expertin für individuelle Lebensweise. Ihre Liebe zur Lebendigkeit lebt sie mit ihrer Firma Energy Food & Paintings. Motiviert durch das Thema Energie & Ernährung experimentiert sie im Bereich der veganen Küche, der Grünen Smoothies und Wildkräuter. 2013 erschien *The ArtBook* mit ihren Energy Paintings im Eigenverlag. Im April 2014 erscheint ihr Buch über Grüne Smoothies mit Wildkräuterkunde und Rezepten durch die Jahreszeiten im Goldmann Verlag. Kontakt: andrea@energy-food.net/www.energy-food.net.

Bärbel Rau arbeitet im Eventmanagement und ist begeisterte Rohkostgenießerin. Zu ihren leckeren rohköstlichen Kreationen zählen Wraps, Pestos und süße Rohkugeln in vielen Geschmacksvarianten. Tel.: +49 151 23657249, E-Mail: babsrau@aol.com.

Ioannis Tzivanakis arbeitet seit achtzehn Jahren in den Bereichen Lerngrundlagen, Lernintelligenz, Management und Spiritualität. 2013 erschien sein Buch *Schulasthenie*. Mehr über ihn unter: www.tzivanakis.com.

Mark Weiland hat Medizin studiert und eine Ausbildung zum Ernährungsberater gemacht. Er ist Inhaber der Filmproduktion Weilandfilm und präsentiert sein gesammeltes Wissen über Gesundheit, alternative Medizin und natürliche Ernährung auf www.weiland-wissen.de. Tel.: +49 30 85400027, E-Mail: mark.weiland@weiland-wissen.de.

Vorsicht bei der Auswahl der grünen Blätter!

Obwohl die Blätter und Nadeln der meisten Bäume essbar sind, gibt es ein paar wenige Bäume, von denen man die Finger lassen sollte. Zu ihnen gehören Eibe, Tollkirsche, Faulbaum und Einbeere. Von der Robinie und vom Holunder sind die Blätter giftig, nicht aber die Blüten und Früchte. Das Efeu, das hier und da die Baumstämme emporragt, enthält ebenfalls Giftstoffe und sollte genauso wie Liguster, Goldregen und Ginster gemieden werden. Alle anderen einheimischen Laub- und Nadelbäume sowie Büsche und Sträucher liefern abwechslungsreiche Zutaten und können samt Blüte und Frucht in den Mixer wandern.

Bei den Wildkräutern sind vornehmlich die Nachtschatten-, Hahnenfuß- und Liliengewächse, aber unter anderem auch Maiglöckchen, Lupine, Fingerhut und die Bohne samt Bohnengrün (im rohen Zustand) giftig. Farne und Flechten sollten ebenfalls gemieden werden. Anders sieht es bei den Moosen aus – alle Moosarten sind essbar. Schon mal probiert?

Eine ausführliche Liste der essbaren und giftigen grünen Blätter finden Sie beispielsweise in dem Buch *Grüne Smoothies* von Dr. med. Christian Guth und Burkhard Hickisch (siehe »Weiterführende Literatur«) auf den Seiten 48 ff.

Hinweis

Wenn Sie mehr über Adi Da Samraj und seine authentische Guru-Funktion erfahren wollen, besuchen Sie bitte die Websites www.adidam.de und www.nichtzweiistfrieden.de.

Weiterführende Literatur

Grüne Smoothies

Boutenko, Victoria: *Green for Life,* Hans-Nietsch-Verlag, Emmendingen 2009

–, *Grüne Smoothies – lecker, gesund & schnell zubereitet,* Hans-Nietsch-Verlag, Emmendingen 2010

–, *Der grüne Zaubertrank* (illustriertes Kinderbuch), Hans-Nietsch-Verlag, Emmendingen 2013

Dittrich-Opitz, Christian: *Befreite Ernährung. Wie der Körper uns zeigt, welche Nahrung er wirklich für Gesundheit und Wohlbefinden braucht,* Hans-Nietsch-Verlag, Emmendingen 2010

Guth, Dr. med. Christian, und Burkhard Hickisch: *Grüne Smoothies: Die superleckere Mini-Mahlzeit aus dem Mixer,* GU-Gesundheitsratgeber, München 2012

Guth, Dr. med. Christian, Martina Dobrovicova und Burkhard Hickisch: *Grüne Smoothies,* GU-Küchenratgeber, München 2013

Nossem, Andrea: *Grüne Smoothies* im Rhytmus der Jahreszeiten, Goldmann, München 2014

Wetzig, Regine: *Banessa & Löwebir: ein Liebestrank für dich* (illustriertes Kinderbuch), Erdbeer Verlag, Berlin 2011

Lebendige Nahrung

Adi Da Samraj: *Green Gorilla: The Searchless Raw Diet,* Dawn Horse Press, Middletown 2008

Bischoff, Marco: *Biophotonen: Das Licht in unseren Zellen,* Zweitausendeins, Frankfurt a. M. 1995

Boutenko, Victoria: *Die Vitalrohvolution,* Omega, Aachen 2010

Cousens, Gabriel: *Die Kunst der Zubereitung lebendiger Nahrung,* Hans-Nietsch-Verlag, Emmendingen 2013

David, Marc: *Vom Segen der Nahrung,* Ansata, Interlaken 1992

Hartmann, Milan: *Superfood-Smoothies,* Hans-Nietsch-Verlag, Emmendingen 2013

Jester, Frank: *Chlorophyll: Das grüne Blut,* Eigenverlag, Hamburg 2012

Kirk, Mimi: *Rohköstlich leben: Eine praktische Einführung in die Rohkostküche,* Hans-Nietsch-Verlag, Emmendingen 2012

Mutter, Dr. med. Joachim: *Grün essen,* VAK, Kirchzarten 2012

Popp, Fritz-Albert: *Die Botschaft der Nahrung: Unsere Lebensmittel in neuer Sicht,* Fischer, Frankfurt a. M. 1993

Sandjon, Chantal-Fleur: *Rohvolution: Das karottenknackige Einsteigerprogramm in die Rohkost,* Gräfe und Unzer, München 2013

Weiss, Torsten, und Jenny Bor: *Zellleuchten: Warum Gott kein Fast Food isst,* Schirmer, Darmstadt 2012

Wignall, Judita: *Going Raw: Wie Sie Ihre Ernährung erfolgreich auf Rohkost umstellen und damit Ihr Leben bereichern,* Hans-Nietsch-Verlag, Emmendingen 2012

Wolfe, David: *Die Sonnen-Diät,* Goldmann, München 2001

Lebendiges Wasser

Batmanghelidj, Faridun: *Wasser: die gesunde Lösung. Ein Umlernbuch,* VAK, Kirchzarten 1996

Emoto, Masaru: *Wasserkristalle: was das Wasser zu sagen hat,* Koha, Burgrain 2002

–, *Die Botschaft des Wassers,* Koha, Burgrain 2002

Hendel, Dr. med. Barbara, und Peter Ferreira: *Wasser &
Salz – Urquell des Lebens. Über die heilenden Kräfte der
Natur*, INA, Herrsching 2008

Honauer, Urs: *Wasser: Die geheimnisvolle Energie für Gesundheit und Wohlbefinden*, Irisiana, München 1998

Wildkräuter

Aichele, Dietmar, und Margot Spohn: *Was blüht denn da?
Der Fotoband – sicher nach Farbe bestimmen*, Kosmos,
Stuttgart 2010

Brosius, Ralf: *Wildkräuter – meine Lebensretter aus der
Natur*, Kösel, München 2012

Fleischhauer, Steffen Guido, u. a.: *Essbare Wildpflanzen*, AT
Verlag, Baden und München 2009

König, Heike: *Die wilde Kost*, Eigenverlag, Syke 2013

Mayer, Joachim: *Welcher Baum ist das? 170 Bäume einfach
bestimmen*, Kosmos, Stuttgart 2009

Paume, Marie-Claude: *Grün, wild und schmackhaft*, Hans-
Nietsch-Verlag, Emmendingen 2011

Grünes Leben

Dahlke, Dr. med. Ruediger: *Peace Food*, Gräfe und Unzer,
München 2011

Grillparzer, Marion, und Susanne Wendel: *Der Feelgood-
Faktor: Der fünfte Sinn – Die Weisheit des Körpers nutzen*,
Südwest, München 2011

Lührs, Katja: *Viva Veggie*, Hans-Nietsch-Verlag, Emmendingen 2011

Rothkranz, Markus: *Heile Dich selbst: Das Handbuch für alle,
die gesund, glücklich und lange leben wollen*, Hans-Nietsch-
Verlag, Emmendingen 2010

Ganzheitliches Bewusstsein

Adi Da Samraj: *Das Eine, das ist,* Hans-Nietsch-Verlag, Emmendingen 2009

–, *Nicht-Zwei ist Frieden,* Hans-Nietsch-Verlag, Emmendingen 2010

Andeweg, Hans: *In Resonanz mit der Natur,* Michaels, Peiting 2000

Armstrong, Karen: *Die Achsenzeit: Vom Ursprung der Weltreligionen,* Siedler, München 2006

Hawken, Paul: *Wir sind der Wandel: Warum die Rettung der Erde bereits voll im Gang ist und kaum einer es bemerkt,* Hans Nietsch Verlag, Emmendingen 2010

McTaggart, Lynne: *Das Nullpunkt-Feld,* Goldmann, München 2007

Popp, Fritz-Albert: *Biologie des Lichts: Grundlagen der ultraschwachen Zellstrahlung,* Paul Parey, Singhofen 1984

–, *Biophotonen: Neue Horizonte in der Medizin,* Haug, Stuttgart 2006

Sheldrake, Rupert: *Der Wissenschaftswahn,* O. W. Barth, München 2013

Steiner, Rudolf: *Ernährung und Bewusstsein,* ausgewählt und hg. von Kurt Th. Willmann, Verlag Freies Geistesleben, Stuttgart 1981

–, *Naturgrundlagen der Ernährung. Themen aus dem Gesamtwerk 6,* ausgewählt und hg. von Kurt Th. Willmann, Verlag Freies Geistesleben, Stuttgart 1989

Warnke, Ulrich: *Quantenphilosophie und Spiritualität: Der Schlüssel zu den Geheimnissen des menschlichen Seins,* Scorpio, München 2011

Zukav, Gary: *Die tanzenden Wu-Li-Meister: Der östliche Pfad zum Verständnis der modernen Physik,* Rowohlt, Reinbek 1981

Anmerkungen

1. Vossenkuhl, Wilhelm, und Harald Lesch: *Die großen Denker – Philosophie im Dialog*, Verlag Komplett-Media, München 2011, S. 81.
2. Zum Beispiel www.heise.de/tp/artikel/7/7550/1.html.
3. Quelle: www.helpster.de.
4. Nach Prof. Dr. Gunter M. Rothe: *Biophotonen und das neue Verständnis der Biologie*, Johannes-Gutenberg-Universität, Mainz 2006.
5. Vgl. Zukav, Gary: *Die tanzenden Wu-Li-Meister. Der östliche Pfad zum Verständnis der modernen Physik*, Rowohlt, Reinbek 1981, S. 230 f. Die Abbildungen stehen auf den Seiten 319 f.
6. Ebenda, S. 231.
7. Ebenda, S. 229.
8. Ebenda.
9. Ebenda, S. 231.
10. Vgl. www.pendelrute.at.
11. Vgl. www.energetische-schulungen.de.
12. Wie Sie dabei genau vorgehen müssen, können Sie der Website www.pendelrute.at entnehmen.
13. Vgl. orac-info-portal.de.
14. *besser leben*, 24 + 25, Sabine Hinz Verlag, Kirchheim 2013, S. 17.
15. Die Aussagen des Strahlenden Buddhas sind Originalaussagen von Adi Da Samraj.
16. Dieses Lied ist Teil meiner Musik-CD mit dem Titel »Let The Heart Rule!«, sie erscheint 2014.
17. Ebenda.
18. Adi Da Samraj bezeichnete den Zustand der Selbstverkrampfung als geballte Faust. Die Aktivität der Selbstverkrampfung erzeugt die Illusion, dass wir ein von anderen getrenntes »Selbst« sind. Unser eigentlicher Zustand ist aber der der offenen Hand – nicht auf sich selbst zurückgeworfen, sondern immer schon frei, nichtgetrennt und glücklich!
19. Nach hinduistischer Auffassung befinden sich im Astralkörper (Energieleib) des Menschen Zentren subtiler oder feinstofflicher Energie, »Chakras« genannt. Als (Haupt)chakras werden die sieben Zentren bezeichnet, die von unten nach oben entlang der Wirbelsäule liegen.
20. Ken Wilber zitiert nach Grey, Alex: *Sacred Mirrors. Die visionäre Kunst des Alex Grey*, Hans-Nietsch-Verlag, Emmendingen 2008, S. 7.
21. Aus dem Film »Matrix«, Teil 1, 1999.
22. Aus »Let The Heart Rule!«, a. a. O.
23. Steiner, Rudolf: *Naturgrundlagen der Ernährung. Themen aus dem Gesamt-*

werk 6, ausgewählt und hg. von Kurt Th. Willmann, Verlag Freies Geistesleben, Stuttgart 1989, S. 22.

24. Ebenda.

25. Bitte lesen Sie dazu auch den Hinweis »Vorsicht bei der Auswahl der grünen Blätter!« im Anhang.

26. Aus »Let The Heart Rule!«, a. a. O.

27. Das Smoothie-Bike wurde von Michael Kircher entwickelt und verfügt über ein autarkes Stromnetz mit 230 Volt und über Lithium-Polymer-Akkus (780 Watt) sowie einen Sinuswellen-Umformer (2 Kilowatt) von 48 auf 230 Volt. Der Generator ist von Bionx, und das tolle Airbrushing auf dem gesamten Fahrrad stammt von dem weltberühmten Airbrusher und Lkw-Lackierer Walter Rosner.

28. *We are consciousness itself*, A Communication Freely Offered To All From Adi Da Samraj, Dawn Horse Press, Middletown 2013, S. 3.

29. Der Begriff »Samsara« (wörtlich »beständiges Wandern«) stammt aus dem Sanskrit und bezeichnet den ewigen Kreislauf von Werden und Vergehen.

30. Adi Da Samraj: *The Ancient Walk-About Way*, Dawn Horse Press, Middletown 2006, S. 19.

31. Abdruck mit freundlicher Genehmigung des Koha-Verlags.

32. Der Begriff »kolloidal« bezieht sich auf Flüssigkeiten (abgeleitet vom englischen *colloidal* für »fein zerteilt [von Stoffen]« und dem griechischen *kólla* für »Leim«). Er besagt, dass in der Flüssigkeit keine chemischen Reaktionen mehr stattfinden. Kolloidales Wasser ist daher besonders geeignet, die Lebensprozesse im Körper zu fördern.

33. Erhältlich über www.moringahaus.de.

34. Vgl. *besser leben*, 24 + 25, a. a. O., S. 17.

35. Vgl. ebenda, S. 15.

36. Aus »Let The Heart Rule!«, a. a. O.

37. Unter dem Kombucha (gesprochen: Kombuhtscha) versteht man im Westen ein kalt getrunkenes Gärgetränk, das durch Fermentierung von gesüßtem Tee, zum Beispiel grünem Tee, mit dem sogenannten Kombuchapilz hergestellt wird. Es handelt sich dabei allerdings nicht um einen Pilz, sondern um eine Symbiose verschiedener Hefen (Quelle: Wikipedia).

38. Im Internet oder zum Beispiel bei Winfried Noé: *Das Horoskop der Indianer. Astrologie und Weisheit der Vier Winde*, Goldmann, München 2007.

39. Der »Lubrikator« wurde von Christian Dittrich-Opitz erfunden und ist eine der vier Säulen seiner Befreiten Ernährung. Mehr Infos und Rezepte befinden sich in seinem Buch *Befreite Ernährung. Wie der Körper uns zeigt, welche Nahrung er wirklich für Gesundheit und Wohlbefinden braucht*, Hans-Nietsch-Verlag, Emmendingen, 2010, S. 79–82.

40. Adi Da Samraj: *Nicht-Zwei ist Frieden*, Hans-Nietsch-Verlag, Emmendingen 2010, S. 169 f.

41. Aus »Let The Heart Rule!«, a. a. O.

42. Adi Da Samraj: *Nicht-Zwei ist Frieden*, a. a. O., S. 173 f.

43. Hawken, Paul: *Wir sind der Wandel*, Hans-Nietsch-Verlag, Emmendingen 2009.

44. Adi Da Samraj: *Nicht-Zwei ist Frieden*, a. a. O, S. 173.

45. Ebenda, S. 233.